KB105969

다정함의 과학

THE RABBIT EFFECT

다정함의 과학

친절, 신뢰, 공감 속에
숨어 있는 건강과 행복의 비밀

켈리 하딩 지음
이현주 옮김

Live Longer, Happier, and Healthier
with the Groundbreaking Science of Kindness

더퀘스트

다정함의 과학

초판 발행 · 2022년 1월 28일
초판 5쇄 발행 · 2023년 2월 20일

지은이 · 켈리 하딩
옮긴이 · 이현주
발행인 · 이종원
발행처 · (주)도서출판 길벗
브랜드 · 더퀘스트
주소 · 서울시 마포구 월드컵로 10길 56(서교동)
대표 전화 · 02)332-0931 | **팩스** · 02)323-0586
출판사 등록일 · 1990년 12월 24일
홈페이지 · www.gilbut.co.kr | **이메일** · gilbut@gilbut.co.kr

책임편집 · 유예진(jasmine@gilbut.co.kr), 송은경, 정아영, 오수영 | **제작** · 이준호, 손일순, 이진혁
마케팅 · 정경원, 김진영, 최명주, 김도현, 이승기 | **영업관리** · 김명자 | **독자지원** · 윤정아, 최희창

디자인 · 어나더페이퍼 | **교정교열** · 최진
CTP 출력 및 인쇄 · 예림인쇄 | **제본** · 예림바인딩

- 더퀘스트는 ㈜도서출판 길벗의 인문교양·비즈니스 단행본 브랜드입니다.

979-11-6521-838-6 03510
(길벗 도서번호 090179)

정가 19,000원

"돈이 다정함을 대신할 수는 없네.
그리고 권력도 다정함을 대신할 수는 없지.
아무리 돈과 권력이 많아도
이렇게 죽어 가는데 필요한 감정을
거기서 얻을 수는 없네."

- 미치 앨봄*Mitchell Albom*

추천사

'다정함'은 진통제이자 치료제, 비타민이자 영양제

현대의학에선 '질병의 위험요소'를 밝히고자 애쓴다. 환자의 나이, 성별, 경제적 조건, 특정 유전자의 유무, 술·담배 이력, 습관 등 발병에 기여하는 외부 요인들을 알게 되면 질병을 예방하는 데 도움이 된다. 덧붙여, 위험요소만큼이나 중요한 것이 '질병의 안전요소'다. 질병에 덜 걸리게 해준다거나 빨리 낫게 해주는 외부 요인들을 찾는다면, 질병 예방과 치료 효과는 더욱 커질 것이다. 이른바 '건강의 사회적 결정요인' 연구는 그래서 중요하다.

현대 사회의학이 최근에 얻어낸 가장 흥미로운 발견은 '다정한 사회적 관계가 건강과 행복의 원천'이라는 사실이다. 따뜻하게 안아주고 보듬어주는 애정, 걱정해주고 응원해주는 우정, 깊이 이해해주고 공감

해주는 친밀감이 (그저 나를 기쁘게 해주는 정도가 아니라) 질병에 덜 걸리게 해주고 더 빨리 낫게 해주며 더 오래 살게 해준다. 토끼 실험을 통해 구체적으로 밝혀진 이러한 효과를 '토끼 효과'라고 부르는데, 지금은 훨씬 더 광범위한 의학 증거들을 통해 '다정함'이 그 어떤 약 못지않게 효과적인 진통제이자 치료제이며, 비타민이면서 영양제라는 사실이 밝혀졌다.

이 책에는 놀랍도록 흥미로운 '다정함의 과학'에 대한 연구들이 가득 차 있다. 현대의학이 그동안 놓치고 있던 '다정함의 치유 효과'를 곳곳에서 발견한 저자는 생사의 갈림길에 놓인 응급환자와 입원환자들의 정신적 외상을 치료하는 정신과 전문의다(저자는 내가 일했던 뉴욕 맨해튼 변두리의 컬럼비아대 병원에서 일하고 있는데, 그곳은 15분마다 응급 사이렌이 울리며 미국 내에서 가장 큰 정신과 병동이 있다). 저자는 이 책에서 '현대의학이 질병을 치료하는 학문이 아니라 사람을 돌보는 학문'이어야 한다고 죽비를 날린다.

외로움이 사실은 몸이 만들어내는 '이상 신호'인 것도 모르고 살아가는 현대인들은 이 책에서 친밀한 유대와 다정한 환대의 소중함을 배울 것이다. 이제부터 '다정도 병인 양' 하지 마시라, 오히려 명약인 것을.

정재승

(뇌과학자, 《과학콘서트》《열두 발자국》 저자)

차례

Part 1

건강의 숨은 요인

Part 2

건강의 본질적 요소

들어가며

우리가 의학에서 놓치고 있는 것은 무엇인가?

내가 의대에 들어갔을 때 의사로서 사람들을 돕는 길은 꽤 단순해 보였다. 입학 첫날, 나는 서로 이름도 모르는 99명의 동기들과 함께 강당에 앉았다. 우리는 티끌 하나 없이 새하얀 가운을 입고 스트롱 메모리얼 병원 안에 틀어박힐 준비를 했다. 사람의 몸속에서 일어나는 활동에 대해 우리가 알아야 할 모든 것은 병원 안에 있다고 생각했다.

4년 동안 나는 동기들과 함께 현미경을 들여다보고 조용한 도서관 구석 자리에서 벼락치기 공부를 하며 시험을 보고, 환자들을 살피기 위해 형광등이 켜진 미로 같은 복도를 뛰어다니며 의학 지식을 쌓는 평범한 길을 따랐다. 햇빛은 병원의 하얀 바닥에 반사되는 것을 잠깐 보는 게 전부였다. 피부에 닿는 따뜻한 햇살, 봄의 새싹, 병원 밖에 있는 부산한 도시의 생기를 느껴본 지는 오래였다. 이렇게 혹독하게 몰입해야 하는 생활은 레지던트와 펠로우 과정까지 이어졌고, 병원 밖의 세상은 내가 의사로서 해야 할 일과는 무관해 보였다. 흰 토끼들이 아니었다면 나는 결코 건강에 대한 새로운 시각을 찾기 위해 병원 문을 열고 밖으로 나가지 않았을 것이다.

병동에서 공부하는 의대생이었던 나는 환자들에게서 의학서적에는 언급되지 않은 특이한 패턴 몇 가지를 발견했다. 같은 병을 진단받은 두 환자가 아주 다른 진행 상태를 보이는 것이었다. 한 명은 증세가 심각해졌지만 다른 한 명은 거의 정상적인 일상생활을 이어나갔다. 어떤 환자들은 의학적으로 설명되지 않는 증상을 보이기도 했다. 찾고 또 찾아봤지만 어떤 교과서도 그들의 증상을 속 시원히 설명해주지 못했다. 처음에는 이렇게 일치되지 않는 증상에 막연한 불편함을 느꼈다. 이런 현상을 이해하기 위한 정보나 지식이 내겐 없었기 때문에 이 수수께끼 같은 문제를 모른 척하려 했다. 그러나 내가 진단에서 무언가를 놓치고 있다는 느낌은 사라지지 않았다. 나는 모든 일반적인 생의학적 근거를 살펴봤다. 이 환자들의 건강 상태에서 내가 발견하지 못한 숨은 요인은 무엇일까? 이를 더 자세히 조사해보기로 했다.

나는 가장 먼저 정신 건강에 답이 있을 것이라고 생각했다. 같은 질병을 진단받은 어떤 환자들이 다른 환자들보다 더 잘 지내는 이유를 몸과 마음의 불가사의한 상호작용으로 설명할 수 있을지 알고 싶었다. 정신 건강과 신체 건강 사이의 상호작용을 다루는 레지던트 프로그램이 없었기 때문에 직접 연구 과정을 계획했다. 우선 뉴욕 마운트 사이나이 병원에서 내과(성인) 교육을 받고, 컬럼비아대 어빙 의료센터에서 정신의학으로 레지던트 과정을 이수했다. 이후 컬럼비아대 국립정신건강연구소NIMH에서 생물학적 정신의학 펠로우 과정을 이수하며 의학적으로 설명할 수 없는 증상들을 연구했다. 또한 정신신체의학(자문 정신의학)에도 발을 들였다. 나를 움직인 것은 일종의 사명감이었다.

내 전문 분야는 의학적 진단과 정신과적 진단을 구분하는 것이다. 나는 응급실에 살며 급성 의학적, 행동적 문제를 가진 수많은 환자들을 봤다. 그리고 그곳에서 전통적인 생체의학 지식의 힘과 한계를 동시에 목격하기도 했다. 사람들의 마음을 더 잘 이해할 수 있는 전문 교육을 받았음에도 아직 무언가를 놓치고 있다는 생각이 계속 들었다. 의학적인 증상과 정신 건강 사이의 연관성은 분명해 보였지만, 의학적으로 그럴 수 없는 상황에서도 왜 어떤 사람들은 다른 사람들보다 더 잘 지내는 것일까? 나는 질병의 진행에 영향을 미치는 다른 '근본적인 조건'들을 알고 싶었다. 그러던 어느 날, 이상한 나라의 앨리스처럼 흰 토끼를 따라가게 됐다.

아서 바스키Arthur Barsky 박사가 "토끼 연구 결과를 한번 살펴보는 게 어떤가?"라고 제안했던 것이다. 정성껏 옆 가르마를 타고 둥근 안경을 쓴, 자애로운 표정의 바스키 박사는 클락 켄트(영화 〈슈퍼맨〉의 주인공—옮긴이)와 1950년대의 흑백 의학 드라마에 나오는 의사를 섞어놓은 듯한 사람이었다. 하버드 의대 교수이자 컬럼비아 펠로우 시절 나의 멘토였던 바스키 박사는 나처럼 의학적 미스터리에 매료되어 있었다. 그리고 그는 환자의 건강 문제에 대한 답이 항상 전통적인 의학의 경계선 안에 있는 것인지 의문을 품었다.

> 건강에 중요한 요소이자 우리가 의학에서 놓치고 있는 것은 대체 무엇일까?

펠로우 과정이 끝난 후, 수명과 관련된 DNA의 보호막인 텔로미어의 분자적 특성을 발견해 노벨상을 받은 생물학자 엘리자베스 블랙번Elizabeth Blackburn을 위한 심포지엄에서 바스키 박사를 다시 만났다. 심포지엄이 끝나고 바스키 박사와 텔로미어 그리고 노화 과정에 대한 이야기를 자주 나눴다. 몇 년 동안 이어진 우리의 회의는 일반적인 교육 과정 이상으로 나에게 중요한 가르침을 주었다. 우리는 임상적 호기심을 마구 쏟아냈는데, 대부분 심각한 진단을 받고도 잘 견디고 잘 지내는 환자들이나 생일 혹은 배우자 사별을 겪은 뒤 6개월쯤이 지난 다음에 갑작스럽게 사망하는 확률이 높아지는 등의 기이한 우연의 일치에 대한 것들이었다. 우리는 위약으로 상태가 호전되는 환자들(플라시보 효과)과 위약으로 심각한 부작용을 경험하는 환자들(노시보 효과)에 대해서도 논의했다. 마음이 정확히 신체에 어떤 영향을 미친 것일까? 또 어떻게 영향을 줄 수 있을까?

나는 텔로미어 길이, 조기 노화, 삶의 목적 사이의 관계처럼 우리가 의견을 나눴던 내용들 중 잘 이해되지 않은 주제들에 대한 의학 논문을 샅샅이 뒤졌고 관련 내용들을 요약했다. 과학에 뿌리를 두되 모든 가능성을 열어두고 의학적 해석의 한계에 대해 연구했다. 그 과정에서 바스키 박사가 흰 토끼들에 대한 이야기를 들려준 덕분에 의학과 병원이라는 테두리에 갇힌 내 견해에서 탈출할 수 있었다. 우리는 정말 이 미스터리를 파헤치고 싶었다. 건강에 중요한 요소이자 우리가 의학에서 놓치고 있는 것은 대체 무엇일까?

정신의학을 포함한 의료계에서는 우리가 놓치고 있는 것이 무엇인지 물으면 보통 임상시험이나 신약을 통해 그 해답을 찾으려 한다. 이런 방식의 생체의학 연구 결과는 특히 최근 수십 년 동안 인간의 건강에 중대한 영향을 미쳤다. 첨단 현대의학은 위기가 닥쳤을 때 누군가의 생명을 지키는 데 큰 역할을 한다. 외상 수술 기술의 발전으로 수많은 사람의 생명을 구할 수 있었다. 생체의학의 발전은 사형선고나 다름없던 병을 고칠 수 있는 병으로 바꾸었다.

1996년 가을, 한 의사는 로버트라는 서른일곱 살 남성에게 앞으로 몇 개월밖에 살지 못하니 마음의 정리를 하라고 말했다. 그러나 2년 후 나는 워싱턴 D.C.에서 열린 한 기금 모금 행사에 참석했다가 턱시도를 말끔하게 차려입은 로버트를 만났다. 에이즈에 걸렸던 로버트가 호전된 것은 기적이었다. 그는 다시 케네디센터로 돌아가서 친구들과 쇼팽의 피아노곡을 연주할 수 있게 됐다. 당시 단백분해효소억제제라고 불리는 HIV를 위한 혁신적인 약이 개발되어 로버트뿐만 아니라 수많은 생명을 구했던 것이다. 로버트와 같은 질환을 앓고 있는 많은 사람들이 생체의학의 발전 덕분에 죽음의 위기에서 벗어날 수 있었다.

그러나 이러한 과학 발전에도 불구하고 미국인들은 의아할 정도로 건강하지 않다. 2016년 미국의 평균수명은 세계 43위였다. 특별한 일이 일어나지 않는 한 2040년에는 64위로 더 떨어질 것이라고 한다.[1] 다른 부유한 국가들의 평균수명이 올라갈 때 2015년 미국인의 평균수명은 20년 만에 처음으로 낮아졌다. 2016년과 2017년이 되면서 평균수명은 더 떨어졌다. 이 시기에 노벨상을 받은 경제학자 앵거스 디턴Angus Deaton과 그의 아내이자 프린스턴대 동료 교수인 앤 케이스Anne Case는 대학 교육을 받지 못한 중년 백인 남성과 여성의 사망률이 급증했다고 밝혔다. 그들이 제시한 자료에 따르면, 1999년부터 2013년까지 50만 명의 사람들이 돌연 사망했다.[2] 이것은 미주리주 세인트루이스의 인구 전체가 사라진 것과 같은 수치다.

평균수명 문제가 끝이 아니다. 미국은 수많은 세계보건평가에서 지속적으로 나쁜 성적을 받고 있다. 예를 들어 병원을 기반으로 한 임산부 진료에 어느 나라보다 큰 비용을 쏟고 있지만 정작 미국 임산부의 건강은 세계 46위에 불과하다.[3] 임산부 사망률이 증가하면서 선진국 중에서 최악의 임산부 사망률을 보이고 있다(2000년에는 출생아 10만 명당 17명이 사망하다가 2015년에 들어서는 10만 명당 26.4명으로 증가했다).[4] 더 슬픈 사실은 미국 어린이들이 다섯 살까지 생존할 확률이 일본 같은 다른 선진국들의 어린이들보다 더 낮다는 것이다. 출생뿐만 아니라 미국인들은 유아 사망률, 자동차 충돌사고, 정신 질환, 10대 임신, 심장 질환, 수감, 살인, 약물 사용, 비만, 조기 사망과 같은 여러 표준 보건지표에서 다른 선진국들보다 훨씬 아래에 있다.[5]

미국에서는 부유한 국민과 가난한 국민의 건강 격차가 매우 크게 나는데, 이는 국가의 복지를 나타내는 주요 지표다. 세계에서 가장 부유한 32개국 가운데 미국은 부와 건강 격차에서 32위를 기록했다.[6] 그 격차가 워낙 크다 보니 이상치outlier로 여겨질 정도다.[7] 불행하게도 아동의 정서적 행복도 마찬가지다.[8] 부유한 사람들도 그렇게 잘 살지 못한다.

비교적 좋지 않은 건강 상태는 특권이나 인종을 넘나든다. 부유하고 교육받은 백인 미국인은 다른 국가의 똑같이 부유한 사람들보다 몇 년 더 일찍 사망한다고 한다.[9]

미국은 세계적으로 생체의학 분야의 선두를 지키고 있음에도, 아니 어쩌면 그런 사실 때문에 오히려 세계에서 아플 때 가장 돈이 많이 드는 국가이기도 하다. 어쩌면 당신이나 당신의 가족들도 미국인 다섯 명 중 한 명이 그러는 것처럼 돈을 아끼기 위해 검사나 후속 진료를 미뤄본 적이 있을지도 모르겠다.[10] 나는 의사인데도 그런 경험을 했다. 병에 걸렸을 때 드는 비용은 터무니없이 비싸다. 엄마가 돌아가셨을 때 2주간의 입원비로 총 10만 달러(한화 약 1억 2,000만 원)가 훨씬 넘는 돈을 내야 했다. 의학 학위를 가지고도 간신히 병원비를 감당할 수 있었다. 다행히 엄마가 괜찮은 보험을 들어놨기에 망정이지 그렇지 않았다면 남은 비용을 절대 감당할 수 없었을 것이다. 매년 미국 내 파산의 절반은 과도한 의료비용에서 온다. 중환자실에서 장기 입원을 해야 하는 조산아들처럼 아이가 있는 많은 가정을 포함해 다섯 명 중 한 명은 의료비를 내는 데 어려움을 겪는다.[11]

미국에서 이러한 보건 문제를 해결하기 위해 쓰는 일반적인 방법은 의료서비스를 더 늘리는 것이다. 문제는 우리가 쓰는 막대한 비용은 이미 병에 걸리고 난 후 치료를 받는 데 사용된다는 것이다. 마치 차의 브레이크가 이미 고장 나서 도랑에 빠진 다음에 수리점으로 견인하는 꼴이다. 그 비용은 악순환이 된다. 이 비용 때문에 미

좋은 건강에 영향을 미치는 다른 요인들이 있다.

국인들은 병을 예방할 수 있는 일상적인 진료를 포기하고 위급한 순간이 되어서야 도움을 구하러 병원을 찾는다. 그러나 비싼 진료비 때문에 예방 진료를 꺼리는 것은 막상 우리가 도움을 받아야 할 때 치료비만 증가시킬 뿐이다. 미국의 모든 의과대학과 교육병원을 대표하는 조직인 미국의과대학협회의 회장이자 CEO 다렐 커치Darrell Kirch 박사는 나에게 이렇게 말했다. "좋은 의료서비스가 좋은 건강을 보장하진 않아요. 좋은 건강에 영향을 미치는 다른 요인들이 있습니다."[12]

3조 5,000억 달러의 미국 내 보건 관련 자원 중 95퍼센트에 해당하는 대부분의 자원은 임상 관련 진료에 사용된다.[13] 여기에는 진료, 입원, 약, 영상검사, 병리검사, 처치(조직검사, 수술 등), 요양시설, 관리비 등이 포함된다. 의아한 점은 미국 정부가 세계 다른 선진국들에 비해 터무니없이 큰 비용을 이런 서비스에 쓰는데도 미국인 10명 중 한 명은 여전히 건강보험 혜택을 받지 못한다는 것이다.[14] 미국은 영국보다 의료서비스에 거의 두 배에 가까운 자금을 쏟지만(미국 GDP의 17.9퍼센트 vs. 영국 GDP의 9퍼센트), 영국과 다르게 미국은 모든 국민을 위한 기본적인 무료 의료서비스를 제공하지 않는다.[15] 이는 마치 슈퍼마켓에서 남들보다 두 배나 비싼 값을 내면서도 신선하지 않은 사과를 사는 것과 같다.

무엇이 우리를 실제로 더 건강하게 만들 수 있을까?

의사로서 내가 진심으로 충격받은 점이 한 가지 더 있다. 한 연구 조사는 우리가 현재 제공하는 의료서비스가 사람들을 더 건강하게 만들지 못한다는 사실을 보여주었다. 진료실과 병원에서 일어나는 일은 한 사람의 전반적인 건강 상태에 10~20퍼센트밖에 영향을 미치지 않기 때문에 전체 인구의 건강과 복지에 크게 기여하지 않는다는 것이다. 또한 의료서비스의 기회와 질을 향상하는 데 더 투자한다 해도 예방 가능한 사망을 10~15퍼센트 정도밖에 개선하지 못한다고 한다.[16] 우리는 의료서비스에 막대한 돈을 투자하지만 수많은 훌륭한 연구들은 계속 같은 결과만 보여주고 있다. 의료 조치가 사망률 감소에 기여하는 정도에는 의문의 여지가 있다는 점이다.[17]

바로 이 놀라운 발견이 이 책의 핵심이다. 미국은 의료서비스에 엄청난 돈을 쓰지만 정작 미국인들은 놀라울 정도로 건강하지 않다.

만약 생체의학의 발전과 비싼 의료서비스가 건강에 큰 영향을 미치지 못한다면, 우리의 건강에 영향을 미치는 것은 과연 무엇이란 말인가? 무엇이 우리를 실제로 더 건강하게 만들 수 있을까?

이 질문이 나를 토끼에게로 안내했다. 뉴질랜드의 흰색 수컷 토끼들은 사람들과 마찬가지로 고지방 사료를 먹으면 심장 질환의 위험이 높아진다. 요즘엔 많은 사람들이 매일 튀긴 음식과 스테이크를 먹으면 건강에 문제가 생긴다는 사실을 잘 알고 있다. 하지만 1978년에는 연구원들이 높은 혈중 콜레스테롤 수치와 심장 건강 사이의 연관성을 입증하려 애썼다. 로버트 네렘Robert Nerem 박사가 이끄는 팀은 이러한 연관성을 보여주기 위해 '표준 토끼 모델'이라고 부르는 간단한 실험을 설계했다.[18] 그들은 몇 달 동안 토끼들에게 동일한 고지방 식단의 사료를 먹였다. 그리고 연구의 마지막 단계에서 토끼들의 콜레스테롤 수치와 심장박동수, 혈압을 측정했다. 예상한 대로 콜레스테롤 수치는 모두 동일하게 높았다. 토끼들은 비슷한 유전자를 갖고 있었고, 같은 사료를 먹었다. 이제 그들은 심장마비나 뇌졸중을 일으킬 확률이 높아졌다.

마지막으로 네렘 박사는 토끼들의 미세한 혈관을 관찰했다. 그는 모든 토끼의 동맥 안쪽에 비슷한 지방 성분이 쌓여 있으리라 예상했다. 그러나 예상과 다른 모습에 큰 충격을 받았다. 토끼들마다 커다란 차이가 났던 것이다. 한 무리의 토끼들은 다른 토끼들보다 지방 성분이 60퍼센트나 적었다. 말이 안 되는 결과였다. 그는 "이게 대체 어떻게 된 일이지?" 하고 의아해할 수밖에 없었다. 이 결과를 설명할 수 있는 분명한 생물학적 근거는 없었다. 그는 현미경을 통해 의학적 미스터리를 직접 목격하고 있었다.

네렘 박사와 팀원들은 단서를 찾기 시작했다. 그들은 연구 계획을 다시 살펴봤지만 특이한 점은 없었다. "가끔 우리가 고려하지 않은 것이 계획에 포함될 때도 있어요."라는 네렘 박사의 말에 팀원들은 자신들이 어떤 행동을 했는지 되돌아봤다. 그 결과 지방이 덜 쌓인 토끼들은 최근 그의 연구팀에 합류한 무리나 레베스끄Murina Levesque가 돌본 토끼들이라는 사실이 밝혀졌다.

네렘 박사는 레베스끄에 대해 "유달리 착하고 상냥한 사람이었어요."라고 기억했다. 왜 그녀가 돌본 토끼들만 다른 결과를 보였는지 알기 위해 팀원들은 더 깊게 파고들었다. 그들은 레베스끄가 다른 사람들과는 다른 방식으로 토끼를 다룬다는 점을 발견했다. 그녀는 토끼들에게 먹이를 줄 때 말도 걸었고, 종종 껴안고 쓰다듬으며 토끼들을 귀여

워해줬다. 단지 실험체에 먹이를 준 것이 아니라 토끼들에게 사랑을 주었던 것이다. 네렘 박사는 "그녀도 어쩔 수 없었을 거예요. 그게 원래 레베스끄의 성향이었거든요."라고 설명했다.

현재 조지아 공대 생명공학과 명예 교수로 있는 네렘 박사는 "우리는 사회적 행동을 연구하는 과학자가 아닙니다."라고 말했지만 그의 연구팀은 생리학에 미치는 사회 환경의 영향에 대한 발견을 모른 척할 수 없었다. 그들은 같은 실험을 반복했는데, 이번에는 실험 조건을 더 엄격히 통제했다. 그들은 레베스끄가 돌보는 토끼들의 동맥과 표준 방식으로 돌본 토끼들의 동맥을 비교했다. 그들은 이번에도 같은 결과를 얻었고 이 연구 결과를 《사이언스Science》에 등재했다.[19] 건강하지 않은 생활방식의 토끼에게 말을 걸고, 안아주고, 애정을 준다. 그러자 식단의 많은 부작용이 사라졌다. 사람과 토끼가 맺은 관계가 이런 차이를 만들었다. 하지만 이게 어떻게 가능한 것일까?

의대 학생들은 신체를 장기, 조직, 세포, 분자처럼 각각의 부분으로 나눠서 배운다. 의사들도 같은 방식으로 자신의 전문 분야를 나눈다. 심장, 신장, 소화관, 뼈, 뇌 등 각 분야에는 전문의가 있다. 이는 질병이 우리 내부의 잘못된 생물학적 과정에서 발생한다는 이론적 전제에서 출발하는 관점이다. 지난 세기 동안 의학계를 지배하던 것, 그리고 나뿐만 아니라 수많은 다른 의사들이 그렇게 오랫동안 힘들여 공부한 것도 바로 신체 내부에 관한 것이다.

그러다가 토끼들이 나타났다. 이 연구들은 전통적인 생체의학 모델에서 우리가 무언가를 놓치고 있다는 사실을 보여준다. 병에 걸리는 토끼와 건강을 유지하는 토끼를 나누는 것은 식단이나 유전자가 아니라 '애정'이었다.

이 토끼들은 더 큰 이야기의 서막일 뿐이었다. 나는 이것을 '토끼 효과Rabbit Effect'라고 부른다.

우리는 그동안 건강과 관련한 중요한 요인들을 놓치고 있었다. 사랑과 우정, 존엄처럼 이웃, 학교, 직장의 목적이자 우리를 정말로 건강하게 만들기 위한 숨은 요인들 말이다. 가장 뛰어난 최첨단의 개인화된 의료서비스를 제공하려고 애쓰는 동안 우리는 건강의 사회적 관점을 완전히 간과하고 있었다. 아침에 눈을 뜨고 침대에서 일어나게 만드는 무언가가 있다는 사실만으로도 신체 건강에 영향이 미친다.

앞에서 밝혀졌듯 건강한 삶은 생체의학의 발전만으로 얻을 수 있는 것이 아니다. "더 건강한 음식을 드세요! 운동하세요! 수면 시간을 늘리세요!"와 같은 일반적인 조언들도 우리를 지금보다 더 건강하게 만들지는 못한다. 이런 접근 방식들은 건강한 정신과 신체를 만드는 중요한 '사회적 요인'을 간과하고 있다. 궁극적으로 가장 유의미한 방식으로 우리의 건강에 영향을 주는 것은 진료실에서 일어나는 일보다는 우리가 어떻게 서로를 대하는지, 어떻게 살아가는지, 인간으로서의 의미에 대해 어떻게 생각하는지와 더 관련이 있다.

이 책은 당신의 건강에 변화를 일으킬 힘을 줄 것이다. 하지만 다이어트를 위한 10단계 운동 계획이나 2주짜리 다이어트 식단을 알려주지는 않을 것이다. 당신에게 필요한 것은 이런 방법이 아니다. 이런 방법은 당신을 장기적으로 더 건강하게 만들어주지 않는다. 나는 환자들이 모인 병실로 당신을 초대하여 그들이 왜 병에 걸렸고, 어떻게 건강을 되찾았는지 밝히고자 한다. 어떤 사람들이 병에 걸리고, 어떤 사람들이 건강한 삶을 사는지, 사람들의 생존 여부를 결정하는 숨은 요인들을 함께 찾으며 예상을 뒤엎는 퍼즐을 풀 것이다. 장수로 유명한 지역의 이야기들과 통념을 뒤엎는 여러 연구 결과에 대해 이야기를 나누려 한다.

또한 정신과 신체 건강 사이의 밀접한 연관성도 함께 알아볼 것이다. 이 생리학적 연관성이 어떻게 우리 환경에서 틀어진 숨은 요인들에 의해 악화되는지도 살펴보려 한다. 다시 말해, 우리가 왜 그리고 어떻게 병에 걸리고 개인이 어떻게 건강을 증진할 수 있는지 이해하기 위해 일상적인 상호작용의 맥락에서 뇌와 신체를 살펴볼 것이다. 그리고 전체적인 관점으로 우리 모두를 위해 집단 건강을 증진시키는 해결책들을 알아볼 것이다. 또 각 장의 마지막에는 자기 발견을 위한 방법들을 제시할 것이다.

나는 당신에게 심리 상담가를 만나야 한다거나 약을 더 먹으라고 강요하지 않을 것이다. 대신 불안이나 우울감, 피로, 고통 같은 증상들이 어떻게 당신에게 위험신호를 보내는지 알려주고자 한다. 우리가 각자의 경고신호들을 확인할 수 있게 되면 개별적으로 혹은 공동으로 다른 사람들의 신호를 다루는 방법에 대해서도 알게 될 것이다.

궁극적으로 우리는 사랑, 사람 사이의 연결, 목적의 유대처럼 우리를 하나로 묶는 더 큰 유대감이 어떻게 건강과 세계에 영향을 미치는지 보게 될 것이다. 그 과정에서 우리가 어떻게 살아야 하는지에 대한 근본적인 질문들을 고민해야 한다. 당신의 가족, 관계, 공동체, 이웃, 일, 열정 등을 살펴보는 기회를 갖길 바란다. 건강에 대해 지금껏 안다고 생각한 모든 것을 잊고 우리가 어떻게 살아야 할지, 번영한다는 것이 어떤 의미인지에 대한 새로운 패러다임에 마음을 열어보자.

Part 1

건강의 숨은 요인

Chapter 1

건강의 사회적 결정요인

진료실 밖에서 발견한 건강의 진정한 의미

Chapter 1

건강의
사회적
결정요인

> **당신은 또 다른 나다. 내가 당신에게 해를 끼치는 일은 나 자신을 해치는 일이다. 당신을 사랑하고 존중하는 것은 내가 나를 사랑하고 존중하는 것이다.**
>
> **— 루이스 발데즈**

벨라와 데이지라는 두 환자가 있었다. 이들은 얼마나 건강하고 건강하지 않은지가 겉모습과 늘 일치하지 않는다는 사실을 명백히 보여주는 환자들이었다.

벨라의 진료기록을 보면 그녀는 중병에 걸린 환자임이 분명했다. 일흔 살의 그녀는 체중 감소와 황달을 유발하는 질병인 췌장암을 진단받았다. 진단 당시 벨라는 자신이 이렇게 심각한 병에 걸렸을 거라고 전혀 예상하지 못했다. 3년간의 수술과 화학요법, 방사선 치료를 받으며 일흔세 살을 맞이하게 된 그녀는 놀라울 정도로 젊어 보이고 얼굴에서 빛이 났다. 벨라는 치료 결과를 들으러 오는 자리에 스포티한 스니커즈를 신고 왔다. 그녀는 토요일마다 마당에서 꽃을 돌보고 미술 수업을 다니거나 근처에 사는 아들과 산책을 즐겼다. 화학요법이 끝나고는 마침내 이웃들을 초대해 제일 자신 있게 만드는 쿠키를 구워줄 수 있어서 기쁘다고 말했다. 그녀가 갖는 가장 큰 불만은 복용하는 약 때문에 볕에 더 잘 그을린다는 것뿐이었다.

벨라와 다르게 데이지의 건강검진 결과는 깔끔했다. 모든 혈액검사, 영상검사, 심장검사 결과가 정상으로 나왔다. 데이지는 벨라보다 훨씬 어린 마흔세 살이었지만 오히려 더 생기 없어 보였고 나이 든 사람처럼 행동했다. 데이지의 얼굴에는 알 수 없는 힘으로 바래버린 아름다움의 흔적만이 남아 있었다. 그녀는 느릿느릿 움직였고 한숨을 쉬며 자리에 앉았다. 의사를 만나러 올 때마다 항상 '정신이 어딘가 몽롱하고 피로하다'고 말했다. 그녀는 집을 나가거나 최근 펜실베이니아로 이사한 가장 친한 사촌인 비올라를 보러 갈 힘도 없었다. 법률 보조원으로 일하는 데이지는 원인불명으로 몸이 여기저기 쑤시고 아파서 회사를 자주 빠지는 바람에 더 이상 남은 병가나 휴가도 없었다. 그녀는 낙담하며 물었다. "어딘가 몸이 안 좋아요. 검사에서 놓친 게 있는 건 아닐까요?"

서양 의학에서는 병에 걸린 상태와 병에 걸리지 않은 상태를 흑백 혹은 상호 배타적인 것으로 분류한다. 생체의학 모델(신체적 요소들로만 인간의 건강을 설명하는 20세기 의학의 지배적인 관점)에서는 의사가 몸 컨디션은 좋지만 의심스러운 검사 결과가 나온 벨라에게 병에 걸렸으니 치료를 받아야 한다고 말한다. 한편 몸은 아프지만 아무 이상 없는 검사 결과를 받은 데이지에게는 그녀가 겪고 있는 고통은 혼자만의 생각일 뿐이며 아무 문제 없다고 얘기한다. 두 환자 모두 혼란스러운 마음으로 병원을 떠날 것이다.

나는 펠로우 시절 의학적으로 설명할 수 없는 증상들을 연구하면서 표면적으로는 건강하지만 몸이 좋지 않거나 일상생활을 못할 정도로 아프다고 걱정하는 환자들을 자주 만났다. 많은 환자들이 답을 구하기 위해 응급실을 전전하거나 여러 의사들을 찾아다녔다. 환자가 느끼는 상태와 의사가 확인한 검사 결과가 맞지 않는다는 것은 무척 난감한 일이다. 이것이 나를 토끼들로 이끈 바로 그 이상한 패턴이었다. 어떻게 누군가는 의학적으로 병에 걸렸지만 건강한 생활을 하고, 다른 누군가는 의학적으로는 병이 없지만 몸이 안 좋다고 느끼는 것일까? 의학적인 관점에서 이 두 가지 상황을 설명할 수 있는 방식이 과연 있을까?

로체스터대 의료센터의 내과 전문의 조지 엥겔George Engel 박사는 이에 대한 대담한 답을 제시했다. 1977년 4월 8일, 《사이언스》는 생물학만으로 인간의 질병을 설명하려는 미국 의학계에 널리 퍼진 믿음에 의문을 제기하는 엥겔 박사에 대한 기사를 실었다. 엥겔 박사는 의학이 질병을 삶에 존재하는 더 넓은 맥락 안에서 보지 않고 신체적 지표에만 한정된 연구에 집중한다고 여겼다. 그는 확립된 생체의학 모델의 관념은 이 분야의 '심각한 결함'이며 인간의 건강을 설명하기에 충분하지 않다고 충고했다.[1] 불완전한 진리가 위험한 정설로 채택된 것이다.

엥겔 박사는 의사로서 '병'과 '병이 아닌 상태' 사이의 애매한 회색지대에 관해 더 자세히 알고 싶었다. 그는 "환자와 환자 개인으로서 및 인간으로서의 특성"을 자세히 살펴보면 회색지대에 대한 설명을 찾을 수 있다고 생각했다. 한마디로 엥겔 박사는 벨라와 데이지 같은 환자들의 차이점을 밝혀내기 위해서는 진료실에서 사용하는 어떤 기구보다 더 넓은 렌즈로 그들의 삶을 살펴봐야 한다고 믿었다.

존스홉킨스대의 아돌프 마이어Adolf Meyer 박사와 일반체제이론, 의학 이외의 여러 분야에 영향을 받은 엥겔 박사는 환자의 삶 전체를 고려한 더 넓고 포괄적인 건강의 개념을 제시했다. 엥겔 박사는 생체의학biomedicine과 신체·정신 건강behavioral health을 하나로 통합하여 그의 새로운 이론을 생체심리사회biopsychosocial 모델이라고 불렀다. 명칭은 길고 복잡해 보이지만 개념은 간단하다. 한 사람의 건강 상태는 무시할 수 없는 사회적 맥락의 결과라는 개념이다.

엥겔 박사의 생체심리사회 모델 그림은 건강을 이루는 단계를 체계적으로 분류한다. 어떤 단계도 독립적으로 존재하지 않는다. 각 단계는 한 부분인 동시에 전체를 의미한다. 한 부분의 변화는 전체에 영향을 미친다. 가장 중심부에는 사람을 구성하는 분자, 세포기관, 조직, 장기기관, 신경계가 포함되어 있다. 생체의학과 의료체계는 딱 이 단계까지만 다룬다. 엥겔 박사는 대부분 의술이 이 중심부에만 초점을 두고 있지만 신체에 그치지 않고 범위를 더 확장해야 한다고 생각했다.

개인의 신체적 요소만 분리해서 살펴보면 벨라와 데이지의 경우처럼 이해하기 힘든 불완전한 그림이 나온다. 왜 '병에 걸린' 벨라는 건강하게 생활하고, '병에 걸리지 않은' 데이지는 몸이 좋지 않은 걸까? 그림의 바깥으로 확장해나가면 벨라와 데이지의 사례를 쉽게 이해할 수 있다. 엥겔 박사가 제시한 모델에서 '사람 단계' 이상의 요소들까지 함께 고려하면 벨라와 데이지의 상황과 그들 건강 상태의 중요한 차이점들이 보이기 시작한다. 마치 디즈니랜드에 있는 유령의 저택에 걸린 초

엥겔 박사가 제안한 생체심리사회 모델

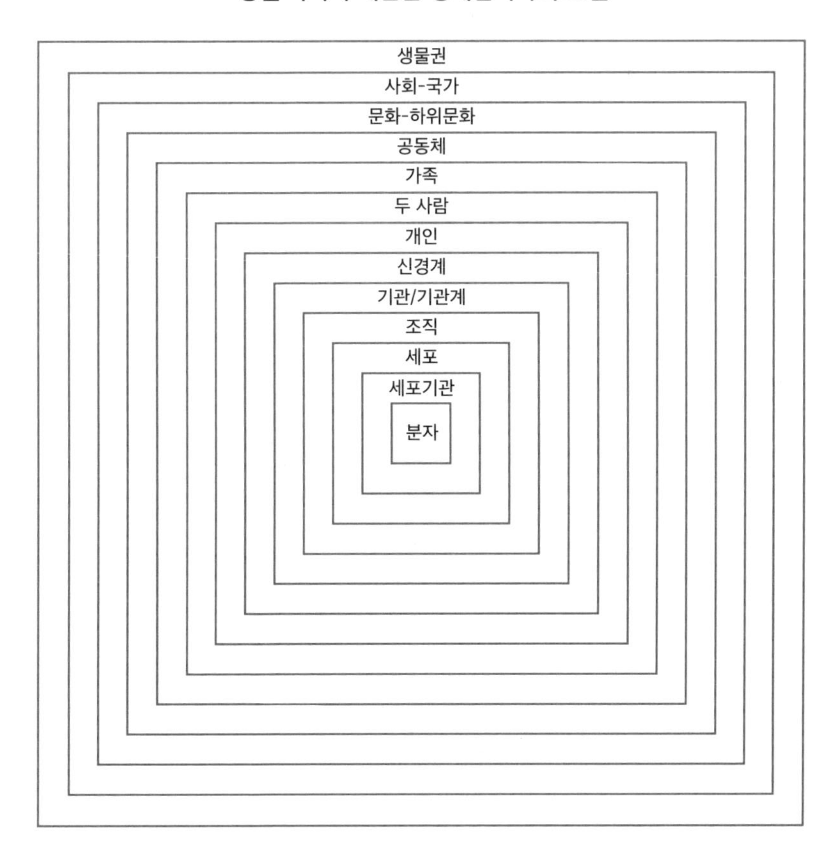

상화와 비슷하다. 처음에는 양산을 들고 미소를 짓는 사랑스러운 젊은 여성만 보이지만, 액자가 펼쳐지면서 그녀가 악어의 벌어진 입 속에 서 있는 게 보이는 것이다.

건강은 단지 신체에 한정되지 않는다는 생각을 바탕으로 한 엥겔 박사의 모델은 개인에서 두 사람 간의 관계, 가족, 공동체, 문화, 사회 및 건강은 단지 신체에 한정되지 않는다.

국가, 생물권으로 확장된다. 이 외부 층에는 나를 포함한 대부분의 의사들이 환자들의 치료에 무관하거나 방해가 된다고 여겼던 심리적·사회적 요인들이 포함되어 있다. 이 완전한 그림을 보면 어떻게 '병에 걸린' 벨라의 건강함이 아들과의 산책, 공동체 의식, 취미 생활과 연관되어 있는지 알게 된다. 그리고 '병에 걸리지 않은' 데이지의 나쁜 건강 상태가 어떻게 그녀의 고립, 사촌 비올라의 부재, 직장에서의 참여 부족과 연관되어 있는지도 알 수 있다.

로체스터 의대에서 회진을 돌 때 빨간 나비넥타이를 자주 매던 엥겔 박사는 자신의 주장을 몸소 실천했다. 그를 아는 사람들은 엥겔 박사가 환자의 신체적인 문제뿐 아니라 병실에 환자의 가족사진이 놓여 있는지, 친구들이 보내준 꽃이 있는지 등 사소한 부분까지 눈여겨본다는 것을 안다. 당신의 아픈 가족이 그와 함께 있는 것을 본다면 마음을 놓고 신뢰할 수 있을 것이다. 그는 환자의 의학적 문제뿐 아니라 환자의 삶과 우선순위에 대해서도 이야기를 나눌 수 있는 사람이다. 그는 심리적·사회적 요소들을 포함한 입원 환자들의 전반적인 요구에 대처하기 위해 큰 규모의 상담서비스를 구축했다. 비록 그는 내가 로체스터 의대에서 실습을 시작할 때쯤 여든다섯 살의 나이로 세상을 떠났지만, 환자들을 한 인간으로서 알아가는 데 시간을 들이라는 그의 유산은 그곳의 문화로 남아 학생들에게 널리 전해졌다.

사실 엥겔 박사의 모델은 내가 의대에서 처음 접한 것 중 하나였다. 내가 입학한 첫날, 교실 앞에는 학생처장과 엥겔 박사의 제자인 에드워드 훈데르트Edward Hundert 박사가 서 있었다. 그는 현명하고 절제된 방법으로 우리에게 생체심리사회 모델을 소개했다. 화려한 수식 없이 인간의 조건에 대한 영역을 상세히 설명했다. 그는 이 모델이 로체스터 의대 커리큘럼의 기초이며 앞으로 환자들을 돌볼 때 아주 유용할 것이라고 설명했다. 나는 그 말의 의미에 대해 잠시 생각했다. 하지만 나와 동기들은 곧 우리가 배우러 온 생체의학을 공부하는 데 돌입했다. 우리가 배우는 모든 수업과 모든 책, 우리가 보는 모든 환자가 같은 가르침을 이야기하는 것 같았다. '신체를 진단하고 신체를 치료한다'는 가르침 말이다. 나는 내 의사 가방에 막강한 힘인 치료제가 담겨 있다고 생각했다. A라는 치료법의 화학적 구조가 B라는 수용기관과 결합하면 C라는 질병의 증상이 개선된다. 내가 모든 시험을 치르고 병동에서 환자들을 보기 시작할 때쯤에는 엥겔 박사의 모델과 더 광범위한 범위의 질병에 대한 내용들은 까맣게 잊은 상태였다. 나는 경험을 갈망했고 책에서만 공부했던 질병들을 직접 보고 싶은 마음에 들떠 있었다.

그러던 중 랜디를 만났다.

마흔일곱 살의 랜디는 원래 나이보다 열 살은 더 많아 보였다. 쿠키 단지에 손을 넣고 있는 어린아이 같은 미소 사이로 보이는 치아는 누렜고 검고 긴 곱슬머리 위쪽으로는 탈모가 보였다. 그는 유명한 나이트클럽에서 무대 관리자로 일하며 로큰롤 같은 삶을 살았다. 20대의 랜디는 헤로인을 상습 투약했다. 힘겹게 헤로인을 끊었지만 그 후로 담배를 하루에 한 갑 정도 피웠다. 그의 말대로 둘 다 건강에 해로운 것이었지만 그나마 나은 선택지였다. 또한 저녁 시간에는 일을 잘하기 위해 위스키도 두 잔씩 마셨다.

30대 후반이 되자 그는 살이 너무 쪄 자신이 아끼는 투어 티셔츠들을 입을 수 없는 지경에 이르렀다. 그는 제2형 당뇨병을 진단받았다. 장시간 작용하는 인슐린을 스스로 주사해야 했지만 잘 지키지 않았다. 그의 여자친구인 셰리는 랜디가 늦게까지 일하면서 약을 잘 챙겨 먹지 않았고 대부분 바에서 파는 음식으로 배를 채웠다고 했다. 마흔둘이 되었을 때 랜디는 극장의 계단이나 무대 설치를 위해 사다리를 오르내릴 때마다 다리에 경련이 일어나 고통스러워했다. 그러다가 얼마 지나지 않아서는 가만히 서 있을 때도 경련이 일어나기 시작했다. 마흔넷이 된 어느 날, 엄지발가락에 궤양이 생긴 후 낫지 않았다. 그렇게 엄지발가락을 절단하게 되었다.

내가 랜디를 처음 봤을 때 그는 말초혈관 질환이 상당히 진행된 상태였다. 그해 초 다리 대동맥에 생긴 폐색을 치료하기 위해 대퇴슬와동맥측로이식술을 받았다. 네 시간 동안 이어지는 정교한 수술을 통해 혈관 수술팀은 랜디의 기능하는 복재정맥을 떼어내어 왼쪽 무릎 넙다리동맥에 조심스럽게 다시 연결했다. 수술이 잘 되면 왼쪽 대퇴부로 가는 혈류를 개선할 수 있다. 수술은 합병증 하나 없이 성공적이었다. 랜디는 괜찮아질 것이라고 기대했다.

6개월 후 랜디는 왼쪽 다리 하부가 다시 감염됐다. 나는 랜디의 상태를 살펴보기 위해 우리가 '쿱'이라고 부르는 4년 차 레지던트인 브라이언 쿠퍼Brian Cooper 박사와 병실을 방문했다. 창백하고 차가운 다리에서 붕대를 떼어내자 참을 수 없는 악취가 코를 찔렀다. 랜디의 상처는 냄새만큼이나 심각해 보였다. 금속으로 된 탁자 모서리에 긁혀 작은 상처가 생겼는데, 혈액순환이 잘 되지 않아 그 상처가 심각하게 곪아 터진 상태였다. 랜디는 자신의 다리를 살펴보는 나를 바라봤다. A 치료법은 B 수용체까지 닿지 못했다. 만약 항생제가 랜디의 다리에 미치지 않는다면 C 질병은 나을 수 없다. 그는 감염으로 사망할 것이다.

랜디는 병실 침대에 앉았다. 셰리는 그의 옆에 앉아 연예전문지를 읽고 있었다. 쿱은 무뚝뚝하게 물었다. "아직 담배를 피우세요?"

랜디는 싱글벙글 웃으며 말했다. "믹 재거도 아직 롤링스톤즈 멤버이지 않나요?"

쿱은 웃지 않았다. 랜디의 손가락은 담배로 착색되어 노란색을 띠었다. "흡연은 수술 후 조직이 제대로 치유되지 못하게 한다는 걸 알고 계시죠?" 니코틴은 신체의 면역세포를 약화시키고 세포들이 외상 부위에 닿지 못하도록 혈관을 수축시킨다. 이것은 마치 약물을 투여한 군인들을 봉쇄된 길에 있는 탱크에 태우는 것과 같다. 랜디는 자신이 담배를 피우지 않더라도 어차피 함께 일하는 사람들이 모두 피웠을 것이라고 말했다. 쿱은 말을 이어나갔다. "발의 혈류를 확인하기 위해 오늘 오후에 몇 가지 검사를 한 다음 결과를 보고 다음 단계를 의논해봅시다. 솔직히 말해서 겉으로 봤을 때 낙관적인 상황은 아니에요."

하지만 랜디는 자신의 다리보다 더 급한 문제가 있었다. "저기, 의사 선생님. 이것 좀 해결할 수 없을까요?"라고 물으며 자신의 골반 쪽을 가리켰다. 그는 우리에게 몸을 기울이며 속삭였다. "당뇨 때문에 내 애정 생활에 문제가 생겼어요." 셰리는 수줍게 고개를 끄덕였다. 쿱은 랜디의 어깨에 손을 올리며 말했다. "우선 다리부터 해결하고요." 사실 그 문제는 우리의 전문 분야가 아니었다.

병실을 나온 후 쿱은 고개를 저었다. 그는 상황을 이렇게 판단했다. "만약 슬와동맥이 잘못되면 절단하는 수밖에 없어." 그는 자신의 허벅지를 팔로 자르는 시늉을 했다. "그리고 거기서 끝나지 않을 수도 있어."라고 말하며 다리를 위로 움직였다. 그날 저녁 검사 결과가 그의 생각을 확인해주었다. 대퇴부 우회 수술은 실패였다. 우리는 이 소식을 랜디에게 전했다. 감염된 왼쪽 다리를 그대로 둔 채로 병원을 떠나는 것은 안전하지 않았다. 감염의 범위 때문에 우리는 다음 날 오전 무릎 위로 다리를 절단하는 수술 일정을 잡았다. 랜디는 이 소식을 들으며 자신의 손을 바라보았다. 병실은 조용했고 셰리는 눈물을 보였다. 마침내 그는 이렇게 말했다. "누가 나 좀 휠체어에 태우고 나가줄 수 있어요? 담배 좀 피우게요."

나는 어떻게 하면 랜디가 다리를 잃지 않을 수 있었을지, 앞으로 더 큰 재앙을 피하려면 우리가 무엇을 할 수 있을지 여러 번 자문했다. 대부분의 의사들 역시 외과적인 치료만으로는 환자의 신체적 건강을 보장할 수 없다는 사실을 알고 있다. 그런 이유로 엥겔 박사는 우리에게 환자들의 삶을 살펴보라고 했다. 하지만 치료와 상관없는 듯한 질문을 던지는 것은 15분의 진료시간 동안 마치 판도라 상자를 여는 기분이었다. 현재의 의료체계에 따르면, 우리는 그저 다리에만 집중하는 것이 옳았으므로 랜디의 다리만 살펴보았다. 그럼에도 나쁜 식습관과 흡연, 처방 약을 따르지 않는 습관, 작은 상처가 심각하게 곪게 된 이유 등을 보면, 랜디의 삶에 답이 있다고 느끼지 않기가 힘들었다. 그 답을 찾기 위해서는 랜디의 삶뿐만 아니라 지금 그의 건강 상태를 만든 '흐름'을 체계적으로 살펴봐야 했다.

이런 주변 요인의 영향을 더 잘 이해하기 위해 나는 의료센터에서 나와 컬럼비아대 보건대학원에 수강 신청을 했다. 의사뿐만 아니라 각기 다른 배경의 사람들과 함께 앉아 있다 보니 모든 사람이 근본적으로 다른 방식으로 건강에 대해 이야기하는 평행 우주로 들어간 기분이었다. 의학과 공중보건은 이상하게도 건강을 아주 다른 두 관점으로 보는 분리된 두 세계다. 나는 이상한 나라의 앨리스처럼 그 거울을 통과했다. 의학계에서 엥겔 박사의 모델은 환자의 삶이 건강에 중요하다고 말했고, 공중보건 분야에서는 우리 삶을 형성하는 특정한 조건들, 즉 인간의 행동과 생물학에 대해 더 깊이 이해하고 있었다. 하지만 이 두 분야가 공통된 언어로 서로 이야기하려면 통합이 필요했다.

나의 새로운 관점으로 봤을 때 공중보건 분야는 엥겔 박사가 시작한 일을 밝혀내고 있었다. 엥겔 박사의 획기적인 논문 이후 40년 동안 이루어진 의학, 공중보건, 질병의 사회적 차원에 대한 과학적 연구는 그가 옳았다는 것을 보여준다. 건강 상태의 80~90퍼센트는 임상 치료 이외의 요소들에 달려 있다.[2] 유전자의 역할도 있지만(이에 대해서는 이후에 더 자세히 설명하겠다) 건강에 가장 큰 영향을 미치는 요인은 강력한 사회적·정치적·환경적 조건이다. 사람이 태어나고, 일하고, 거주하고,

> 건강에 가장 큰 영향을 미치는 요인은 강력한 사회적·정치적·환경적 조건이다.

당신으로부터 퍼져 나가는 것은 매일, 매 순간 당신이 참여하는 사회적, 환경적 모체다.

쉬고, 늙어가는 곳이 사람의 행동과 생명 활동에 큰 영향을 미치는데, 공중보건 분야에서는 이를 '건강의 사회적 결정요인'이라고 부른다. 건강의 사회적 결정요인, 즉 숨은 요인들은 '위험의 위험요소risks of risks' 혹은 질병이 더 심해지거나 질병을 낫게 만드는 조건들이다.[3] 엥겔 박사가 사용한 언어는 아니지만 그가 설명한 것을 잘 정의하고 있다.

엥겔 박사의 훌륭한 생체심리사회적 모델을 사회적 요인의 상식적인 언어와 결합함으로써 나는 랜디뿐만 아니라 벨라와 데이지, 다른 많은 환자들의 수수께끼를 풀기 위한 단서를 찾을 수 있었다. 그들이, 그리고 우리가 왜 더 건강해지지 않는지 이해하기 위해서는 '숨은 요인'이라고 부르는 새로운 체계를 살펴봐야 한다. 이것은 의학 분야와 정신건강, 나아가 공중보건 분야를 하나를 통합하는 일이었다. 숨은 요인 모델은 나에게 의대에서의 첫날을 다시 떠올리게 했다. 환자들을 돌보려면 폭넓은 인간의 조건을 고려해야 한다는 훈데르트 박사의 아주 현명했던(그러나 까맣게 잊어버렸던) 그 조언을 말이다.

숨은 요인들을 나타내는 고리 그림의 가운데에는 개인, 바로 당신이 있다. 당신으로부터 퍼져 나가는 것은 매일, 매 순간 당신이 참여하는 사회적, 환경적 모체다. 이 체계는 가족, 친구, 동료, 돈, 휴가, 학교, 취미, 가정, 보도, 가로등, 식료품점, 카페, 미용실, 공원, 놀이터, 커뮤니티 센터, 예배를 위한 장소, 교통수단, 성찰의 시간, 우리가 서로를 탐색하는 방법 등 우리 삶에 있는 모든 것을 통합한다. 즉, 우리가 일상에서 하

건강의 사회적 관점: 숨은 요인들

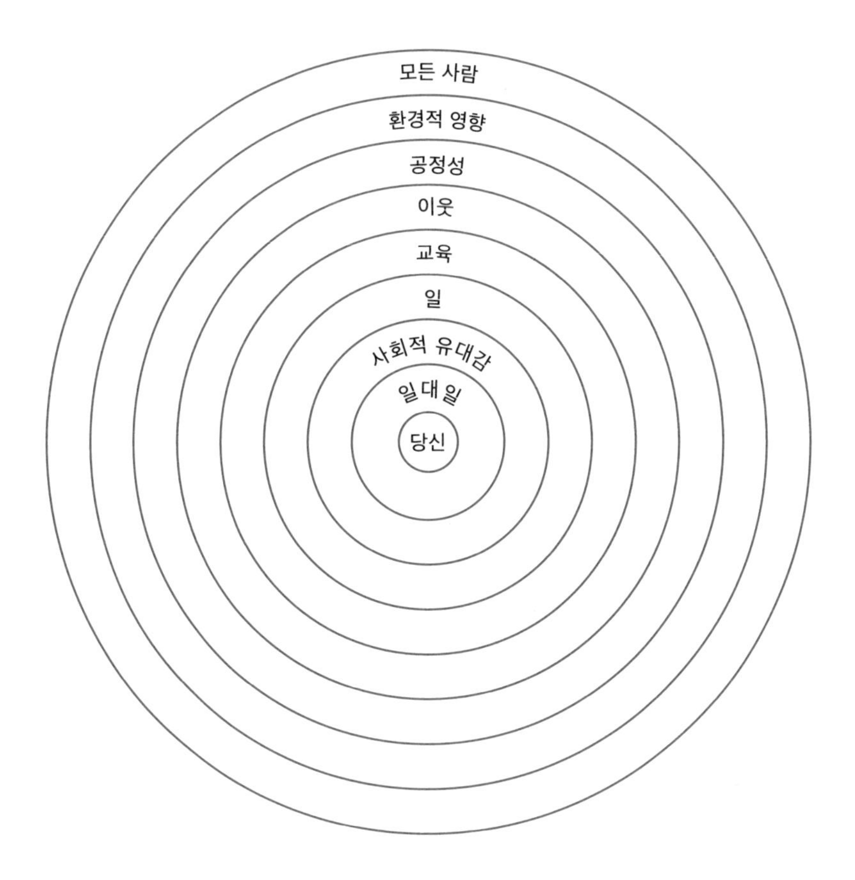

는 모든 활동이라고 보면 된다.

다음 장에서는 숨은 요인 모델의 고리들을 함께 알아볼 것이다. 우리 자신과 가장 가까운 첫 번째 고리에서는 일대일 관계나 가장 친밀한 관계들을 살펴본다. 그러고 나서 우리의 건강과 지역사회에서 더 광범위한 사회적 유대관계의 역할을 알아본다. 우리가 어디서, 어떻게 일하는지도 우리의 건강과 안녕에 중요한 역할을 하는데, 이는 교육, 지식, 삶의 목적과 부합한다. 그다음으로 동네로 이동하여 거주하고 휴식하는 공간에 대해 살펴볼 것이다. 우리가 서로를 어떻게 대하는지 혹은 '황금률'(기독교의 기본적인 윤리관. 남에게 대접받고자 하는 대로 남을 대접하라는 가르침을 뜻한다.—옮긴이)에 따라 사는 것은 공정하게 모두가 번영할 수 있는 문화를 형성하는 데 중요한 역할을 한다. 바깥 가장자리로 갈수록 환경적 영향, 특히 몸과 마음에 영향을 주는 어린 시절의 경험 같은 더 폭넓은 요인들을 살펴본다. 마지막으로 정서적 안녕과 믿음, 갈등해결 능력이 우리를 어떻게 더 건강하고 평화로운 사회에서 살 수 있게 도와주는지 알아본다. 우리의 일상적 선택에 무시할 수 없는 영향을 미치는 놀라운 여정이 될 것이다.

이 모든 숨은 요인들은 랜디의 삶에 존재하고 있었다. 이 요인들은 랜디가 왜 지금처럼 아프게 되었는지, 별것 아닌 상처가 왜 이렇게 심각한 지경에 이르게 되었는지 이해하는 데 도움이 된다. 만약 그가 처음 치료를 받았을 때 의사들이 이 요인들을 논의하도록 훈련받았다면 어땠을까? 만약 의료체계가 환자들이 초기 정기검진을 받을 때 숨은 요인들을 검토하고 그들에게 필요한 도움을 줄 수 있었다면 어땠을까? 의학에서의 예방은 초기 사건의 작은 변화가 운명의 변화를 초래하는 〈백 투 더 퓨처〉 같은 시간여행 영화들을 떠올리게 한다. 랜디는 한쪽 다리만 잃은 것이 그나마 다행인 상황이었다. 하지만 초기에 숨은 요인들을 살펴보았더라면 어쩌면 랜디는 수술을 기다리느라 병원 침대에 누워 있지 않을 수도 있었다.

랜디의 상황을 다르게 진행시킬 수도 있었던 방법이 몇 가지 있다. 가장 가까운 관계부터 시작하면 그는 운이 좋았다. 랜디는 셰리에게서 큰 사회적 지지를 얻었다. 그러나 셰리도 누군가의 지지가 필요했고 우리가 랜디를 돕도록 그녀를 도와줄 수도 있었다. 랜디가 금연하거나 최소한 흡연을 줄이도록 돕는 것이 가장 우선시됐어야 한다. 담배를 하나씩 더 피울 때마다 사람의 수명은 11분씩 줄어든다.[4] 하지만 금연 클리닉에 등록하는 것 외에도 랜디가 전기 기타 수리에 열정적이라는 사실을 알았다면 분명 도움이 됐을 것이다. 그 일이 그에게 중요하다는 것을 이해하고 수업을 들을 수 있게 했다면 궁극적으로 더 나은 작업 환경을 만들고 더 건강하게 수면 시간을 관리할 수 있었을지도 모른다. 우선은 랜디의 건강에 변화를 줄 수 있는 두 가지 숨은 요인 중에서 일과 배움에 대해서만 얘기해보려 한다.

중요한 사실은 랜디가 특이한 경우가 아니라는 것이다. 그는 매우 일반적인 경우다. 칼의 이야기를 들어보자. 표면적으로 칼은 간단한 탈장 수술이 필요한 사람이다. 그러나 비조절성 고혈압이 있고 혼자 사는 노인인 그는 의사를 만나러 갈 때마다 마치 에베레스트에 오르는 것 같은 계단을 지나야 할 뿐만 아니라 병원까지 갈 교통수단도 변변치 않다. 산드라는 장 폐색 진단을 받았다. 하지만 그녀는 방 하나짜리 아파트에 살며 세 명의 아이들을 혼자 키우는 엄마로서 자신의 비싼 약보다는 아이들을 먹이고 입히는 데 먼저 돈을 쓰려 한다. 션은 돌출된 목 디스크가 있지만 끔찍한 상사와 일하며 스트레스를 받고 있다. 글로리아는 담낭절제술을 받아야 하지만 학대받는 결혼 생활에서도 벗어나야 하는 상황이다.

숨은 요인들을 살펴보면 건강을 향상하기 위해 우리가 어디에 노력을 집중해야 하는지 알 수 있다. 왜 같은 질병에 같은 치료법이나 치료제를 처방했는데도 아주 다른 결과가 나오는지를 설명해준다. 두 환자 모두 심장마비 후 회복 중이라는 동일한 상태인데도, 그들의 가족관계나 교육수준과 같은 건강과 무관해 보이는 요인들에 따라 두 환자는 아주 다른 진행 과정을 보인다. 내 경험으로 비춰보았을 때, 내가 본 가장 아픈 사람들은 비슷한 환경을 갖고 있었다. 외로움과 학대, 가난, 차별 등이다. 그런 사람들은 의료서비스만으로 상황을 해결할 수 없다. 이는 마치 비행사는 술을 석 잔째 마시고 있고 거대한 폭풍이 몰아치는데 이 모든 문제는 무시하고 비행기 엔진만 고치는 형국이다.

제한된 신체 부위에 집중하여 치료하는 것을 기본으로 하는 현재 의료 모델은 의사들이 특정한 문제들을 해결하게 해준다. 그러나 고장 난 부분을 고치는 일도 대단히 중요하지만, 환자 개인의 삶을 고려하지 않는다면 그것은 영구적인 해결책이 될 수 없다. 환자들을 제대로 돌보기 위해서는 치료를 받는 사람들의 삶에도 관심을 가져야 한다. 유능한 외과의가 랜디의 다리에 대퇴 우회술을 훌륭하게 시술하겠지만, 일상적인 지원이 마련되지 않으면 궁극적으로는 실패하고 말 것이다. 우리가 지금 눈앞에 있는 문제는 해결할 수 있겠지만 환자의 상태는 더 나빠질 것이다. 반대로, 우리가 숨은 요인의 고리를 초기

내가 본 가장 아픈 사람들은
비슷한 환경을 갖고 있었다.
외로움과 학대, 가난,
차별 등이다.

에 살펴보고 위험요인들을 해결한다면 병은 응급실에서 보는 것처럼 극단적으로 진행되지는 않을 것이다. 나는 날마다 충분히 예방할 수 있는 문제로 귀중한 생명을 잃는 사람들을 목격한다. 그렇기 때문에 이 메시지는 병원을 둘러싼 벽 너머로 멀리 퍼져야 한다. 건강의 본질적인 요소는 의학 서적이 아닌 사람들 간의 일상적인 관계에 있다.

건강의 본질적인 요소는 의학 서적이 아닌 사람들 간의 일상적인 관계에 있다.

우리가 의학에서 놓치고 있는 것은 건강이 신체에 국한되지 않으며 전반적인 사회도 고려해야 한다는 점이다. 앞으로 살아가는 동안 우리는 필연적으로 벨라와 데이지처럼 건강과 질병 사이의 미스터리한 영역에 있는 자신을 발견할 것이다. 어떻게 해야 어떤 상황에서든지 건강한 상태를 누릴 수 있을까? 이 질문을 탐구하기 위해 함께 숨은 요인의 고리를 살펴보자. 우리가 인간으로서 서로를 대하는 태도는 건강에 아주 큰 영향을 미치기 때문에 가장 가까운 관계부터 시작하려 한다.

Chapter 2

일대일 관계

친밀한 단 한 명의 사람만 있더라도!

Chapter 2

일대일
관계

세상을 바꾸고 싶다면 집으로 가서 당신의 가족을 사랑하라.

— 마더 테레사

쌍둥이들은 보통 일찍 태어난다. 대부분의 태아는 약 40주 정도 자궁에 머물지만 쌍둥이의 경우는 평균적으로 35주 정도만 머문다. 케이트 오그가 임신 27주 차에 진통을 느껴 병원을 찾았을 때 그녀는 쌍둥이가 심각한 상태라는 소식을 들었다. 급박하게 수술이 이루어졌고 쌍둥이 중 에밀리라는 이름의 딸은 살아남았지만 아들 제이미는 살아남지 못했다. 의사들은 제이미가 숨을 쉴 수 있도록 최선을 다했지만 결국 20분 후 아이는 사망 판정을 받았다. 의사들은 케이트 가족에게 제이미를 살릴 수 있는 방법은 모두 시도했다고 전했다. 병원 직원이 아이를 데려가기 전 케이트는 아들을 안아볼 수 있을지 물었다.

케이트는 아이를 싼 담요를 풀고 종잇장처럼 얇은 피부의 제이미를 자신의 가슴 위에 올려 안았다. 남편 데이비드도 침대 위에서 그들을 안았다. 데이비드는 아기에게 온기를 주고자 셔츠를 벗었다. 그들은 함께 눈물을 흘렸다. 살갗을 맞대고 케이트는 아들에게 말을 걸었다. 케이트는 〈텔레그래프Telegraph〉와의 인터뷰에서 이렇게 말했다.[1] "우리는 제이미에게 이름의 뜻을 설명해주고 지켜줘야 할 여동생이 있으며, 너를 가지기 위해 우리가 얼마나 힘들게 노력했는지 얘기해줬어요." 그러다 놀라운 일이 일어났다.

제이미의 몸이 잠깐씩 움찔거렸다. 산파는 이것이 사람이 죽고 나서 보이는 반사적인 반응이라고 설명했다. 그러다가 제이미가 갑자기 눈을 떴다. 이것 또한 다른 반사 반응일 수 있었다. 케이트는 제이미가 주변을 둘러보는 것 같다고 느꼈다. 산파는 케이트 가족에게 이제 아이를 보내줘야 한다고 말했다. 하지만 케이트와 데이비드가 계속 아이를 안고 말을 걸자, 제이미가 숨을 쉬는 것 같았다. 그러고 나서 제이미는 손을 뻗어 데이비드의 손가락을 움켜잡았다. 그들은 흥분하여 의사를 호출했지만 나타나지 않았다. 그 후 한 시간 동안 제이미는 더 힘을 내고 있었다. 케이트가 〈투데이Today〉에서 인터뷰한 바에 따르면, 그들의 말을 믿지 않아 오지 않는 의사를 불러내기 위해 부부는 "이제 아이의 죽음을 받아들였으니 오셔서 설명 좀 부탁드린다고 전해주시겠어요?"라고 거짓말을 해야 했다. 케이트가 "그랬더니 의사가 바로 병실로 오더군요."라며 말을 이었다.[2] 5년 후 한 프로그램에서는 밝은 미소의 행복한 금발 소년 제이미의 모습을 보여주었다. 제이미는 호주 시드니에 있는 집 근처 해변을 뛰어다니며 게임을 하고 웃긴 표정을 지으며 여동생과 쿠키 굽는 것을 좋아한다.[3]

그날 제이미에게 일어난 일은 기적에 가까웠고 정확히 어떻게 된 일인지는 아마 영원히 알 수 없을 것이다. 그러나 사망 판정을 받은 아기가 엄마와 아빠의 품에 안기자 생명의 빛이 흐릿하게 반짝였다. 부모의 애정 어린 손길이 모든 것을 바꿔놓은 것처럼 보였다. 의사들은 제이미의 작은 신체에만 집중했다. 그러나 부모의 사랑을 포함한 더 큰 숨은 요인들이 작용했다.

어떻게 엄마의 사랑이 아이의 운명을 바꿀 수 있을까? 대학에서 철학을 공부하던 젊은 시절, 모셰 스지프Moshe Szyf 박사는 '아주, 아주 오래된 질문들'에 대해 고민했다. 행동은 경험(이를테면 사랑)에 의해 형성되는가, 아니면 생물학(이를테면 유전적 특징)에 의해 형성되는가? 시간이 흘러 스지프 박사는 하버드대에서 유전학을 공부하고 맥길대에서 약리학과 치료학을 가르치는 교수가 되어 암 연구에 힘썼다. 그로부터 몇 년 후, 젊은 시절 가졌던 철학에 대한 관심이 마드리드의 한 술집에서 다시 나타날 줄은 상상도 하지 못했다. 1992년 스페인에서의 그날 밤, 대학 동료인 마이클 미니Michael Meaney 박사와 학회를 마치고 맥주를 마시며 대화를 나누다가 쥐에 대한 얘기가 나왔다.

미니 박사는 연구를 하던 중 어떤 쥐들이 다른 쥐들보다 더 사랑이 넘치는 어미가 된다는 사실을 발견했다. 다정한 어미 쥐들은 산후 첫 주에 새끼들을 많이 핥아주는 반면, 정서적으로 거리를 두는 어미 쥐들은 새끼들을 핥아주는 데 더 적은 시간을 보냈다.

행동은 경험(이를테면 사랑)에 의해 형성되는가, 아니면 생물학(이를테면 유전적 특징)에 의해 형성되는가?

미니 박사는 '많이 핥는 어미 쥐들'은 더 여유 있고 유순한 새끼들을 기르는 반면, '적게 핥는 어미 쥐들'은 다루기 힘들고 물기도 하는 불안한 성향의 새끼들을 길러낸다는 사실을 발견했다. 연구실에 있는 모든 사람이 새끼들의 행동으로 어미 쥐의 양육방식을 쉽게 알아낼 수 있을 정도였다. 게다가 어미 쥐의 양육방식은 새끼 쥐의 행동을 평생 좌우하는 듯했다. 스지프 박사는 이 내용에 흥미를 느꼈다. 그는 나에게 "나는 과학자로서 이상하고 다르게 보이는 것을 찾고 있어요."라고 말했다.[4] 이제 그는 지구상에서 가장 오래된 질문 하나를 궁금해하고 있었다. 양육은 어떻게 우리의 본성을 형성하는가? 만약 유전적 특징이 바뀔 수 없다면, 사랑은 어떻게 성격을 바뀌게 하는 것일까?

만약 유전적 특징이
바뀔 수 없다면,
사랑은 어떻게 성격을
바뀌게 하는 것일까?

스지프 박사와 미니 박사는 동료들과 함께 어미와 새끼가 다른 유전적 구성을 갖고 있어도 어미 쥐의 양육방식이 새끼에게 변화를 주는지 알아보기 위해 독창적인 실험을 구상했다. 쥐들은 다른 쥐가 낳은 새끼들도 기꺼이 맡아 기르기 때문에 연구자들은 새끼들을 서로 바꾸어놓았다. 그런 다음 어미 쥐가 핥아주는 횟수를 기록했다. 그들은 천성보다 양육이 중요하다는 말을 증명하는 결과를 발견했다. 적게 핥아주는 어미 쥐의 불안해하는 새끼가 많이 핥아주는 느긋한 엄마에게서 자란다면 그 새끼 쥐는 느긋한 쥐로 성장한다. 그리고 그렇게 자란 새끼 쥐도 훗날 많이 핥아주는 어미 쥐가 되어 또 느긋한 새끼 쥐를 길러냈다. 그 반대도 마찬가지였다.[5]

어미 쥐가 한 번씩 더 핥아줄 때마다 새끼의 유전자 구조가 바뀌는 게 가능할까? 이 아이디어는 스지프 박사의 유전학에 대한 이해를 뒤흔들었다. 이 질문에 대한 답은 삶의 놀라운 유연성을 보여줄 터였다. 그는 이것이 어떻게 작용하는 것인지 알아내기로 결심했다.

제2차 세계대전 중 나치에 의해 발생한 네덜란드의 기근에서 이 답의 일부를 찾을 수 있었다. 1944년 10월, 게슈타포가 앤 프랭크를 발견하고 아우슈비츠로 보낸 지 불과 몇 개월 만에 나치는 네덜란드 서쪽에 사는 여성들과 아이들을 포함한 400만 명이 넘는 시민들에게 돌연 식량 공급을 중단했다. 그래서 모든 사람이 먹을 빵이나 우유가 없었고 2만 명이 넘는 사람들이 굶어 죽었다. 이웃 연합국들이 차우하운드 작전Operation Chowhound이나 만나 작전Operation Manna처럼 식량을 공중 투하해준 덕분에 남은 시민들은 '굶주린 겨울'에서 살아남을 수 있었다. 하지만 임산부들은 하루에 400~800칼로리로는 충분한 영양분을 얻을 수 없었다.

1945년 5월 5일, 노르웨이의 나치군이 항복한 후에야 네덜란드 서쪽의 시민들은 정상적인 식량을 공급받을 수 있었다. 그러나 이 비극적인 기근은 보이지 않는 흔적을 남겼다. 임신 중 엄마의 식습관이 아이의 건강에 어떤 영향을 미치는지 알아내려 했던 연구원들에 의해 이 흔적은 발견됐다. 네덜란드에서는 시민들의 집단 건강을 공중보건 기록이라고 알려진 데이터베이스에 오랜 기간 추적하여 남겨둔다. 이 기록은 전 국민의 건강에 대한 귀중한 정보를 제공하는데, 이 데이터베이스 덕분에 기근 기간에 태어난 아기들의 출생 기록이 귀중한 단서가

됐다.

연구원들이 발견한 사실 그 자체는 딱히 놀랍지 않다. 기근으로 영향을 받은 산모들은 평균보다 체중이 적은 아기를 낳았다. 하지만 놀라운 사실은 아기의 적은 체중은 그저 시작에 불과하다는 것이었다. 연구원들은 이 체중 미달의 아기들을 성인이 될 때까지 추적 연구했다. 그들은 나이가 들면서 심장병, 비만, 당뇨병, 정신 질환 등의 위험이 증가할 뿐만 아니라 더 많은 건강 문제가 발생했다.[6] 그리고 그들은 기근 전후에 태어난 사람들보다 몇 년 더 일찍 사망했다.[7] 어떤 연구 결과들에 따르면, 기근 기간에 태어난 아이들의 다음 세대도 저체중으로 태어나면서 할머니의 굶주림이 여러 세대에 걸쳐 영향을 미친다는 사실을 보여주었다. 환경의 영향력은 매우 장기적이었다. 한 해 겨울에 충분한 음식을 먹지 못한 것이 최소한 두 세대에 걸쳐 영향을 미친 것이다. 《셀Cell》에 발표된 후속 연구에서도 쥐를 통해 같은 결과를 확인했으며 임신 중 식습관이 3대에 걸쳐 전해진다는 사실을 발견했다.[8]

하지만 이런 일이 정확히 어떤 원리로 발생한다는 말인가? 기근은 DNA 염기 순서를 바꾸지 않는다. 어떻게 환경적 트라우마가 유전자 구조를 다시 써서 다음 세대로 물려주는 것일까?

쥐에 대한 이 연구를 하기 전에 스지프 박사는 우연히 종양 세포에서 발견한 DNA 메틸화에 대해 공부했다. 메틸화는 DNA 가닥에 메틸기(CH_3)가 붙는 현상이며 전사 혹은 유전자 발현 과정 중 어떤 기능이 나타나도록 하는 것을 막는다. DNA 메틸화는 후성유전epigenetic 과정으로 알려져 있는데, 이는 유전자에 어떤 성질이 더해진다는 의미다.[9] 메틸기는 DNA 가닥 자체로부터 분리되어 있다.

메틸화는 유전자 자체를 바꾸지 않지만 세포의 '성질'을 변형시킨다. DNA는 우리의 생각보다 훨씬 더 유연하다.

메틸화는 유전자 자체를 바꾸지 않지만 세포의 '성질'을 변형시킨다. 비유하자면 DNA가 담고 있는 원본 이야기를 더 좋은 줄거리 혹은 더 나쁜 줄거리로 진행되도록 만든다. 암세포가 있으면 가벼운 로맨틱 코미디를 눈물 쏙 빼는 슬픈 이야기로 만들 수 있다. 반면에 긍정적인 생활방식으로 변하면 DNA에 불길한 줄거리가 새겨져 있더라도 메틸화의 변화가 이야기의 진행 속도를 늦출 수 있다. 이는 신경퇴행성 질환(알츠하이머병, 파킨슨병, 헌팅턴병을 포함한) 같은 질병의 증상들이 나타나기 전에 더 오랫동안 건강하게 살 수 있다는 것을 의미한다.[10] 그렇다. DNA는 우리의 생각보다 훨씬 더 유연하다.

스지프 박사는 사회 환경이 메틸화에 영향을 미칠 수 있다고 생각해 본 적이 없었다. 그러다가 스지프 박사와 연구팀은 운 좋게도 어미 쥐가 새끼에게 보여주는 사랑이나 무관심에 따라 DNA 메틸화와 탈메틸화가 일어나는 현상을 발견했다. 사랑이나 무관심에 노출되면 그것이 미시적인 차원으로 새끼 쥐의 몸에 내재되어 다음 세대에 물려주는 것 같았다. 한마디로 스지프 박사가 기쁘게 설명했듯이 "경험이 게놈에 내재한다는 것"을 발견했다.

즉, 유연한 후성유전 과정을 통해 우리 몸은 환경에 적응하기 위해 유전자를 껐다 켰다 한다. 예를 들어 아기가 엄마의 자궁에서 자랄 때 코르티솔 같은 스트레스 호르몬이 태반을 통과한다. 스트레스는 고정된 DNA 코드 자체를 바꾸지 않지만 메틸화를 통해 당장의 생존을 위해 태아에게 DNA를 어떻게 배열해야 할지 중요한 메시지를 전달한다. "얘야, 바깥세상은 거친 곳이란다. 준비해!"라고 말이다. 후성유전학은 옷으로 이해할 수도 있다. 비키니나 겨울코트는 사람을 완전히 바꾸어 놓을 뿐만 아니라 마이애미의 여름인지 몬트리올의 겨울인지에 따라 생사를 의미할 수도 있다.

네덜란드의 기근 코호트와 스지프 박사의 새끼 쥐 사례뿐만이 아니다. 예상치 못했던 캐나다의 눈보라 사태는 후성유전 과정이 어떻게 일어나는지에 대한 중요한 통찰을 준다. 두꺼운 겨울코트를 입는 퀘벡과 온타리오주 동쪽의 주민들에게 눈은 큰 문제가 되지 않는다. 눈이 온다고 해서 삶이 변하지 않는다. 학교도 문을 열고 회사도 평소처럼 운영되며 길에는 차들이 넘쳐난다. 그러나 1998년 1월, 다섯 개의 작은 겨울 폭풍이 하나로 뭉쳐져 거대한 재난이 일어났다. 그해 발생한 엄청난 얼음 폭풍ice storm으로 나무들이 차와 집 위로 쓰러졌고 전선은 끊어졌으며 송전탑도 무너졌다. 35명의 사람들이 사망했고, 다리와 터널들이 폐쇄됐으며, 수백만 명의 사람들이 6주 동안 전기 없이 생활해야 했다.[11] 몬트리올은 마비되었다.

얼음 폭풍은 비도 아니고 눈도 아니다. 얼음 폭풍이 불면 바로 얼기 때문에 지표면에 두꺼운 우빙이 생긴다. 당연히 밖으로 돌아다니는 것도 위험해진다. 예전에 뉴욕주 북부에 있는 의대에 다닐 때, 작은 규모의 얼음 폭풍이 불어 며칠 동안 정전이 된 적 있다. 촛불과 통조림 음식으로 살면서 느낀 새로움은 금세 사라졌다. 아파트 단지에 불이 다시 들어올 때쯤 나는 기진맥진한 원시인이 되어 있었다. 당시 타고 다니던 흰색 포드 차는 얼음 조각상이 되어 있었다. 임신한 상태거나 아이들을 데리고 이런 상황에서 6주를 버티는 것은 상상조차 하기 힘들었다.

뱃속 아이에게 미치는 생리학적 영향을 알아보기 위해 임산부에게 스트레스를 주는 행위는 비윤리적이고 있을 수 없는 일이기 때문에 이런 천재지변은 연구자들에게 산모 스트레스가 태아에 미치는 영향에 대한 귀중한 통찰을 주기도 한다. 스지프 박사는 TED 토크에서 "신은 인간을 대상으로 자연재해라고 부르는 실험을 한다."라고 농담했다.[12] 수잰 킹Suzanne King이 이끄는 퀘벡 맥길대의 전염병학자들은 1998년 캐나다의 얼음 폭풍을 겪은 임산부나 그 시기쯤 아이를 갖게 된 여성들을 확인하기 위해 빠르게 행동에 돌입했다.

그렇게 맥길대 연구원들은 178명의 자발적 연구 참가자들을 찾았다. 연구원들은 이 재해가 여성의 신체에 미친 영향을 확인하기 위해 혈액과 타액 검사를 진행했다. 스트레스가 심한 상황에서 분비되는 호르몬인 코르티솔 수치를 포함해 임산부들의 스트레스에 대한 생리학적 반응을 확인했다. 또한 전기 없이 생활한 날의 수처럼 임산부들의 실증적인 스트레스에 대한 데이터도 수집했다. 연구팀은 아이가 태어난 후, 그리고 13살이 될 때까지 신체와 행동 발달을 추적·관찰했다.

연구원들은 스트레스 수치가 높은 산모가 낳은 아이들이 스트레스 수치가 낮거나 보통인 산모가 낳은 아이들보다 더 많은 행동, 건강, 언어 문제를 보인다는 점을 발견했다.[13] 이 아이들의 천식, 자폐증, 대사 및 자가면역 장애의 발생률은 예상보다 높았다. 전기가 들어오지 않은 기간이 길수록 뱃속의 아이에게 미치는 영향은 더 컸다.[14] 네덜란드 기근과 마찬가지로, 엄마의 스트레스 경험은 뱃속의 아이에게 평생 남는 환경적 흔적을 남겼다.

사랑이나 기근, 얼음 폭풍이 아이의 DNA 염기 순서를 직접적으로 바꾸지는 않지만, 후성유전학적 변형이 끊임없이 변화하는 세계에 적응하는 유연성을 발휘한다. 이러한 후성유전학적 변화는 결정적인 성장 기간에 장기적인 영향을 미칠 뿐만 아니라 평생에 걸쳐 발생하기도 한다.

스지프 박사와 다른 과학자들에게는 중요한 질문 한 가지가 남아 있었다. 메틸화나 후성유전학적 변화가 혹시 알려지지 않은 다른 유전자 때문이 아님을 어떻게 증명할 수 있을까? 환경과 인생 경험만으로 정말 유전자를 바꿀 수 있는가? 이를 알아보기 위해 스지프 박사와 그의 연구팀은 1998년 캐나다 얼음 폭풍 때 태어난 아이들이 10대가 되었을 때의 DNA를 살펴보았다. 이 얼음 폭풍은 전혀 예측하지 못한 사건이었고 그 어떤 것도 사전에 계획된 것이 아니라는 사실을 기억하자. 신중한 분석을 통해 연구팀은 가장 스트레스를 많이 받은 엄마들이 낳은 아이들은 특히 면역세포와 대사세포에서 DNA 메틸화의 뚜렷한 패턴을 보인다는 사실을 발견했다.[15] 이 발견으로 유전자가 후성유전자적 변화를 미리 결정하지 않는다는 것이 입증되었다. 사회적 환경은 인간 DNA의 '서사'를 바꾼다. 그리고 보통 그에 대한 이유가 있다.

사회적 환경은
인간 DNA의
'서사'를 바꾼다.

선택권이 있다면, 다정하지 않은 엄마보다 다정한 엄마를 더 선호할 것이다. 자궁도 마찬가지다. 우리는 빗나간 육아나 스트레스를 받은 산모에 의해 발생하는 후성유전학적 변화를 대부분 부정적으로 받아들이지만 그 이면을 생각해볼 필요가 있다. 특정한 상황에서는 그것이 도움이 될 때가 있다. 후성유전학적 변화는 어쨌든 생존에 도움을 주기 때문이다. 포식자들이 없는 우리 안에서는 새끼를 핥을 시간이 있는 느긋한 어미 쥐가 좋지만, 고양이들이 가득한 세상에서 느긋한 쥐는 먹잇감이 된다. 새끼를 많이 핥아주지 않는 어미 쥐의 행동은 새끼들에게 "얘들아, 조심해!"라는 생존을 위한 중요한 메시지를 보낸다. 적들이 도사리고 있을 때 불안과 과민한 경계반응, 공격성은 생존 능력을 향상시킨다.

이와 마찬가지로 뱃속의 태아도 생존을 위한 다급한 환경적 요구에 적응한다. 하지만 초기 생존을 위한 이 절충이 앞으로 발생할 문제를 의미하기도 한다. 예를 들어 영양분을 잘 섭취하지 못한 산모의 아기에게 음식이 들어올 때 더 많은 지방을 저장하려는 후성적 변형이 생길 수 있다. 이 적응 방법은 저렴한 패스트푸드를 섭취하기 전까지는 초기 생존에 도움이 된다.

사회적 경험이 후성유전학을 통해 DNA의 서사를 변화시킨다는 인식은 과학과 의학, 부모와 자녀의 관계에 대한 이해에 새로운 장을 열어주었다. 후성유전학적 과정을 발견하기 전, 건강은 유전자 결정론에 기반을 두고 있었다. 사랑과 경험은 별로 중요한 역할을 하지 못했다. 아주 최근까지도 어떤 사람들은 부모의 역할이 아이들의 인생에 그다지 중요하지 않다고 생각했다. 스지프 박사가 설명한 것처럼 그가 아이들을 키우던 시절만 해도 대부분 사람들이 "제대로 된 유전자를 갖고 태어났다면 넌 괜찮을 거야."라고 믿었다. 모든 것이 유전자에 달려 있다고 생각했기 때문에 부모의 책임감을 덜 수 있었다. 스지프 박사는 이에 대해 "책망받지 않는 완전한 자유였다."라고 언급했다.

그런 부모들에게 아이와 부모 간 유대관계의 힘을 입증하는 과학적인 연구 결과는 매우 놀라울 것이다. 초기 발달에 관한 여러 연구에 따르면, 생명체는 유대감을 형성하려는 본능적인 욕구가 있다. 아기는 태어난 날부터 보호자와 수천 번의 사소한 상호작용을 통해 세상이 자신의 욕구를 충족시킬 수 있는 안전하고 유익한 곳인지 배운다. 보호자와의 관계가 긍정적이고 아이가 사랑을 받는다고 느끼면, 안정적인 애착이 형성된다. 시간이 흐르면 이 강한 애착은 아이가 정서적인 안정을 유지하고 낙심해도 회복하며 타인과 우정을 쌓도록 도와준다. 어릴 때 형성된 애착 유형은 아이가 성인이 되고 부모가 될 때까지 유지될 가능성이 크다. 영국의 발달심리학자인 존 볼비John Bowlby가 말한 것처럼 "인간은 모두 요람에서 무덤까지 애착 대상이 제공하는 안정 영역을 기반으로 여행하는 삶을 살 때 가장 행복하다".

그러나 일이 항상 순조롭게 진행되지만은 않는다. 불안정 애착은 부재하거나 신뢰할 수 없거나 폭력적이거나 고압적인 부모와의 관계에서 비롯된다. 1970년대 볼비의 수제자이자 동료인 심리학자 메리 에인스워스Mary Ainsworth는 '낯선 상황 실험'이라고 부르는 애착 유형을 평가하는 실험을 개발했다. 그녀는 생후 12개월에서 18개월인 아이들이 엄마와 함께 놀다가 낯선 사람이 방에 들어올 때 어떤 반응을 보이는지 살펴보았다. 또한 엄마가 방을 나갔을 때 어떤 일이 일어나는지, 그리고 엄마가 다시 방으로 돌아왔을 때 아이가 어떤 반응을 보이는지도 살펴보았다.[16]

안정적인 애착을 형성한 2세 미만의 아이는 엄마가 같은 공간에 있을 때 낯선 사람에게 우호적인 태도를 보이고, 엄마가 자리를 떠나면 속상해하면서 낯선 사람을 경계한다. 그러다가 엄마가 돌아오면 기뻐한다. 하지만 불안정한 애착을 가진 아이는 엄마가 떠날 때 괴로워하지 않고, 낯선 사람과 있을 때도 괜찮은 것처럼 보이며, 엄마가 돌아와도 거의 어떤 감정도 표현하지 않는다(이를 회피 애착avoidant attachment이라 부른다). 혹은 엄마가 사라졌을 때 속상함이 오래 지속되고 낯선 사람을 두려워하다가 엄마가 돌아오면 화를 내거나 엄마를 밀어낸다(이를 불안정 애착insecure attachment이라 부른다). 8개국에서 2,000건 이상의 '낯선 사람 실험'을 진행한 결과, 어느 문화권이든 두 명 중 한 명꼴로 불안정 애착을 보였다.[17]

볼비와 에인스워스가 실험 결과를 발표한 이후 몇십 년 동안의 연구는 불안정한 애착을 갖고 있던 아이는 성인이 되어서 감정을 표현하고 조절하는 데 어려움을 겪는다는 사실을 보여준다. 회피 애착이 있던 아이는 성인이 되어서도 버림받는 것에 대한 극심한 두려움에 다른 사람들과 감정적으로 가까워지는 것을 회피하거나 완벽하지 않은 파트너에게 빠져서 일이 생각대로 잘 풀리지 않으면 무너질 수도 있다. 또한 불안정 애착은 코르티솔 수치를 높여 해마 부피를 줄이며 신체적·정신적

질병의 위험을 증가시킨다.[18]

우리는 역사상 가장 오래된 연구 하나 덕분에 안정적 애착이나 관계를 가진 아이들이 다르게 행동한다는 것 또한 어느 정도 알 수 있다. 1938년 대공황이 끝날 무렵부터 시작된 그랜트 연구Grant Study는 훗날 대통령이 된 존 F. 케네디를 포함해 하버드대 학부생들을 성인이 될 때까지 추적하고 관찰했다.[19] 시간이 흐르면서 이 연구는 참가자들의 아내, 아이들, 덜 부유한 보스턴 지역 주민으로 이루어진 비교 집단으로 확대되었다. 80년의 연구 기간 동안 연구 책임자인 조지 베일런트George Vaillant 박사와 그의 팀은 성공적이고 건강하며 행복한 삶의 한 가지 핵심 예측 변수를 발견했다. 그것은 바로 '좋은 관계'였다.[20]

물론 부모라고 해서 너무 부담을 가질 필요는 없다. 후성유전학 연구를 통해 우리는 부모의 사랑이 아이의 건강에 수많은 긍정적인 영향을 미친다는 것을 알게 되었다. 비록 사랑받는 환경에서 자라지 못했어도 우리는 자신과 아이들을 위해 그런 환경을 조성할 기회가 있다. 스티브 마틴의 농담이 떠오른다. "며칠 전 우리 집 고양이를 씻겨주었는데, 정말 좋아하더라고요. 저도 재미있었고요. 털이 제 입안에 붙었지만 그것만 빼면, 뭐…." 우리는 어미 쥐처럼 사랑하는 아이를 핥아주지는 않지만 애정 어린 손길로 아이의 운명을 바꿀 수 있다.

성공적이고 건강하며 행복한 삶의 한 가지 핵심 예측 변수는 바로 '좋은 관계'였다.

신생아의 경우 맨살을 맞대는 것이 특히 중요하다. 제이미가 태어난 직후 결정적인 그 순간에 케이트 오그는 본능적으로 아들을 자신의 맨살에 올려놓았는데, 이 방법을 '캥거루케어'라고 한다. 갓 태어난 캥거루 새끼는 꿈틀대는 분홍색 곰돌이 젤리 같다. 털이 하나도 없기 때문에 튼튼하게 성장하려면 어미의 주머니 안 온기가 필요하다.

1978년 신생아학자인 에드거 레이 사나브리아Edgar Rey Sanabria는 캥거루 새끼의 생존에 관한 기사를 읽은 후 놀라운 아이디어를 떠올렸다. 당시 그는 콜롬비아 보고타에서 근무했는데, 병원에서 일반적인 치료를 받는 미숙아 네 명 중 세 명은 목숨을 잃었다. 절망스럽고 혼잡한 상황에서 벗어나고자 그는 산모들에게 인큐베이터 대신 아이에게 엄마의 체온을 느끼게 해주자고 제안했다.[21] 이미 너무 많은 신생아들이 목숨을 잃고 있었기 때문에 더 잃을 것도 없었다. 엄마는 기저귀만 입은 아기를 코와 입이 가려지지 않도록 주의한 채 자신의 가슴 위로 올렸다. 이후 사나브리아 박사는 생존하는 신생아의 수가 즉각적으로 증가하는 현상을 발견했다.[22] 그 이후 수천 건의 연구들은 캥거루케어가 아이의 심장박동수와 호흡, 산소포화도를 정상화한다는 결과를 보여주었다. 그리고 이 아이들은 이후에 더 침착하고 잠을 잘 자며, 더 높은 IQ를 갖고 있었다. 세계적으로 자원이 부족한 국가에서 이 방법은 조산아 사망률을 30퍼센트 이상 감소시켰다.[23]

캥거루케어의 여러 장점 중에는 신체 온기와 편안함을 주는 부모의 심장소리 등이 있지만 신경 펩타이드 옥시토신도 중요한 역할을 한다. 옥시토신은 일명 '사랑 호르몬'으로 알려져 있는데, 유대관계, 공감, 신뢰와 연관되어 있기 때문이다. 이 호르몬은 출산할 때나 모유 수유를 할 때, 포옹과 키스할 때, 온기를 느끼며 껴안고 있을 때 분비된다. 얼굴을 기억하고 관계를 형성하는 데 도움을 주는 옥시토신은 엄마와 아빠가 육아에 전념하는 첫 6개월 동안 꾸준히 증가한다.

옥시토신은 우리가 평온과 감사를 느끼게 도와주며 심지어 노래도 더 부르게 만든다. 68명의 남성을 대상으로 진행한 한 연구에서 비강 옥시토신 스프레이를 뿌린 사람들은 그렇지 않은 사람들보다 80퍼센트 이상 낯선 사람과 현금을 나눠 사용하는 데 더 관대했다.[24] 갓 태어난 아기들은 무례한 손님으로 악명 높기 때문에 그럴 때 옥시토신이 도움이 된다. 캥거루케어나 애정 어린 손길뿐만 아니라 아기 배에 입을 대고 입방귀를 뀌어주거나 까꿍 놀이, 간지럼 태우기, 동물 인형으로 놀아주기처럼 신체적인 놀이를 통해서도 호르몬이 분비된다는 것이 입증되었다.

> 누군가의 손길은 살아가는 동안 모든 생명체에게 중요하다.

죽음의 문턱에서 기적처럼 회복한 제이미의 이야기는 아이들과 나누는 신체 온기가 주는 치유력을 극적으로 보여준다. 그러나 누군가의 손길은 살아가는 동안 모든 생명체에게 중요하다. 성인의 경우 신체적 친밀감에 대해 얘기하면 주로 섹스를 떠올린다. 물론 섹스도 중요한 역할을 하지만, 일상적인 관계에서 일어나는 가벼운 신체 접촉도 같은 역할을 한다. 친구가 응원하는 마음으로 어깨에 손을 얹어주거나 등을 토닥토닥 두드려줄 때 우리가 위안을 받는 데는 생물학적 근거가 있다. 동물의 왕국과 마찬가지로 사회적 단장은 사회적 유대의 한 부분이다. 그래서 어쩌면 어떤 여성들이 매주 미용실에서 드라이 받는 걸 즐기고 수년 동안 같은 미용실을 방문하는 건지도 모른다.[25] 의학적인 면에서는 의사가 청진기로 당신의 심장과 폐의 소리를 들을 때처럼 의사의 위안의 손길 때문에 우리가 오랫동안 같은 의사를 찾는 것일 수도 있다.[26]

스킨십에서 오는 '연결된 느낌'은 감정적인 애착 그 이상이다. 거기에는 생리학적 요인이 숨어 있다. 손을 잡으면 혈압과 심박동수, 코르티솔 수치가 내려간다.[27] 자궁 안에 있는 쌍둥이도 서로 손을 잡는다. 한 명은 건강하지만 다른 한 명은 많이 아팠던 쌍둥이 형제가 자궁 안에서 손을 잡고 있는 장면이 초음파 영상으로 발견되기도 했다.[28] 서로 손을 맞잡으면 용기가 생긴다. '손 잡아주기 실험'에서 전기 충격을 받을 것이라고 생각한 여성들은 어느 누구의 손도 잡지 않았을 때보다 자신의 배우자나 낯선 사람의 손을 잡았을 때 뇌 신경 두뇌 스캔에서 두려움이 덜 활성화됐다(배우자의 손을 잡았을 때 가장 강한 반응을 보였지만, 이는 건강한 결혼생활을 하고 있을 경우에만 해당됐다).[29]

여러 연구 결과에 따르면, 사랑하는 사람이 괴로워할 때 손을 잡으면 두 사람의 호흡과 심장박동이 같아진다. 두 사람의 몸이 비슷하게 조화를 이루는 것이다. 가장 놀라운 점은 그들의 뇌파도 같아지는데, 이를 '동조entrainment' 현상이라고 한다. 한 실험에서 22쌍의 커플에게 뇌파측정기나 뇌전도 검사 모자를 씌우고 커플 중 한 명의 팔에 2분 동안 열을 가했다. 연구원들은 나머지 한 명이 상대 파트너의 고통에 더 공감할수록 그들의 뇌파가 더 일치한다는 사실을 발견했다. 또한 그들의 뇌파가 더 비슷해질수록 고통의 정도를 낮게 기록했다. 두 사람의 신체가 닿지 않더라도 같은 방에 있는 것만으로도 '뇌의 동기화'가 어느 정도 발생했다.[30] 마치 여름밤 일제히 반짝이는 반딧불이와 비슷했다.[31] 《네이처nature》의 사이언티픽 리포트Scientific Reports에 실린 한 연구에 따르면, 두 사람이 대화하며 서로의 얘기를 들어줄 때 그들의 뇌 진동은 단순한 청각 처리 작용을 넘어 매우 동시적으로 일어난다.[32] 그들은 실제로 같은 파장에 있는 것이다. 인간은 우리가 온전히 이해하지는 못하는 방식으로 정서적 및 생물학적으로 연결되어 있는데, 접촉이 이때 중요한 역할을 한다.

누군가의 손길은 인생의 어느 시기든 항상 건강에 중요하다. 마사지가 조산아, 자폐성 아동, 유방암에 걸린 여성, 자가면역 장애를 가진 사람들(천식과 다발성 경화증 포함), 치매에 걸린 고령자에게 주는 잠재적 이점을 입증하는 연구 결과가 늘고 있다.[33] 노년층을 대상으로 한 연구에 따르면, 사교적인 방문만 받는 노년층 환자들보다 사교적인 방문과 짧은 마사지를 함께 받는 환자들이 인지적, 정서적 이점을 더 많이 얻는다고 한다.[34] 또한 마사지를 받는 사람뿐만 아니라 마사지를 해주는 사람도 이점을 얻는 것으로 밝혀졌다.[35]

포옹은 신체적 친밀감 외 건강에도 중요한 역할을 한다. 카네기멜론대의 연구원들은 질병에 대한 노출과 사회적 지지, 일상의 포옹 사이의 상호작용을 연구했다. 과학을 위해(그리고 어쩌면 몇백 달러의 수입을 위해서) 404명의 건강한 성인들이 동의하에 일반적인 감기에 노출되는 점비액을 들이마셨다. 실험 전, 가장 먼저 연구원들은 지원자들의 혈액 샘플을 채취해 그 감기에 대한 면역력이 없는 것을 확인했다. 그러고 나서 지원자들에게 지난 14일 동안 포옹을 받은 횟수에 대해 물었다.

마지막으로 지원자들을 감기 바이러스에 노출시킨 후 5일간 격리 상태에서 점액 분비와 같은 증상들을 관찰했다. 매일 포옹을 받은 사람들은 병에 걸릴 확률이 32퍼센트나 낮았다.[36]

포옹을 한다고 해서 아예 감기에 걸리지 않는 것은 아니다. 그러나 포옹을 하는 사람들은 감기에 걸렸지만 심각한 증상을 보이지 않았다. 그들은 심각한 증세를 보이는 확률이 낮았고 회복 속도도 더 빨랐다. 포옹을 더 자주 할수록 더 빨리 회복했다. 하지만 하루에 한 번의 포옹도 도움이 되었다. 나의 막내아들인 제이가 세 살이었을 때 12월의 마지막 날 우리 가족은 식탁에 둘러앉아 새해 다짐이나 목표가 무엇인지 물었다. 제이는 "더 많이 포옹해주기"라고 말했다. 어쩌면 제이는 대단한 사실을 알고 있었는지도 몰랐다. 이상적인 포옹 시간은 6초에서 20초 정도인데, 대부분의 사람들은 보통 이것보다 짧게 포옹한다.[37] 미국에서는 꽤 많은 사람들이 신체적 접촉을 갈망해서 전문 스너글러(편안한 숙면을 위해 껴안는 서비스를 제공하는 이색 직업—옮긴이) 자격증과 '커들 콘'이라는 이름의 포옹을 하는 사람들의 모임 등 스킨십 서비스에 대한 수요가 증가하고 있는 상황이다. 이런 서비스들은 공원에서 '프리 허그'라고 적힌 팻말을 들고 있는 사람보다 더 본격적인 일처럼 보인다.

신체적 접촉만이 친밀한 유대관계를 쌓는 유일한 방법은 아니다. 그저 사랑하는 사람들에게 관심을 기울이는 것만으로도 충분하다. 컬럼비아 의대의 신입생들은 수업시간에 다함께 정상적인 아동 발달에 대한 영상을 본다. 영상에는 한 엄마와 아기가 서로 마주 보고 있는 모습이 담겨 있다. 그들은 즐겁게 소통한다. 미소와 다정한 말을 주고받는다. 사랑스러운 모습이다. 그러다가 갑자기 엄마는 무표정한 얼굴을 하고 아이가 소통을 시도할 때도 반응을 보이지 않는다. 엄마가 돌아선다. 아기는 다시 엄마와 다정한 표정을 주고받으려 노력하지만 실패한다. 혼란스러워하는 모습이 역력한 아기는 곧 울음을 터뜨린다. 엄마의 반응이 없자 결국 아기도 눈길을 돌린다. 지켜보기 괴로운 장면이었다. 엄마와의 일반적인 상호작용이 다시 일어나자 일시적으로 안도했지만 이전으로 돌아가지는 않았다. 아기는 불안정하고 혼란스러워 보였다.

수많은 후속 연구들은 부모가 다시 아기와 상호작용을 재개한 후에 아기가 덜 웃고 고개를 더 자주 돌리는 '무표정한 얼굴 효과'의 일관적인 결과를 보여준다. 새로운 환경적 신호를 활용한 실험에 따르면, 아기는 몇 주가 지난 후에도 이 속상했던 사건을 기억해낸다. 아동 발달 연구자인 에드워드 트로닉Edward Tronick과 그의 동료들은 공감 능력을 발달시키는 '거울 효과'를 발견하기 전인 1970년대에 이 실험을 설계했다. 신경과학 연구에 따르면 우리는 우리도 모르는 사이 하루 종일 교류하는 사람들의 표정을 따라 하도록 되어 있다.[38] 이런 거울 효과는 아이들의 공감 능력을 키우는 데 도움이 되는데, 앞으로 제8장에서 더 자세히 살펴보도록 하겠다. 하지만 이런 일이 일어나려면 한 사람을 지속적으로 바라봐야만 하고, 정신없는 세상에서 하나에 집중하는 일은 말처럼 쉽지 않다.

또한 트로닉의 연구는 우리가 스마트폰을 보느라 하루에도 몇 번씩 아이들에게 무심코 무표정한 얼굴을 보이기 전에 진행된 것이다. 뉴욕시에서 개최된 마음챙김에 관한 콘퍼런스에서 아리아나 허핑턴Arianna Huffington은 청중에게 이렇게 물었다. "당신의 휴대폰과 어떤 관계를 갖고 계신가요? 함께 자는 사이인가요?" 나는 그 질문을 고민해보기 위해 겨우 휴대폰 화면에서 눈을 뗄 수 있었다. 첫째 아들인 맥스는 아이폰이 처음 나올 때쯤 태어났는데, 나는 이 새로운 기계를 애지중지하는 데 시간을 보내느라 갓 태어난 아들을 껴안는 시간을 많이 놓쳤다. 우리는 기술과 미지의 관계를 맺고 있었고 우리 아이들도 마찬가지였다. 이것만은 분명하다. 만약 당신이 아이들에게 더 집중하고 눈을 더 자주 마주친다면 당신의 아이는 다른 사람으로 성장할 것이다. 그리고 만약 당신이 그렇게 하지 못한다면, 당신도 모르는 사이에 아이들의 유전 형질을 바뀌게 할지도 모른다. 그리고 이러한 영향은 당신의 손주와 증손주에게까지 영향을 미칠지도 모른다. 이를 알고 나자 갑자기 이메일은 당장 급하지 않은 일처럼 느껴졌다.

숨은 요인의 첫 번째 고리인 가까운 유대관계의 유무는 말 그대로 인생을 바꿀 만한 영향력을 발휘한다. 케이트 오그의 경우처럼 꼭 아기에게만 해당하는 것이 아니라 결혼이 건강과 아주 밀접하게 연관된 커플들에게도 해당한다. 1933년 대학생이었던 에스더 클라인과 조지 쉬크르즈는 부다페스트에서 처음 만났다.

> 숨은 요인의 첫 번째 고리인 가까운 유대관계의 유무는 말 그대로 인생을 바꿀 만한 영향력을 발휘한다.

그들의 좋은 친구였던 폴 에르되시(그에 대해서는 제5장에서 더 자세히 이야기할 것이다)와 함께 만난 자리에서 에스더는 고민하고 있던 어려운 기하학 문제에 대

> 끈끈한 일대일 유대관계는 우리가 세상을 탐험하고 갈등이 발생할 때 평화롭게 해결하게 해줄 탄탄한 밑바탕이 된다.

한 얘기를 꺼냈고 조지가 결국 그 문제를 풀 수 있게 도와주었다. 이 커플이 사랑에 빠지고 1937년에 결혼하고 나자 이 퍼즐은 '해피엔딩 문제'로 유명해졌다. 하지만 헝가리의 시대는 변하고 있었고 불안정한 정치 분위기에 더 이상 해피엔딩은 보장되지 않았다.

나치의 박해를 피해 그들은 1939년 중국 상해로 이주했다. 그곳에서 조지는 화학자로서 일했지만 결국 일제 강점 시기에 공산 혁명을 일으키게 된다.[39] 혼란스러운 상황에서 벗어나기 위해 조지는 1948년 호주의 한 대학에서 제안한 자리를 수락하고 수학가로서 활동했다. 학계와 다시 교류할 자유를 얻으면서 그들은 20세기의 가장 영향력 있는 수학자들이 되었다. 두 명의 아이들을 낳고 70여 년간 결혼 생활을 유지한 후에도 그들의 놀라운 여정은 끝나지 않았다. 그들은 같은 요양원에 나란히 누워 자연사로 30분 간격을 두고 세상을 떠났다. 에스더와 조지 쉬크르즈의 인생은 믿을 수 없을 정도로 파란만장하고 스트레스 요인이 많았지만 두 사람의 친밀한 유대감 덕분에 그들은 즐거운 인생을 살았다. 동시에 그 유대감은 아주 다른 방식으로 그들을 죽음으로 이끌기도 했다.[40]

친밀한 일대일 유대관계는 우리 건강에 가장 중요한 숨은 요인이다. 이런 관계들은 인생의 가장 초기 순간부터 평생에 걸친 믿음과 애착의 구성요소다. 제10장에서 자세히 살펴보겠지만, 끈끈한 일대일 유대관계는 우리가 세상을 탐험하고 갈등이 발생할 때 평화롭게 해결하게 해줄 탄탄한 밑바탕이 된다. 그리고 성인으로서 친밀한 관계를 증진하기 위해 우리가 할 수 있는 건강한 방법들이 있다(뒤에 나오는 도구 상자를 참고하자).

가장 먼저 생각해볼 수 있는 것은 출산휴가 같은 출산 정책이다. 2018년 기준으로 세계에서 유급 출산휴가를 의무화하지 않은 국가는 딱 두 곳이다. 바로 파푸아뉴기니와 미국이다. 데이터에 따르면, 10주간의 유급 출산휴가가 신생아 사망률을 10퍼센트 감소시킨다. 또한 모유 수유를 할 시간이 더 많아지기 때문에 아이가 다섯 살 때까지 생존할 확률도 높아진다.[41] 케이트와 제이미의 이야기는 우리에게 큰 감동을 주는데, 더 나은 출산 정책을 통해 우리는 함께 더 많은 제이미들을 살릴 수 있다.

후성유전학이라는 흥미로운 분야는 엄마의 사랑과 엄마와 아이의 친밀감이 DNA를 형성한다는 것을 보여준다. 스지프 박사가 관찰한 것처럼, 이것은 유전학을 인터랙티브 영화interactive movie처럼 만든다. 케이트 오그가 제이미를 살린 것처럼 우리는 유전자체계를 다시 쓸 힘을 갖고 있다. 처음에는 유대감이 탄탄하지 않더라도 건강과 안녕을 강화해줄 탄탄한 유대감으로 탈바꿈시킬 수 있다. 스지프 박사는 "스크립트의 95퍼센트가 이미 결정되어 있다고 해도 아무 상관 없습니다."라고 말했다. 그는 신나는 목소리로 "이건 정말 놀라운 일이에요!"라고 말을 이었다. 힘든 어린 시절을 보냈거나 불행한 결혼 생활을 하고 있더라도 후성유전학은 미래를 바꿀 수 있다는 희망을 준다. 유전자는 우리의 운명을 결정하지 않는다. 운명을 결정하는 것은 우리 자신이다. 나의 열 살짜리 아들 맥스는 현명하게도 "인생에서 가장 중요한 것은 사랑."이라고 말했다. 친밀한 관계는 바로 이 사랑의 핵심이다. 우리가 앞으로 살펴볼 친구나 동료, 이웃들과의 관계도 마찬가지다.

활용

일대일 관계 구축하기

가장 친밀한 관계들을 떠올려보자. 과거든 현재든, 당신은 그 관계의 어떤 측면을 가장 좋아했는가? 새로운 방식이나 의도적인 방식으로 그 관계를 확장시킬 수 있는가? 당신에게 잘 맞는 것이 무엇인지 발견할 수 있는 몇 가지 방법을 소개한다.

- 당신이 편하다고 느끼는 방식으로 가족과 아이들, 손주들에게 사랑을 표현하자. 음식을 나눠 먹고 껴안는 등의 물리적인 애정일 수도 있고, 대화를 나누거나 상대방이 필요로 하는 도움을 주는 등의 정신적 애정일 수도 있다.
- 사랑하는 사람들과 자주 껴안고 뽀뽀, 손잡기 등을 하며 서로에게 위안을 주는 스킨십을 늘리자. 소파에서 함께 기대앉아 영화를 보거나 책을 읽는 것도 좋다. 청소년들과 인사할 때는 등이나 어깨를 가볍게 두드려주거나 하이파이브를 해보자. 처음에는 의식적으로 해야 해서 힘들 수도 있지만 이 모든 것이 유대감을 형성하는 보람 있는 과정이라는 점을 잊지 말자.
- 만약 혼자 살고 있다면 다른 방식으로 누군가와의 접촉을 늘릴 수 있다. 미용실에서 머리 손질을 받거나 네일숍에서 매니큐어, 페디큐어 등을 받을 수 있고, 메이크업을 받거나 마사지를 받을 수도 있다. 이러한 관리가 사치처럼 느껴질 수도 있지만 접촉은 모든 인간에게 꼭 필요한 요소다.

- 사랑하는 사람들과 눈을 더 자주 마주치자. 당신이 편하다고 느끼는 것보다 조금 더 오래 서로의 눈을 바라본다. 어린아이들이 있다면 눈싸움을 하거나 서로의 웃긴 표정 따라 하기 등을 시도해보는 것도 좋은 방법이다.

- 가족과 함께 시간을 보내는 동안에는 모두가 휴대폰을 치우고 서로에게 온전히 집중해야 한다. 완전한 집중을 방해하는 활동들을 줄인다. 나중에 보내도 되는 이메일인가? 나중에 봐도 되는 TV 프로그램인가? 소셜 미디어에 게시물을 올리는 데 시간을 투자하기보다는 실제로 친목 활동에 더 많은 시간을 투자하자. 보드 게임과 카드 게임을 하고 포커페이스를 연습하면서 농담도 나누자. 혹은 가족들과 외출 하는 날 휴대폰이 나오기 전처럼 생활을 해보자. 휴대폰 대신 진짜 카메라로 사진을 찍어본다. 사랑하는 사람들과의 순간이 그냥 흘러가지 않도록 하자.

- 좋은 인간관계는 행복하고 건강하고 성공적인 삶에 있어 가장 중요한 재료이므로 그에 맞게 시간을 투자하자. 가족과 보내는 시간을 지키기 위해서는 근무 시간의 경계선을 설정해야 한다. 매주 몇 시간씩 사랑하는 사람들과 대화하고 함께하는 시간을 따로 빼놓도록 하자. 그리고 당신의 아이들을 위해 이를 꼭 지킨다. 아침에 집을 나설 때 아이들이나 배우자, 반려동물에게 포옹과 키스, 하이파이브하는 것을 잊지 않는다.

- 당신의 역사를 기념하자. 아이들이나 손주들에게 어린 시절 사진이나 영상을 보여주는 시간을 만들자. 오래된 가족사진들을 보여주고 당시 이야기를 들려준다. 당신이 결혼했다면 결혼기념일에 멋진 옷을 차려입고 결혼식 영상을 함께 보며 샴페인을 따고 건배를 하자.

- 옥시토신과 기분을 북돋기 위해 긴장을 풀고 장난스럽게 굴자. 장미 향기를 맡자. 지역 체육센터에서 댄스 수업을 들어보거나(나는 최근 힙합 댄스를 시작했다) 휴대용 디스코 조명을 켜고 가슴이 터질 듯 춤을 추자.

Chapter 3

사회적 연결

사람은 결코 홀로 살아갈 수 없다

Chapter 3

사회적 연결

참된 친구는 인생의 약이다.

— 전도서

일본 본토에서 비행기를 타고 남쪽으로 두 시간 정도 내려가면 오키나와 섬이 나온다. 이곳에는 100세 이상인 사람들이 세계 그 어느 나라보다 많이 살고 있다. 오키나와는 1940년대 이전부터 장수하는 지역으로 유명했는데 그런 이유로 아시아 주변 국가들은 이곳을 '불멸의 땅'이라고 불렀다.

하지만 아무도 오키나와 주민들의 장수 비결이 무엇인지 알지 못했다. 연구자들은 오랫동안 젊음의 원천을 오키나와 주민들의 식단에서 찾으려 했다. 어쩌면 그들만의 전통 방식으로 만들어진 차나 음식에 비밀이 숨어 있는 건 아닐까? 오키나와 주민들은 어떤 종류의 해초를 먹을까? 과학자들은 지중해처럼 장수로 알려진 다른 문화권에서도 비슷한 식습관이 없는지 연구를 진행했다.

이러한 연구에는 '만약 우리가 세계 각국의 완벽한 음식의 조합을 알아내서 필수 영양소를 알약 하나에 담을 수 있다면 우리가 증손주들을 쫓아다닐 정도로 오래 살 수 있지 않을까?' 하는 생각이 담겨 있다. 하지만 혹시 우리가 그 해답을 잘못된 곳에서 찾고 있는 거라면?

오키나와 주민들의 장수 비결에 대한 단서는 오키나와에서 멀리 떨어진, 펜실베이니아의 북동부 작은 마을인 로제토와 관련된 연구에서 찾을 수 있을지 모른다. 1961년, 이 작은 규모의 이탈리아계 미국인 공동체에 살던 한 의사가 학회를 마치고 맥주를 한잔하기 위해 오클라호마대의 공중보건 연구원이자 의사인 스튜어트 울프Stewart Wolf 박사를 만났다. 로제토에 사는 이 의사는 지난 10년 동안 자신이 본 환자들 중 다른 지역처럼 심장 질환으로 사망한 사람이 없다고 주장했다. 또한 55세 미만의 사람들 중 심근경색에 걸린 사람도 본 적 없으며 자살이나 소화성 궤양 질환도 없었다고 말했다. 로제토에 사는 사람들은 나이가 들어서 죽는 것 말고는 죽는 경우가 거의 없는 것 같았다.

오클라호마로 돌아온 울프 박사는 로제토에 대한 생각을 지울 수가 없었다. 당시 미국에서 중년 남성의 주요 사망 원인은 심장 질환이었다. 울프 박사는 로제토 주민들이 미국의 다른 지역이나 이탈리아계 미국인 공동체보다도 심장 발작을 일으키는 횟수가 훨씬 적다는 사실을 확인했다. 또한 이 마을의 전체 연간 사망률이 1,000명당 한 명꼴로 근처의 이웃 마을보다 약 50퍼센트 낮다는 사실을 알게 되었다. 마치 펜실베이니아의 로제토 사람들이 이탈리아 시골 지역을 한 번도 떠난 적 없는 것 같았다.

이 마을에 대해 더 자세히 알고 싶었던 그는 연구팀을 데리고 로제토를 방문했다. 마을 시장의 도움으로 연구원들은 돌아다니며 집집마다 문을 두드렸고, 4주 만에 마을 주민의 86퍼센트를 만날 수 있었다. 가족 내력을 작성하고, 신체검사와 심전도 검사를 진행했다. 또한 연구팀은 사망진단서와 의료 기록도 훑어봤다. 로제토의 건강 비결을 알아내기 위해 모든 병원의 캐비닛을 꼼꼼히 살펴봤다. 연구원들은 식단, 알코올 섭취, 흡연, 운동, 유전자 등을 중심으로 검토했다. 하지만 정말 놀라운 것은 그중 어느 하나도 특별할 것이 없었다. 로제토 주민들은 싸구려 담배와 소시지를 즐기고 근처 마을 사람들만큼 게으름을 피웠다. 그들은 채석장에서 위험한 일을 했고 고기 기름으로 요리를 했으며 생각했던 것보다 과체중이었다. 그들의 식습관과 생활방식은 오히려 건강에 해로워 보였다. 생리학적 장점을 설명할 수 있는 명확한 생물학적 근거가 어디에도 없었다.

혼란에 빠진 연구원들은 그래프 용지와 계산자에서 눈을 떼고 로제토라는 마을 자체를 살펴보기 시작했다. 그때서야 로제토만의 독특한 사회적 풍경이 눈에 들어왔다. 그들이 병원과 클리닉을 오가는 동안 동네 사람들은 길거리에서 대화를 나누고, 친구들은 현관에 나와 앉아 있었으며, 아이들은 조부모와 시간을 보냈고 여러 세대가 모여 함께 식사했다. 부유한 가족들은 자신의 부를 과시하지 않았다. 어려운 시기에는 이웃들이 서로를 지지해주었다. 이 공동체에는 뚜렷한 소속감과 신뢰, 평등이 자리 잡고 있었다. 1960년대 초, 신고된 범죄 발생률은 거의 0퍼센트에 가까웠다. 울프 박사와 사회학자인 존 브룬John

Bruhn을 포함한 그의 동료들은 로제토의 비밀은 끈끈한 '사회적 유대감'에 있지 않을까 생각했다.[1] 그들은 시간이 흐르면 자신의 가설을 확인할 수 있다는 것도 알고 있었다. 밥 딜런이 1964년에 발표한 노래처럼 '시대가 바뀌고 있었기The Times They Are A-Changin' 때문이다.

1965년 이후 미국의 일상은 바뀌기 시작했다. 보고서에 따르면, 미국인들은 서로 더 단절됐다고 느꼈다. 하버드대의 교수이자 정치학자인 로버트 퍼트넘Robert Putnam이 자신의 저서에 쓴 것처럼 미국인들은 '공동체 생활에 참여하지 않기' 시작했다.[2] 퇴근 후 저녁 약속이나 모임, 다른 커뮤니티 행사의 참여율이 낮아졌다. 그 대신 사람들은 텔레비전을 시청했다. 소도시의 젊은이들은 더 밝은 미래를 위해 대도시로 떠났다. 컨트리클럽 멤버십이나 호화로운 차를 구입하고 하와이 같은 먼 곳으로 여행을 다니면서 경제적 차이가 더 두드러졌다. 로제토도 예외는 아니었다.

로제토만의 장점이었던 공동체 의식과 평등주의도 점점 퇴색됐다. 1971년 마을 역사상 처음으로 심장마비로 사망한 45세 미만의 주민이 나타났다. 연구원들은 계속 관찰하며 데이터를 수집했다. 30년간의 후속 연구 결과에 따르면, 로제토의 심장마비 발생률이 점차 이웃 마을과 비슷한 수치까지 증가했다.[3] 장기적인 연구 결과는 원래의 '로제토 효과'가 건강에 긍정적인 사회적 유대감이 중요하다는 것을 보여주는 완벽한 사례라는 것을 입증했다.

만약 사회적 유대가 로제토 효과의 원인이라면, 이것이 오키나와의 장수 비결을 설명할 수 있는 숨은 요인일 수도 있지 않을까? 이제 다시 처음으로 돌아가 100세가 넘는 일본의 노인들을 자세히 살펴보자. 많은 연구자들이 오키나와 주민들이 먹는 음식에 집중했지만 장수의 비결을 알아내려면 그들의 식탁이 아닌 다른 곳을 살펴봐야 할지도 모른다.

식습관은 건강에 중요한 역할을 하지만 지중해 음식을 포장해서 혼자 먹는 것은 꽤 외로운 일이다. 점심을 사기 위해 줄을 서 있는 동안 내가 웃거나 공동체 의식을 느낄 일은 거의 없다. 주문을 받는 종업원이 내 음식을 준비하는 동안 그에게 오늘 하루 있었던 일에 대해 얘기하지 않는다. 만약 내가 그랬다면 사람들은 나를 이상한 눈으로 바라볼 것이다. 컴퓨터 앞에 앉아 점심을 먹으면서 온전한 휴식을 취하거나 행복을 느끼지 않는다. 나는 고립된 상황에서 식사를 한다.

반면에 일본이나 이탈리아, 그리스, 프랑스 같은 곳에서 식사는 매우 사회적인 의식이다. 음식을 준비하는 과정은 여러 세대가 함께 어울려 한다. 하루의 중심이 되는 활동이다. 아이들은 가족들과 손님들 사이에 함께 앉는다. 중요한 것은 '무엇을' 먹는지가 아니라 '누구와 함께' 먹는지다. 토스카나의 태양 아래서 먹는 식사는 가족이나 친구들과 함께 할 때 더 맛있는 법이다.

오키나와에서는 음식만 나눠 먹고 끝이 아니다. 오키나와 주민들은 자주 한데 모인다. 함께 모여 생일이나 기념일 등을 축하한다. 그들은 공동 목적을 위해 모임 안에서 상호부조 관습에 참여한다. 그리고 함께 웃을 일이 많다. 오키나와

> 중요한 것은 '무엇을' 먹는지가 아니라 '누구와 함께' 먹는지다.

의 100세가 넘는 노인들은 팝 밴드에 가입하거나 가라테를 연습하고 증손주들과 저녁 식사를 하며 '이키가이ikigai'라고 부르는 삶의 원동력을 즐긴다.[4] 오키나와 주민들은 페이스북이나 트위터에서뿐만 아니라 실제로도 사회적으로 연결되어 있다.

또한 오키나와 사람들은 서로가 서로를 돌봐준다. 예를 들어 고령자들은 하루에 몇 시간씩 자신보다 더 나이 많은 고령자들을 돌보는 프로그램에 참여한다. 이 프로그램은 양쪽 연령대 모두에게 좋은 사회적 경험이며 대부분이 고립된 요양원에서 생활하는 미국 고령자들과 뚜렷한 대조를 보인다. 공중보건 연구자들에 따르면, 오키나와나 유난히 장수로 유명한 마을들의 특징은 식단이 아니라 함께 식사를 하는 공동체에 있다.

오키나와나 유난히 장수로
유명한 마을들의 특징은
식단이 아니라 함께
식사를 하는 공동체에 있다.

어린 시절 나는 엄마와 함께 프랜시스 호지슨 버넷의 《비밀의 화원》을 읽었다. 아이들의 비밀스러운 생활과 메리의 기발함이 좋았다. 이 책은 내가 가장 좋아하는 어린이 동화책 중 하나인데, 어른이 되고 나니 이 작품을 다른 시각으로 이해할 수 있게 됐다. 부모님이 돌아가신 후 열 살짜리 메리는 한 번도 만난 적 없었던 삼촌과 광활하고 외로운 저택에서 함께 살게 된다. 어느 날 밤 그녀는 비명소리를 듣는데, 사촌 콜린이 내는 소리라는 것을 알게 된다. 콜린은 몸이 아팠기 때문에 집안의 무균실에 갇혀 있었고 그곳에서 콜린은 걷기 힘들 정도로 야위어지고 약해졌다. 그의 아버지인 크레이븐 경은 차마 아들이 고통받는 모습을 지켜볼 수 없어서 멀리 떠난다. 메리는 저택에서 우연히 화원 하나를 발견하고 다른 친구 한 명과 함께 화원을 돌보고 있었다. 메리는 콜린에게 그 화원을 보여주기 위해 탈출 계획을 짠다. 콜린은 신선한 공기와 웃음이 있는 화원을 친구들과 자주 놀러 가면서 점점 건강을 되찾는다. 메리도 마찬가지였다. 침울한 크레이븐 경도 집으로 돌아왔을 때 아이들의 행복해하는 모습에 기분이 덩달아 좋아졌다. 이 이야기는 우리의 건강에 사회적 유대감이 얼마나 중요한지, 사회적 고립이 얼마나 위험할 수 있는지 보여주는 아주 완벽한 예다.

사회적 유대감은 건강의 중요한 숨은 요인이지만 우리는 보통 공동체보다는 식단이나 다른 방법들에 더 관심을 쏟는다. 우리가 이룬 이 모든 기술 발전에도 불구하고 미국의 사회적 단절은 심각한 수준이다. 미국인 다섯 명 중 한 명은 만성 외로움을 호소하며 한 연구에 따르면 그 수는 더 증가하고 있다고 한다.[5] 60세 이상의 사람들 중 40퍼센트 이상이 외로움을 느낀다고 보고했다.[6] 영국 연구진들은 2015년 75세 이상인 사람들 네 명 중 한 명은 며칠 동안 어느 누구와도 만나지 않고 대화하지 않으며, 노년층의 약 40퍼센트에서 주 동반자는 TV라는 결과를 얻었다.[7] 상황은 젊은 사람들이라고 크게 다르지 않다. 어린이 열 명 중 한 명은 친구가 없다고 밝혔다.[8] 고립은 특히 어린 소년들에게 더 심각한 문제로 떠오르는데, 그들은 가까운 친구가 없다고 호소하는 비율이 두 배 가까이 높았다.[9] 시카고대의 존 카치오포

외로움은 혼자 있을 때
느끼는 것이 아니라
누군가와 교감하지 못한다고
느낄 때 발생한다.

John Cacioppo 교수가 설명한 것처럼 "외로움은 혼자 있을 때 느끼는 것이 아니라 누군가와 교감하지 못한다고 느낄 때 발생한다".[10]

사회적 관계는 양과 질, 두 가지로 정의한다. 엘비스 프레슬리가 사람들이 붐비는 공간에서 외로움을 느낀다고 말한 것을 바로 이러한 측면에서 이해할 수 있다.[11] 외로움에는 두 가지 요소가 있다. 우선 '객관적인' 면으로는 집에 사는 사람들의 수, 당신과 가족, 친구들과의 거리, 사람들과 함께 모여 교류하는 횟수 등이 있다. 우리가 소외되거나 고립되었다고 느낄 수 있다는 점에서 외로움은 '주관적'이기도 하다. 톨스토이는 "행복한 가정은 모두 비슷한 모습이지만, 불행한 가정은 저마다의 이유로 불행하다."라는 문장으로 《안나 카레니나》를 시작한다. 외로움도 그렇다. 누군가의 옆에서 잠들 때조차도 외로움을 느낄 수 있다. 결혼생활이 외로움으로부터 우리를 지켜줄 수도 있지만, 그건 행복한 결혼생활일 때만 가능하다.[12] 정신 건강에 대한 연구를 통해 나는 돈이나 명예를 얻기 위한 무대 뒤편에서 모든 사람은 가끔 외로움을 느낀다는 사실을 알게 되었다.

외로움은 공포영화 속 지하실에 숨어 있는 살인자와 같다. 살인자가 주는 두려움은 순식간에 몰아치고 며칠씩 이어지기도 하며, 다른 사람들과 다시 연결되고 싶게 만든다. 오래 지속되는 외로움은 비만이나 신체 무기력, 고혈압, 나쁜 콜레스테롤과 같은 이미 잘 알려진 위험 요소들보다 더 큰 신체적 위험을 야기한다.[13] 400만 명의 건강을 살펴본 메타분석에 따르

외로움은 하루에 담배 15개비를 피거나 과음을 하는 것과 같은 효과를 낸다.

면, 비만은 조기 사망 위험을 30퍼센트 증가시키는 반면에 외로움은 50퍼센트나 증가시켰다.[14] 비만의 유행에 대해서는 늘 얘기하지만, 수백만 명의 외로운 사람들은 어떻게 해야 할까? 만성적으로 외로움을 느끼면 심장 질병과 뇌졸중 발병률이 약 30퍼센트 증가한다.[15] 외로움은 하루에 담배 15개비를 피거나 과음을 하는 것과 같은 효과를 낸다.[16]

사회적 고립은 '외로움 고리'라고 알려진 자기 충족적 예언으로 발전할 수 있다. 로리도 외로움 고리에 휘말렸다. 로리는 부드럽고 느릿느릿하게 말하는 텍사스 말투를 가진 조용한 스물여섯 살의 남성이다. 항상 내향적이었던 그는 뉴욕에서 절대 놓칠 수 없는 기회를 잡기 위해 작은 마을을 떠나왔다. 뉴욕에서 새로운 인생을 시작한 지 몇 달이 지났지만 그는 여전히 물 밖에 나온 물고기처럼 낯선 환경이 불편했다. 도착한 지 얼마 되지 않아 그는 새로운 회사의 동료들과 시내에 있는 유명한 레스토랑에 저녁을 먹으러 갔다. 그런데 그가 주문한 샐러드가 나오자마자 갑자기 가슴에 통증이 느껴지며 숨이 쉬어지지 않았다. 순간 그는 죽을 것 같은 두려움을 느꼈다. 그는 촛불이 켜진 테이블에서 벌떡 일어서려다가 와인 잔을 바닥에 떨어뜨렸고 잔은 산산조각이 났다. 그는 "레스토랑에 있던 모든 사람들이 동작을 멈추고 나를 쳐다봤어요."라고 설명했다. 그는 심장마비가 오는 것이라 생각하며 응급실로 향했다. 몇 시간 후 그는 심장에 아무 문제가 없다는 결과를 받았다. 의사는 "그냥 공황 발작이에요."라고만 말했다.

하지만 그날 사건 이후, 그는 창피함을 느꼈고 퇴근 후 동료들이 어느 자리에 초대할 때마다 거절할 수밖에 없었다. 결국 동료들은 더 이상 로리를 저녁 식사에 초대하지 않게 됐다. 아는 사람이 거의 없었기 때문에 로리는 퇴근 후 소파에 앉아 가장 좋아하는 TV 프로그램을 몰아 보며 시간을 보냈다. 친목 활동에 참여를 하지 않고 초대받지 않을수록 그는 자신에 대한 부정적인 생각에 더욱 빠져들었다. 로리는 새로운 도시로 이사한 후 데이트도 해본 적이 없었다. 고향에 있는 가족들은 로리의 상황이 얼마나 심각한지 전혀 알지 못했다. 그는 가족들에게 걱정을 끼치고 싶지 않았다.

로리는 깊은 곤경에 빠져 있었다. 타인을 피하면 자존감이 낮아지고 비관적인 생각이 강해져 외로움의 고리에서 벗어나지 못하게 된다. 거절당하거나 고립된 기분을 느끼는 사람은 물리적인 위험에 처한 사람과 마찬가지로 스트레스를 받고, 두려워하며, 과도하게 불안해한다. 이것은 실제 생리학적 반응이다. 뇌 영상 연구에 따르면 뇌는 사회적 거부와 신체의 고통을 비슷하게 처리한다.[17] 믿었던 누군가에게 배신감을 느끼면 뇌는 그것을 실제로 칼에 찔리는 것과 비슷한 고통으로 인식한다. 원치 않은 이별을 한 사람들의 뇌를 연구한 결과, 누군가에게 심리적으로 거부를 당하면 실제로 물리적인 아픔을 느낀다.[18] 살아 있는 생명체로서 우리는 본능적으로 고통을 회피한다. 제1장에서 소개한 몸이 어딘가 계속 아팠지만 모든 검사에서는 아무 이상이 없다고 나온 환자 데이지처럼, 외로움은 드러나지 않게 신체를 아프게 한다.

수많은 연구들이 사회적 유대감이 우리 건강에 미칠 수 있는 영향을 보여준다. 나는 의대에서 전염병에 대한 노출이 증가하면 그 질병에 걸릴 확률이 높아진다고 배웠다. 당연한 말이다. 더 많은 사람과 접촉할

수록 세균에 노출될 위험이 커지고 병에 걸릴 확률이 높아진다고 생각할 것이다. 20세기 초, 질병에 대한 이러한 이해를 바탕으로 세계 각국에서는 아이들이 잠재적인 결핵에 노출되지 않도록 강제로 집에서 데리고 나와 시설에서 지내게 하는 프로그램이 존재했다.[19] 하지만 이제 우리는 이것이 그렇게 간단한 문제가 아니라는 것을 안다. 포옹이 일반 감기에 대한 저항력을 더 키워줄 수 있는 것처럼, 주기적으로 만나는 사람들이 더 폭넓을수록 감염으로부터 더 많은 '보호'를 받는다고 한다.[20] 사회적 지지에 대한 자료와 질병의 세균 이론을 양립시키기는 힘들다. 현재의 생체의학적 모델에 꼭 맞지는 않는다. 하지만 이는 최근에 실시한 연구가 아니라 수십 년 전에 진행된 것이라는 사실을 기억해야 한다.

1940년대 오스트리아의 고아원에 살던 아이들은 세 명 중 한 명이 목숨을 잃을 정도로 사망률이 아주 높았다. 이렇게 많은 아이들이 목숨을 잃자 르네 스피츠René Spitz 박사는 이에 대한 고민을 하기 시작했다. 당시 의사들은 높은 사망률의 원인이 전염병에 있다고 보고, 아이들을 서로 떨어진 유아용 침대에 격리했다. 하지만 스피츠 박사는 소아과 병동의 인큐베이터에 들어가 있던 아이들이 간호사들이 안고 돌봤던 아이들(부모가 인큐베이터 비용을 감당할 수 없었기 때문이다)보다 더 건강 상태가 좋지 않다는 사실을 기억해냈다. 네렘 박사가 1970년대에 토끼 연구를 진행하기 수십 년 전이었지만, 스피츠 박사는 본능적으로 간호사들

주기적으로 만나는 사람들이 더 폭넓을수록 감염으로부터 더 많은 '보호'를 받는다고 한다.

의 사랑으로 아이들이 건강할 수 있었다는 사실을 알았다. 본질적으로 인간은 사회적 동물이다. 스피츠 박사는 무균 환경을 만들려고 애쓰는 고아원에서 아이들이 정서적 박탈감으로 더 큰 피해를 입지는 않을까 걱정했다.[21]

자신의 이론이 맞는지 확인하기 위해 스피츠 박사는 갓 태어난 아이들을 두 그룹으로 나누어 1년 동안 관찰했다. 첫 번째 그룹의 아이들은 고아원의 무균 환경에서 지냈다. 두 번째 그룹의 아이들은 교도소에 있는 엄마들과 멀리 떨어지지 않은 교도소 내 보육원에서 생활했다. 의사들은 과잉수용과 질병 때문에 교도소에 사는 아이들의 사망률이 더 높을 것이라고 예상했다. 하지만 스피츠 박사는 정반대의 결과를 확인했다. 격리된 고아원에서 자란 아이들은 걸음마나 말을 늦게 시작하는 등 더 많은 발달 문제를 보였고 더 많은 감염 문제를 겪었다.[22] 연구가 진행되는 동안 고아원에 있는 아이들 열 명 중 3~4명이 목숨을 잃은 반면 교도소에서 살던 아이들은 아무도 목숨을 잃지 않았다.[23] 단 한 명도 말이다. 사랑과 연결의 힘은 흔히 그렇듯 조용히 승리했지만 관행은 변하지 않았다.

2007년 루마니아 부쿠레슈티의 고아들은 여전히 상대적으로 고립된 상태로 자라고 있었다. 연구자들은 다시 이 현상에 대한 조사를 시작했는데, 무작위 대조 시험으로 진행된 이 연구는 학술지 《사이언스》에 실렸다.[24] 연구진은 4년 반 동안 버림받은 아이들을 두 그룹으로 나누어 관찰했다. 첫 번째 그룹의 아이들은 고아원 같은 시설에서 자랐고, 두 번째 그룹은 시설에서 함께 살다가 가정 위탁으로 전환됐다(위탁 가정의 약 46퍼센트는 싱글 맘이었다). 그들은 스피츠 박사가 60년 전 처음 발견한 결과와 같은 결과를 얻었다. 위탁 가정에서 자란 아이들은 시설에서 자란 아이들보다 성장과 보살핌, 인지 능력, 행동의 면에서 상당한 건강상의 이점을 갖고 있었다. 아이가 더 어릴 때, 더 일찍 기관에서 나와 위탁 가정으로 갈수록 결과는 더 좋았다. 이 결정적인 두 연구 결과로 아이들을 분리하고 시설에 보내는 것이야말로 비인도적이라는 사실을 사람들이 깨닫게 되길 바란다.[25]

뉴질랜드의 한 전향 연구는 외로움이 어린 시절부터 어떻게 건강을 약화시키는지에 대한 단서를 제공한다. 연구자들은 사회적 고립이 주는 영향에 관심을 갖고 1,000명이 넘는 아이들을 태어날 때부터 추적하고 관찰했다. 우선 연구자들은 아이들의 선생님들에게 아이의 사회적 기능에 대한 표준 질문들을 물었다. 그러고 나서 아이들이 10대가 됐을 때 아이들에게 친구들과 있을 때도 외로움을 느끼는지, 다른 사람들이 자신의 행복에 대해 걱정한 적 있는지 등을 직접 물어보았다. 연구자들은 가족의 수입, 낮은 IQ, 과체중 등의 다른 요소들이 연구 결과에 영향을 미치지 않도록 통제했다.

26년 후 《JAMA》에 실린 한 연구에 따르면, 사회적으로 고립된 아이들의 건강이 더 좋지 않았다. 그들은 청년기에 과체중과 높은 혈압, 다른 대사 문제들을 포함한 심장 혈관계 질병에 걸릴 확률이 37퍼센트 더 높았다. 분명한 용량-반응이 나타났는데(용량-반응은 역학자들이 인과관계에 대한 확고한 증거로 여기는 반응이다), 이는 아이가 더 고립될수록 부정적인 영향이 더 커진다는 것을 의미한다.[26]

사회적으로 고립된 아이들에 대한 한 후속 연구에서 아이들이 32세가 되었을 때 어린 시절 고립을 경험한 아이들은 성인기에 심각한 우울증, 염증, 비만, 고혈압, 고지혈증, 신진대사 장애와 같은 나이가 들면서 발생할 수 있는 질병에 걸릴 확률이 87퍼센트나 더 높았다.[27] 이 결과를 확인한 역학자들은 깜짝 놀랐다.

데이터는 분명히 말하고 있다. 이제 운동이나 식단, 수면만큼 사회 참여도 중요하게 여겨야 한다. 수많은 연구 결과가 건강한 삶을 위해서는 공동체의 사회적 지지가 필요하다는 점을 보여준다. 웃음과 따뜻함, 존경, 신뢰, 배려, 지지는 신체 건강에 도움이 된다. 옥스퍼드대 진화심리학 교수인 로빈 던바Robin Dunbar의 연구에 따르면, 세 명에서 다섯 명 정도의 가까운 친구가 있을 때 건강에 가장 좋지만 당신을 지켜줄 단 한 명의 친구만 있어도 도움이 된다.[28]

로제토나 오키나와의 경우처럼, 끈끈한 공동체는 주민들에게 안전망을 제공한다. 사회적 유대감은 신체적으로, 정신적으로 우리를 보호한다. 당신 곁에 친구들이나 가족이 있다면 불쾌한 상황도 훗날 좋은 이야깃거리가 된다. 서로에게 힘을 주는 관계가 있으면 무례한 직장 동료나 형편없는 데이트, 지하철에서 만난 이상한 사람, 다양하게 반복되는 괴롭힘도 털어낼 수 있다. 끔찍한 일을 겪고 나면 밤잠을 설치기 쉬운데 더 탄탄한 사회적 지지는 수면의 질을 개선하고 따라서 인지 기능과 기분도 좋아지게 만든다.[29] 좋은 관계들은 혈압과 염증, 투쟁-도피 반응 호르몬인 에피네프

웃음과 따뜻함, 존경,
신뢰, 배려, 지지는
신체 건강에 도움이 된다.

린과 코르티솔을 감소시킨다.[30] 지지가 뒷받침되는 관계는 '사랑 호르몬'인 옥시토신과 고통을 완화해주는 내인성 오피오이드를 생성한다.[31] 나를 지켜줄 사람이 있다고 인지하는 것만으로도 스트레스가 신체에 미치는 영향은 완화된다. 오키나와에서는 돈독한 우정과 공동체가 제2차 세계대전의 황폐함과 공포를 완화했을 가능성이 크다.

다른 연구자들이 6,500번 이상 인용한 1988년 《사이언스》에 실린 '사회적 유대관계와 건강'이라고 불리는 메타분석은 더 좋은 인간관계를 가진 사람들이 오래 산다는 사실을 보여주는 데이터를 요약한 첫 사례였다.[32] 30여 년 전에 이 분석이 발표된 이후로 이 결과를 뒷받침하는 수많은 추가 연구들이 이루어졌다. 2010년 브리검영대의 줄리안 홀트-룬스타드Julianne Holt-Lunstad 교수와 그녀의 동료들은 총 30만 8,849명이 참가한 148건의 연구를 검토했다. 연구자들은 활발한 인간관계를 가진 사람들이 그렇지 않은 사람들보다 생존할 가능성이 50퍼센트 높다는 점을 발견했다. 실험에서 나이나 성별, 다른 건강상의 문제는 모두 통제됐으며 사망률의 차이는 한 가지 핵심 요인인 타인들과의 긍정적인 인간관계로 요약됐다.[33] 복잡한 사회 통합 척도(결혼 여부, 친구의 수, 친구와의 관계 등)에서 높은 점수를 받은 사람이 생존율에 가장 큰 도움을 받았다. 만약 이것이 알약으로 나온다면 나는 매일 섭취할 것이다. 하지만 사실 그럴 필요 없이 그냥 친구들과 브런치를 먹는 것만으로도 이런 효과를 누릴 수 있다.

봉사활동을 하거나 고모할머니를 찾아뵙거나 독서클럽에 참여하는 것처럼 긍정적인 인간관계를 형성할 수 있는 일은 모두 도움이 된다.

친구들과 배꼽이 빠질 듯 웃으면 심장 건강과 혈액순환이 개선되고 통증도 줄어든다. 사람들과 어울리기 좋아하는 사람들은 감기에도 덜 걸린다.[34] 친구들과 활발한 우정을 나누는 여성은 심장이 더 튼튼하고 면역체계가 탄탄하며 불안과 우울증이 발생할 확률이 더 낮다.[35] 활발한 인간관계를 가진 대학생들은 그렇지 않은 대학생들보다 독감 백신에 더 강력한 반응을 보여 백신의 효과를 향상시킨다.[36] 한 연구 결과에 따르면 한 달에 불과 한 시간만이라도 식사 배달 봉사활동을 하면 관련된 모든 사람들의 기분과 안녕이 증진될 뿐만 아니라 자원봉사자들의 수명 역시 증가한다고 한다.[37]

당신이 봉사활동을 하면 당신의 친구도 봉사활동을 할 확률이 높다. 좋은 습관은 전염병처럼 다른 사람에게 전염된다. 니콜라스 크리스타키스Nicholas Christakis 박사와 제임스 파울러James Fowler 박사는 프레이밍햄 심장 연구 데이터베이스라고 불리는 방대한 자료를 바탕으로 이 현상을 증명했다. 이 연구는 1948년부터 매사추세츠주 프레이밍햄에 사는 5,000명이 넘는 사람들의 다양한 측면을 추적했다.[38] 크리스타키스와 파울러의 '친구의 친구' 실험은 행복, 이타주의, 외로움, 흡연, 비만 같은 사회 요인이 사회적 유대를 통해 퍼지는 현상을 보여준다.[39] 그래프들은 3단계의 분리 법칙 안에서 '무리를 이룬다'.[40] 한마디로, 친구의 친구의 허리둘레가 내 허리둘레를 예측하는 데 도움이 된다. 이

나와 느슨하게 연결된
누군가에게 일어난 일이
알게 모르게 정신적·신체적으로
나에게 영향을 미치며
내 행동도 상대에게 영향을 미친다.

증거는 나와 느슨하게 연결된 누군가에게 일어난 일이 알게 모르게 정신적·신체적으로 나에게 영향을 미치며 내 행동도 상대에게 영향을 미친다는 것을 의미한다.

이러한 '사회 전염'은 질병에 대한 생체의학의 이해를 거스른다. 여기에는 어떤 원리가 작용하는 것일까? 잠재적인 기제는 '저도 저 사람이 주문하는 거로 할게요' 효과(직접적인 영향)와 '유유상종' 현상(동종 선호)이 있다. 사회 전염의 직접적인 영향 이론은 느슨하게 연결된 관계라도 그들의 행동을 바탕으로 우리가 건강과 관련된 행동을 의식적으로 바꾼다는 것이다. 예를 들어 카페에서 줄을 서서 기다리는 동안 나는 녹색 채소주스를 집었다. 그러자 내 뒤에 서 있던 여성이 "원래 카페라테를 주문하려고 했는데 당신을 보니 마음이 바뀌었어요."라고 하며 채소주스를 집었다. 반대로 당신이 친구와 점심을 먹으러 갔는데, 친구가 치즈버거를 주문하면 원래 당신은 샐러드를 주문하려고 했지만 갑자기 치즈버거를 주문하고 싶어진다. 또한 친구가 당신과 함께 운동하려고 체육관에서 기다리고 있으면 당신도 운동하러 갈 확률이 훨씬 높아진다. 시간이 지남에 따라 친구들의 긍정적인(그리고 부정적인) 건강 행위는 우리를 후성유전학, 심혈관, 면역, 내분비 변화 등으로부터 보호하는(혹은 해로운) 행동을 하게 한다. 이것이 직접적인 영향이다.

또는 유유상종 현상으로 무의식적으로 우리와 비슷한 친구들을 찾을 수도 있다. 규칙적으로 운동하는 사람들이나 채식을 하는 사람들은 처음부터 친구 사이거나 같은 카페에서 시간을 보낼 것이다. 친한 친구들의 DNA를 살펴보면 흥미로운 유사점이 나타나는데, 사람들은 비슷한 유전자를 가진 사람들끼리 친구가 되는 것 같다. 동종 선호 현상을 확인하기 위해 크리스타키스와 파울러는 대부분 유럽 혈통인 프레이밍햄 주민들의 데이터에서 참여자 2,000명의 친구들을 살펴보았다. 그들은 친구들의 유전자를 낯선 사람들의 유전자와 비교했다. 수백만 가지의 유전 변이를 조사한 결과, 가까운 친구들은 10촌과 유전적으로 동등하다는 점이 밝혀졌다. 특히 이 친구들은 후각과 관련된 유전자에서 가장 큰 유사성을 보였다.[41] 브런치를 먹는 자리나 퇴근 후 술자리에서 유전자를 분석할 일은 없기 때문에 어떻게 자신의 유전자와 비슷한 사람들과 친구가 되는지는 분명하지 않다. 유전적 증거에 따르면, 이것은 단지 외모나 피부색에 국한되지 않는다.

미스터리한 친구들 간의 유사성을 설명하는 또 다른 이론은 다른 사람들에게 무의식적으로 메시지를 전달하는 호르몬인 페로몬과 연관되어 있다. 동물들은 페로몬으로 소통하기 때문이다. 당신이 어떤 사람과는 단번에 친해지지만, 어떤 사람과는 그렇지 않은 이유가 바로 이 눈에 보이지 않는 화학반응 때문일 수도 있다. 마사 맥클린톡Martha McClintock 박사와 동료들이 진행한 연구에 따르면, 다른 사람들의 냄새에 대한 나의 선호도는 면역 표지에 기초한다.[42] 사회 전염이 정확히 어떻게 일어나는지 완벽히 밝혀지지는 않았지만 그 영향은 여러 집단에서 명백히 드러난다. 건강한 습관을 가진 여러 친구들과 함께 할 때 사회 전염은 좋은 영향을 발휘하기

> 건강한 습관을 가진 여러 친구들과 함께할 때 사회 전염은 좋은 영향을 발휘하기 때문에 그 집단에 속한 사람들은 모두 더 건강해진다.

때문에 그 집단에 속한 사람들은 모두 더 건강해진다.

사회적 관계도 질병발생률 감소를 예측하는 중요한 요인인데, 이는 단순히 더 오래 사는 것뿐만 아니라 더 건강하게 사는 것을 의미한다. 사람들이 병에 걸렸을 때 사회적 지지는 질병의 심각성을 완화해준다. 이것을 보여주는 좋은 예는 앞서 췌장암을 진단받았지만 여전히 이웃들과 쿠키를 굽는 벨라다. 임상적으로 말하면 이는 암이나 자가면역 질환, 감염 같은 심각한 질병에 걸려도 고통이 덜하고, 증상이 적게 나타나 더 나은 일상을 보낼 수 있다는 것을 의미한다. 마찬가지로 친구나 친척, 배우자, 공동체 등의 많은 사회적 영역에 참여하는 노인층일수록 폐 기능이 향상된다는 결과도 있다.[43]

사회적 지지는 치매를 막기도 한다. 한 전향 연구에서는 노인들을 (연구 초기 평균 연령은 80세 정도였다) 12년 동안 추적하고 관찰했다. 연구 초기에 치매에 걸린 사람은 아무도 없었다. 공동체 활동에 참여하거나 스포츠 이벤트에 참석하고, 가족이나 친구들과 외식을 하며, 교회에 나가는 사람들은 치매에 걸릴 확률이 70퍼센트 감소했다. 사회 활동이나 상호작용을 통해 인지력이 상당히 향상되는 것으로 나타났다.[44] 이러한 극적인 결과를 감안하면 건강보험은 노인들을 위한 약뿐만이 아니라 시즌 농구 티켓을 할인해주어야 할지도 모른다.

일상생활을 하는 동안 우리는 우리 자신이 광범위한 네트워크의 참여자라는 사실을 쉽게 잊곤 한다. 그러나 지구상에 있는 모든 사람은 집단 건강과 신념에 영향을 미치는 활기찬 사회 연결망에 얽혀 있다. 사회 연결망의 총합은 각 부분보다 훨씬 크지만 각 부분은 전체에 영향을 미칠 수 있다.

1988년 몇 년간의 해외여행을 마치고 프랑스로 돌아온 프랑수와 파스키에는 '음식을 한 가지씩 가져오면서 새로운 친구도 데려오기'라는 아이디어를 갖고 지인들을 파티에 초대했다. 그의 집에서 열기에는 이 디너파티의 규모가 너무 컸기 때문에 별빛 아래서 식사를 즐길 수 있는 공공장소에서 모이기로 했다. 또한 서로를 알아볼 수 있도록 모두 흰색 정장을 입어달라고 요청했다. 그로부터 30여 년이 지난 오늘날에는 1만 명의 '친구들의 친구들'이 이 '디네 앙 블랑Dîner en Blanc 행사'에 참석하고 있다. 모든 사람은 자신의 테이블, 접시, 음식, 장식, 샴페인, 뒷정리를 위한 쓰레기봉투 등을 가져온다. 재미를 위해 장소는 행사 시작 몇 시간 전에 공개한다. 이는 세계적으로 다른 여러 팝업 행사에 영감을 주었다. 2011년 가렛 세서와 니콜 벤자민-세서는 샌프란시스코의 골든게이트 공원에서 디네 앙 블랑과 비슷한 저녁 행사를 주최하겠다는 글을 페이스북에 올려 3,500명의 참여를 이끌어냈다.[45] 그들은 이제 전국을 돌며 자선행사나 만찬을 개최한다.

사람들을 모으는 또 다른 예는 릴리 레이첼 스미스라는 이름의 젊은 여성의 감동적인 이야기다. 릴리는 두개골의 뼈가 이르게 융합되어 얼굴의 모양이 변하는 에이퍼트 증후군을 갖고 태어났다. 보통 두개안면 증후군은 어린 시절에 수많은 수술을 받아야 한다. 릴리는 자신의 특별한 매력과 용기로 사회적 고립을 포함한 여러 어려움을 견뎌냈다. 하지만 중학교에 올라가자 그녀는 자신이 존재감 없는 사람처럼 느껴졌다. 괴롭힘이나 놀림을 당한 것도 아니었는데 말이다. 점심시간에는 혼자 밥을 먹은 후 무엇을 해야 할지 몰라 화장실 변기에 앉아 엄마에게 전화를 걸곤 했다. 사회적 고립은 자기도 모르는 사이에 서서히 당사자를 덮치고 이를 지켜보는 부모의 마음을 아프게 한다. 사회 정의와 인권을 위한 릴리의 적극적인 행동으로 그녀는 결국 많은 친구들을 사귈 수 있게 되었고 궁극적으로 릴리의 삶과 이야기는 전국적으로 중학교 문화를 바꾸는 운동을 촉발하는 데 도움이 되었다.[46]

릴리는 열다섯 살 때 에이퍼트 증후군과 관련된 자연적인 원인으로 자는 도중 예기치 않게 숨을 거두었다. 그녀가 세상을 떠난 후, 친구들은 릴리의 엄마인 로라 탈무스를 찾아가 도움이 되고 싶다고 전했다. 그들은 함께 비욘드 디퍼런스Beyond Differences라고 부르는 학생들이 이끄는 단체를 설립했다.[47] 이사를 맡고 있는 로라는 나에게 이렇게 설명했다. "우리는 어떤 다른 점을 갖고 있든지 모든 아이들이 서로를 받아들이고 소중히 여기며 소속감을 느낄 수 있는 세상을 꿈꿔요." 청소년 고립을 종식시키는 것이 유일한 목표인 이 단체는 아무도 혼자 밥을 먹지 않는 날인 'NOEA의 날'을 포함해 중학생들을 위한 몇 가지 전국적인 운동을 시행하고 있다.[48] 이 연례행사(모든 50개 주에서 매해 2월 밸런타인데이쯤 개최된다)의 전제는 간단하다. 점심시간에 아무도 혼자 앉지 않게 하는 것이다. 평소에 같이 앉지 않는 친구들이나 새로운 전학생들에게 함께 앉자고 제안한다. 로라는 이렇게 설명한다. "우리는 사회적 고립을 끝내고 모든 사람이 소속감을 느끼는 문화를 만들기 위해 전국의 모든 중학생들에게 영감을 줍니다."[49]

나는 뉴욕시에 있는 폴라 헤드바브니 학교에서 6~8학년 학생 180

당신이 혼자가 아님을 아는 것은 그 자체로 큰 위안이 된다.

명과 함께 NOEA의 날을 직접 경험해보았다. 교육자인 레이사 스털링과 10여 명의 뛰어난 학생 리더들이 이 행사를 기획했다. 조례를 마치고 점심시간을 지켜보며 내가 인상 깊었던 것이 두 가지 있다. 첫 번째는 중학생들이 떠드는 소리였다. 그 소리가 얼마나 큰지 가끔 선생님들이 확성기를 사용해야 할 정도였다. 두 번째는 그 불협화음 속에서 자신의 목소리가 중요하다고 느끼는 것이 얼마나 어려울까 하는 것이었다. 점심시간에 어디에 앉아야 할지 고민하던 네바다주 리노의 전학생이었던 8학년 때의 내가 느꼈던 외로움을 지금도 느낄 수 있었다. NOEA의 날에 학생들이 용기를 내어 고립된 기분을 느꼈을 때의 경험을 이야기하는 것을 들으며 나는 내가 어렸을 때도 이런 행사가 있었다면 얼마나 좋았을까 생각했다. 당신이 혼자가 아님을 아는 것은 그 자체로 큰 위안이 된다.

나이를 불문하고 우정은 중요하다. 우정은 반려동물과도 쌓을 수 있다. 여러 연구 결과에 따르면, 사랑스러운 반려동물은 혈압과 심장 질병, 스트레스를 낮춘다고 한다.[50] 반려동물은 기운을 북돋아주고 사람들이 병원을 덜 찾게 해주며 비정상적인 심장박동이나 심장마비를 겪은 사람들이 더 오래 살 수 있게 도와준다. 《네이처》에 발표된 스웨덴의 한 대규모 연구에 따르면, 강아지를 키우는 1인 가구는 심장 질병의 발병률(11퍼센트 감소)과 각종 원인의 사망률(33퍼센트 감소)이 현저히 낮다.[51] 반려동물을 키우는 대부분의 사람은(93퍼센트) 반려동물이 자신을 더 인내심 있고, 책임감 있으며, 다정한 사람, 즉 '더 나은 사람'으로 만든다고 말했다.[52] 그리고 또 다른 조사에 따르면, 세 명 중 한 명은 자신의 파트너보다 반려동물을 더 선호하는 것으로 드러났다.[53] 아마도 당신의 파트너는 당신이 속옷 차림에 음정이 안 맞는 노래를 부르는 모습을 싫어하지만 반려견은 당신에게 무조건적인 사랑을 보여주기 때문인지도 모른다. 걸어 다니는 모든 생명체와의 긍정적인 사회적 관계는 우리를 더 오래, 건강하게 살게 도와준다.

의사가 된 지 얼마 되지 않았을 때 나는 탄탄하고 긍정적인 인간관계를 쌓는 것이 단지 삶의 재미가 아닌 건강의 필수 요소라고 생각해 본 적이 없었다. 어딘가에 참석하는 단순한 행동만으로도 우리는 생각보다 매우 많은 영향을 받는다. 이제 사회적 연결과 공동체를 조성하는 다음 영향권인 직장에 대해 살펴보자. 사회적 연결은 우리 건강에 극적인 영향을 미치고 우리의 직업과 결합할 때 일상적인 안녕에 더더욱 중요한 역할을 한다.

활용

사회적 연결 확장하기

함께 시간을 보낼 때 즐겁고 행복해지는 사람들이나 친구에 대해 생각해보자. 당신은 그들의 어떤 부분을 가장 좋아하는가? 그들과 어떤 활동을 더 하고 싶은가? 어떻게 사람들과의 관계를 더 깊게 만들고 관계를 확장할 수 있을까? 아래의 방법들을 참고하여 당신에게 잘 맞는 방법을 골라보자.

- 식사 자리를 친목 행사로 만들자. 집에서 다른 사람들과 함께 산다면 음식 준비를 하고 먹는 동안 그들과 함께 어울릴 수 있는 시간을 만든다. 나처럼 요리를 즐기지 않는다면 손님들에게 음식을 한 가지씩 가져오게 하거나 배달음식을 준비하자. 특별한 일이 없더라도 저녁 식사를 즐거운 모임으로 만들 수 있다. 평범한 화요일 저녁에 피자를 주문해서 먹는다고 해도 말이다.

- 우정을 잘 키워나가자. 친구들의 삶에 중요한 사건들을 축하하기 위한 자리에 참석한다. 짧은 편지를 보내거나 오랫동안 연락을 못한 사람들에게 전화를 걸어 당신이 지금 그들의 생각을 하고 있다는 것을 알려준다. 만약 친구가 먼 곳에 산다면 주말에 만날 일정을 잡자. 다른 도시에 사는 학교 친구들과 그룹 채팅창을 열고 전화 회의나 만남을 주선하자. 비슷한 관심사를 가진 친구들을 어떻게 서로 소개해줄 수 있을지 고민해보자. 친구들이 많을수록 더 좋다.

- 새로운 씨앗을 심는다. 새로운 사람들을 만나는 방법으로는 지역 동호회에 가입하거나 수업을 등록하고(보통 지역 도서관에서 무료로 언어 수업을 들을 수 있다) 비슷한 관심을 가진 단체를 찾는 것이 있다. 모험심을 발휘하고 싶다면 가고 싶었던 곳으로 여행을 떠나기 위해 돈을 저축해보자. 다양한 여성 전용 투어는 모든 연령대의 홀로 여행하는 여성들에게 아주 인기가 많다.

- 만약 당신이 수줍음을 타거나 친목 자리에 불안감을 느낀다면, 분명한 목적이 있는 자리에 친해지고 싶은 사람들을 초대해보자(예: 영화, 연극, 박물관 투어, 요가 수업, 북 클럽 등). 그러면 대화를 이어나가야 한다는 부담감이 줄어든다. 당신의 초대를 거절하는 사람이 있을 수도 있다는 점을 염두에 두자. 모든 가능성을 열어둔다. 실망스러울 수는 있지만 어쨌든 당신이 충분히 다양한 사람들에게 손을 내밀며 노력하고 있다는 사실을 기억하자.

- 당신을 웃게 하는 친구들과 어울려 시간을 보내는 것은 건강에 아주 중요하다. 책이나 영화, 고양이 영상, 코미디 영상, 블로그를 보거나 반려동물, 아이들과 시간을 보내며 당신의 삶에 웃음을 더하자.

- 이웃들과 대화를 나누자. 그들의 눈을 바라보고 인사하고 대화를 나누자. 예상하지 못한 친절한 행동을 해보자. 친절함은 전염된다. 이웃들에게 관심을 가지고 그들에게 무슨 일이 일어나면 도움의 손길을 먼저 내밀어보자. 당신이 도움이 필요할 때 그들도 같은 친절을 베풀 것이다.

- 카페에서 일한 경험을 바탕으로 나는 한 가지를 더 추가하고 싶다. 당신에게 음료를 건네주는 직원에게 인사를 하고 말을 걸어보자. 만약 당신이 단골이라면 직원의 이름을 기억해본다. 그녀의 하루는 어땠는지 물어보자. 긍정적인 연결은 아무리 사소하더라도 도움이 된다.

- 만약 어차피 운동을 하러 가거나 행사에 참석하고, 상점이나 도서관에 가야 한다면, 이를 친구와 함께 해보자. 친목을 도모할 수 있는 보너스 같은

시간이다. 친구들이 제안을 거절한다고 해도 상관없다. 초대 자체로도 그들과 연결되는 좋은 방법이 된다.

- 반려동물 입양을 고려해본다. 친구의 반려동물을 하루 동안 봐주거나 친구와 함께 강아지 공원을 방문해보자. 보호소에서 봉사활동을 하거나 고양이, 토끼, 기니피그, 훈련 중인 안내견을 위탁 보호해도 좋다. 당신의 반려동물이 지역 커뮤니티 센터나 병원에서 좋은 반려동물 테라피에 도움을 줄 수 있는지 알아보자.
- 하지만 지금 있는 그대로 자신의 모습을 편안하게 받아들이고 홀로 지내는 시간을 갖는 것도 중요하다. 홀로 보내는 시간을 잘 보낼수록 다른 사람에게도 손을 더 잘 내밀 수 있다.

Chapter 4

직장과 일

직업은 돈을 버는 수단인가?
아니면 만족감의 원천인가?

Chapter 4

직장과 일

> 사랑과 일은 우리의 인간성을 만드는 토대다.
>
> — 지그문트 프로이트

진료소에 처음 방문한 실비를 마주했을 때 나는 그녀가 60대일 거라고 예상했다. 실비의 헤어스타일과 메이크업은 정갈했지만, 한때 그녀의 몸에 잘 맞도록 만들어진 트위드 정장은 너무 헐렁해 보였고 악수하는 그녀의 손에는 힘이 없었다. 실비가 웃을 때 나는 그녀의 약해진 잇몸과 빠진 치아를 발견했다. 진료기록을 열어보고 환자 이름을 다시 한 번 확인했다. 차트에 적힌 실비의 나이는 마흔여덟이었다. 그녀는 왜 이렇게 지쳐 보였던 것일까?

그날 실비는 몇 가지 건강 문제에 관한 의사의 소견을 듣기 위해 방문한 것이었다. 사실 그녀는 이미 다른 병원에서 광범위한 정밀검사를 받았는데, 아무런 진단을 받지 못했다. 어딘가 몸이 좋지 않았지만 혈액검사나 초음파검사에서는 아무 이상이 없는 것으로 나왔다. 실비와 대화를 나누면서 그녀가 맨해튼의 한 잡지사에서 근무하고 있다는 사실을 알게 되었다. 고등학교를 졸업하자마자 그녀는 잡지사의 우편실에서 일했다. 월급은 적었지만 이렇게 화려한 회사에 있을 수 있다는 것을 행운으로 여겼다. 그녀는 수년간 여러 자리를 거쳐 지금은 임원 비서로 일하고 있었다. 긴 통근 거리에도 불구하고 항상 일찍 출근하고 늦게 퇴근하며 하루에 10시간씩 근무했다. 특별한 프로젝트가 있을 때는 주말에도 일했다. 일이 그녀 인생의 전부였지만, 이것이 그녀에게 좋은 영향을 미치지는 못했다.

회사 내 분위기는 별로 좋지 않았고 사기가 떨어져 있었다. 지난 10여 년 동안 여러 번 대표가 바뀌었으며 그녀의 친구들은 대부분 해고되었다. 새로운 직원들로 가득한 곳에서 수년 동안 지속된 그녀의 헌신을 알아주거나 인정해주는 사람은 없었다. 그녀는 활기 넘치는 젊은 상사들과 일했는데, 그들은 실비에게 가차 없는 비난을 쏟아부었다. 실비는 모든 행동 하나하나를 감시당한다고 느꼈다. 현재 상사인 에이든은 어느 날 실비의 휴대폰으로 전화를 걸어 지금 어디에 있는지 물어보며 고래고래 소리를 질렀다. 그때 실비는 화장실에 있었다. 그녀는 컴퓨터 앞에 너무 오래 앉아 일하느라 허리가 아팠고 하루를 견디기 위해서는 엄청난 양의 진통제를 먹어야 했다. 두통도 자주 느꼈다. 몸이 좋지 않았지만 상사를 만족시키기 위해 더 많은 일을 도맡아 했다. 휴가도 거의 가지 않았다. 실비는 일이 자신의 건강을 해치는 게 아닌지 걱정됐다.

이런 상황은 비단 실비만의 일이 아니다. 오늘날 많은 사람들이 직장에서 스트레스를 받으며 긴 시간을 보낸다. 우리는 앞서 숨은 요인들의 고리를 살펴보며 인간관계와 사회적 지지가 건강에 얼마나 큰 영향을 미치는지 확인했다. 이제 건강과 행복의 또 다른 중요한 요인인 직업을 살펴보려 한다.

우리는 출퇴근 시간을 제외하고도 인생의 3분의 1을 직장에서 보낸다. 이렇게 오랜 시간을 보내지만, 최소 인구의 절반은 자기 일에 불만을 느끼는 것으로 나타났다.[1] 미국심리학회는 직장 동료나 상사와의 긴장감이나 부담감처럼 직장에서 느끼는 압박감이 돈과 건강 문제를 제치고 미국 내에서 개인적 스트레스의 1등 원인이라고 밝혔다. 미국인의 40퍼센트는 자기 일이 '아주 혹은 극도로 스트레스를 준다'고 보고했다.[2] 일반 사회조사기관의 2016년도 데이터에 따르면, 근로자의 절반은 '번아웃'을 느낀다.[3] 번아웃은 극도의 피로, 냉소, 비능률 등이 합해진 것인데, 이는 직장인 절반이 직장을 떠나는 이유이기도 하다.[4]

실비의 얼굴에도 번아웃이 느껴졌다. 직장에서 스트레스를 받을 때 다른 사람들이 우리의 '초췌한' 얼굴에 대해 한마디씩 할지도 모른다. 내가 의대 병동에서 1년을 보내고 난 후 한 병동 관리자는 내가 너무 나이 들어 보인다며 걱정했다(그는 70대 후반이었으므로 나는 그의 말을 개인적으로 받아들이지는 않았다). 역대 대통령들은 4년 임기가 끝나면 마치 10년은 더 늙은 것처럼 보인다. 하지만 정말 업무 스트레스가 실비에게 나타난 극단적인 생리학적 변화의 이유가 될 수 있을까?

> 번아웃은 극도의 피로, 냉소, 비능률 등이 합해진 것인데, 이는 직장인 절반이 직장을 떠나는 이유이기도 하다.

내분비과 전문의인 한스 셀리에Hans

Selye 박사는 바로 이 질문에 매료됐다. 그는 어떻게 진단받은 질병이 없는데도 건강하지 않아 보이거나 어딘가 아프다고 느끼는 것인지 궁금해했다. 열정 가득한 젊은 연구자였던 실리에 박사는 새로운 호르몬을 밝혀내며 자신의 분야에서 입지를 다졌다. 그는 실험용 쥐에게 각기 다른 독소를 주입한 후 여러 호르몬 반응을 살피는 실험을 고안했다. 그러나 어떤 독소를 주입하든 쥐들은 동일한 생물학적 반응을 보였다. 그는 실험 결과에 좌절하고 낙담하여 이 연구 자체를 그만두려 했다.[5]

이해가 되지 않는 무언가와 마주할 때 우리에게는 두 가지 선택지가 있다. 그 문제를 무시하거나 아니면 더 탐구하는 것이다. 로버트 프로스트가 충고한 것처럼 "그곳을 빠져나가는 가장 좋은 방법은 언제나 뚫고 지나가는 것이다".[6] 다행히도 셀리에 박사는 이 당혹스러운 실험 결과를 끝까지 포기하지 않았고 마침내 생물학에 대한 우리의 이해를 완전히 바꿔놓은 놀라운 발견을 했다. 그의 중요한 발견은 바로 눈앞에 숨겨져 있었다.

1936년 실리에 박사는《네이처》에 일반적응증후군GAS이라고 부르는 건강 상태에 관한 획기적인 논문을 발표했다.[7] 그의 논문은 신체가 다양한 위협에 생리학적으로 적응하는 '일반적인 방법'을 담고 있다. 그가 발견한 결과는 우리에게 '스트레스'라는 이름으로 더 잘 알려져 있다. 그는 일반적인 스트레스 반응을 최초로 알아낸 것이었다.

스트레스를 잘 극복하는 것이야말로 인생의 핵심요소다. 셀리에 박사가 말한 것처럼, "스트레스가 없는 유일한 사람은 죽은 사람이다." 살아 있는 모든 생명체는 살기 위해 어려움을 헤쳐나가야 한다. 스트레스의 근원을 파헤치는 건 거의 무의미하다. 사자가 쫓아오고 있든지, 전쟁이 일어나고 있든지, 집에 폭풍우가 몰아치고 있든지, 어깨너머로 적대적인 상사가 당신을 바라보고 있든지 간에 신체는 이를 생사가 걸린, 투쟁-도피의 상황으로 인식한다. 그리고 폭포처럼 쏟아지는 호르몬과 반응한다. 아드레날린이 폭발하고 생물학적 연쇄반응이 일어난다. 단기적으로는 이 같은 즉각적인 스트레스 반응이 생존에 도움이 된다. 하지만 장기적으로 확인되지 않은 스트레스가 너무 많으면, 신체에 심한 마모가 일어나며(이를 알로스테릭 부하allosteric load라고 한다) 건강에 심각한 피해를 준다.

신항상성Allostasis은 지속적인 혼란 속에서 안정감을 유지하는 신체의 신경내분비성 방식이다. 그러나 시상하부-뇌하수체-부신HPA 축이라고 알려진 신체의 스트레스 반응 시스템이 오랫동안 활성화되면 피해가 누적된다. 이를 완화하지 않으면 수명이 짧아진다. 우리는 이제 스트레스 반응에 의해 분비되는 사이토카인이 염증을 촉진하며 사람들을 침대로 기어들어 가고 싶게 하고, 기분이 우울해지며, 의욕이 떨어지는 등 '아플 때 나오는 행동'을 하게 만든다는 것을 안다. 휴식은 단기적으로는 도움이 되지만 불안정한 상황이나 스트레스가 많은 일처럼 위협요소가 지속된다면 그 자체로 감염, 제2형 당뇨병, 골다공증, 심근경색, 뇌졸중, 암, 정신 질환 같은 많은 질병의 독립적인 위험요인이 된다.[8] 또한 스트레스가 늘어나면 흡연이나 음주, 약물을 하거나 가짜 치즈와 나쵸를 먹는 것처럼 나쁜 생활습관을 따르기 쉽다.

업무 스트레스는 하룻밤 사이에 일어나는 일이 아니다. 보통 장기적

업무 스트레스는 하룻밤 사이에 일어나는 일이 아니다. 보통 장기적이고 만성적이며 여러 방면에서 공격을 받는다.

이고 만성적이며 여러 방면에서 공격을 받는다. 많은 업무량, 상사, 동료 혹은 이 세 가지 모두의 형태를 취할 수 있다. 실비의 경우처럼, 업무 스트레스가 회사의 불안정한 재정 상태와 자신의 일자리에 대한 위협으로 인해 더 악화될 수도 있다. 이에 따른 결과로 극적인 생리적 변화가 일어나는 것이다. 10년은 더 늙어 보이게 하는 실비의 지친 모습은 몸 안의 세포에 어떤 일이 일어나고 있는지를 보여준다. 만약 실비의 업무 환경에 변화를 주지 않는다면, 자기도 모르게 수명을 몇 년 단축할 수도 있다. 실비의 경우, 직장에서의 숨은 요인이 말 그대로 그녀를 죽일 수도 있었다.

반면에 고되고 반복적인 일을 하지만 스트레스에 잘 대처하는 사람들도 있다. 그렇다면 이 두 가지 상황에는 어떤 차이점이 있을까? 토미의 이야기에서 단서를 얻을 수 있다.

토미는 뉴욕시의 시설관리청에서 일한다. 환경미화원으로 일하는 것이 힘들고 지저분하며 보상을 제대로 받지 못하는 일이라고 생각할 수 있지만, 토미는 자기 일을 사랑했다. 그는 이렇게 말했다. "저는 항상 사무실 안에 틀어박혀 있는 것보다 밖에 있는 것을 좋아했어요." 또한 그는 큰 트럭을 운전하며 쾌감을 느꼈다. 머리가 희끗희끗한 60대에 접어든 토미는 아이처럼 즐거워하며 "눈이 온 다음 날 아침, 어느 누구보다 제일 먼저 길 위로 나오는 것만큼 좋은 게 없어요."라고 말했다. 그는 수년 동안 도시를 가장 보기 좋은 모습으로 유지하는 일에 자부심을 느꼈다. "어떤 사람들은 뉴욕이 더럽다고 말해요. 하지만 우리는 도시를 아름다워 보이게 하려고 매일 최선을 다해요." 가장 행복하고 안정된 사람들은 엄청난 물질적 풍요나 고급 사무실을 바라기보다는 자기 일에 자긍심을 가진다.

토미와 같은 사람들은 많다. 기예르모는 병원 관리인으로 일하며 병원 바닥과 병실을 반짝이게 할 뿐만 아니라 병원에서 마주치는 모든 사람의 하루도 밝게 만든다. 그가 출근하지 않으면 병원은 눈에 띄게 어두워진다. 줄리는 동네 슈퍼마켓 점원으로 일한다. 동료나 고객들과 대화하고 머릿속으로 빠르고 정확하게 잔돈을 계산하는 것을 좋아하며 퇴근할 때 잘 해낸 일에 대한 만족감을 느낀다. 드류는 항상 동물들과 정서적 교감을 나눈다. 은행원이었던 그는 불경기 때 해고당한 후 이웃들의 개를 산책시키는 일을 시작했다. 그는 은행에서 일하던 때보다 반려동물을 돌보는 일을 더 즐긴다는 것을 깨달았다. 또한 매일 1만 5,000보 이상씩 걸으며 어느 때보다 건강한 몸매를 유지했다. 가정보건조무사로 일하는 재키는 스스로 자신을 돌볼 수 없는 사람들을 목욕시켜주는 일에 자긍심을 가진다.[9] 교육위원회는 패티에게 여러 번 교장직을 제안했지만 그녀는 매번 정중하게 거절했다. 그녀는 교실에서 1학년 학생들과 지내는 시간이 훨씬 큰 만족감을 준다는 것을 알고 있었다. 지갑에 든 넉넉한 현금도 좋지만 사람은 일에 대한 만족감으로도 부유해질 수 있다.

직장에서의 존엄성은 아주 중요하다.

직장에서의 존엄성은 아주 중요하다. 우리는 세상을 구하면서도 엄청난 돈을 벌 수 있는 완벽한 직업은 무엇일까 고민하느라 많은 시간을 보내곤 한다. 하지만 이 과정에서 놓치는 것은 일하면서 느끼는 단순한 즐거움이다. 실비와 토미의 차이점은 매일의 존엄성, 자율성, 존중감이 있는지의 문제인데, 이는 특히 건강에 더 중요한 요소다.

1960년대부터 런던의 화이트홀 지역 공무원들의 건강 상태를 살펴본 일련의 종단적 연구가 이를 입증하고 있다. 처음에는 단순히 심장과 폐 질환의 생리학적 위험요인들을 살펴보기 위해 시작됐던 이 연구는 토끼 실험처럼 아주 우연한 계기로 놀라운 현상을 발견하게 됐다.

연구자들이 공무원을 연구 대상으로 결정한 까닭은 일단 인원수가 매우 큰 집단이라 데이터를 얻기 좋고 그들이 오랜 기간 동안 한 직장을 고수한 사람들이었기 때문이다. 모든 참가자들은 국가의료보험에 가입되어 있었기 때문에 의료서비스에 대한 접근성에도 차이가 없었다. 또한 모든 참가자들 간의 연봉 차이가 거의 없으므로 수입이 건강에 미치는 영향도 통제할 수 있었다.

첫 번째 화이트홀 연구는 1967년부터 10년 동안 1만 7,530명의 남성 공무원들을 관찰하는 것으로 진행됐다. 고혈압, 콜레스테롤, 체중, 흡연 여부 등과 같은 잠재적 심혈관 질환의 위험요인을 측정했다. 연구자들은 위계 조직에 있는 직원들의 고용 등급도 기록했다. 연구를 시작하고 7년 반이 지났을 때 그들은 전혀 예상하지 못했던 결과를 얻었다. 심장 질환으로 인한 사망의 가장 강

심장 질환으로 인한
사망의 가장 강력한 예측요인은
콜레스테롤이나 혈압이 아니라
그들의 고용 등급이었다.

력한 예측요인은 콜레스테롤이나 혈압이 아니라 그들의 고용 등급이었다. 가장 좋은 사무실에서 일하는 상사부터 바닥을 청소하는 직원까지 분명한 변화도가 존재했다(역학자들은 또 다른 인과적 단서인 건강 변화도에 다시 한번 놀랐다).

이 연구에 참여한 연구자인 마이클 마멋Michael Marmot은 처음에 이 결과를 이해할 수 없었다.[10] 1970년대에는 직장에서 책임감이 가장 막중한 사람들이 스트레스를 많이 받기 때문에 심장마비에 걸릴 위험성도 높으리라 생각했다. 하지만 데이터는 정반대의 결과를 보여주었다. 급사의 위험이 있는 사람들은 가장 화려한 사무실에서 일하는 사장이 아니었다. 가장 낮은 직급에 있는 사람들이 높은 직급의 사람들보다 심장마비로 사망할 확률이 3~6배가량 높았다. 직급과 관상동맥 심장병 사이의 역 상관관계는 직위에 따라 단계적 변화율로 일어났다. 최고위급 행정관은 전문직(의사, 변호사 등)보다 심장 질환이 덜 생겼고, 전문직은 일반 직원보다 심장 질환이 덜 생겼으며, 일반 직원은 정비 요원과 같은 지원팀보다 심장 질환이 덜 생겼다. 조직에서 지위가 높을수록 심장이 건강할 확률이 높았다.[11]

다른 연구 결과들과 마찬가지로 낮은 지위의 직원들은 과체중이나 흡연할 비율이 높았고 혈압도 높았다. 또한 그들은 이상하게도 키가 더 작았는데, 이것은 아마 어린 시절의 영양분 섭취의 차이 때문일 것이다. 사망률과 관련된 이런 위험요인들이 이른 죽음의 원인이 될 가능성이 크지만, 연구자들이 이런 모든 차이점을 통제한 후에도 직위에 대한 결과는 여전히 유효하게 나타났다. 여전히 직위가 낮은 사람들의 사망 확률이 더 높았으며 그것은 단지 심장 질환 때문만이 아니었다. 모든 원인에서 비롯된 것이었다.

연구자들은 결과를 확인하고 연구 결과를 확대하기 위해 1985년부터 새로운 1만 314명의 공무원을 대상으로 같은 실험을 진행했다. 이번에는 여성 공무원들도 연구에 포함했다. 1991년 학술지 《란셋》에 발표한 화이트홀 II 연구는 첫 번째 화이트홀 연구에서 발견한 직위와 건강 사이의 사회적 변화도를 다시 한번 입증했다.[12] 또한 두 번째 연구에서는 피실험자들이 하는 일을 이해하기 위해 세심한 질문들도 병행했다. 그들은 피실험자들에게 하루에 통제권을 얼마나 가지고 있는지, 동료들이 얼마나 공정하게 대하는지, 그들이 어떻게 평가되고 있는지, 일에 얼마나 만족감을 느끼는지 등을 질문했다.[13] 또한 피실험자들에게 자신이 얼마나 건강하다고 느끼는지도 물었다. 화이트홀 II 연구에서 발견한 한 가지 흥미로운 결과는 직급이 낮은 사람들은 증상을 더 많이 경험할 뿐만 아니라 자신의 건강에 대해서도 더 비관적으로 느낀다는 점이었다.

사람들이 관리자로부터
사회적인 지지를 받는다고 느끼고,
업무 중 작업 통제권을 가지며
일에 대한 노력을 보상받는다고 느끼고,
업무에 몰입할 수 있을 때
그들의 정신과 신체 건강에
긍정적인 영향을 미쳤다.

원래 화이트홀 연구는 심장 질환의 생리학적 위험요인들을 살펴보기 위한 것이었는데, 그들이 발견한 것은 몸과 마음 사이의 관계였다. 사람들이 관리자로부터 사회적인 지지를 받는다고 느끼고, 업무 중 작업 통제권을 가지며 일에 대한 노력을 보상받는다고 느끼고, 업무에 몰입할 수 있을 때 그들의 정신과 신체 건강에 긍정적인 영향을 미쳤다.[14] 또한 긍정적인 업무 환경에서 사회적으로 지지를 받는다고 느끼는 사람들은 병가를 덜 내고 회사의 의료보험비용도 50퍼센트 적게 사용했다.[15]

대부분 사람들은 곁에 좋은 의사를 두는 것이 건강을 유지하는 데 중요하다고 말하지만, 이 자료들을 보면 좋은 상사를 두는 것도 질병에 걸리지 않는 데 중요한 역할을 한다. 직원들을 지지하고 가치 있게 평가하며, 직원들을 신뢰하고 자율성을 중요시 여기고, 업무를 존중하는 관리자는 개인과 조직 모두의 번영을 돕는다.[16] 인간은 위협이나 감시를 당한다고 느끼지 않을 때 문제를 해결하고 창의력을 발휘할 수 있는 작업기억working memory의 공간이 늘어난다. 실제로 《하버드 비즈니스 리뷰》에 실린 1만 9,000명의 사람들을 대상으로 한 연구에 따르면, 직장에서 존중받고 있음을 느끼는 사람들이 훨씬 더 적극적으로(55퍼센트) 업무에 참여한다고 한다.[17] 또한 수년간의 갤럽 여론조사에서 나온 수많은 답변을 살펴본 한 경제학 연구에 따르면, '상사'보다 '파트너' 느낌을 주는 관리자를 둔 직원들이 훨씬 더 행복했다. 파트너 같은 상사를 둔 사람들이 느끼는 행복감은 가계소득이 두 배로 늘어난 것과 맞먹었다.[18] 만약 당신이 조직의 관리자라면, 당신이 직원들의 건강에 큰 역할을 한다는 것을 명심하자. 그리고 그들의 건강과 행복이 당신을 성공으로 이끄는 데 도움을 줄 것이다.

예를 들어 직장에서 스트레스를 받고 좋은 상사가 없거나 임금이 낮고 신체적, 정서적으로 부담되는 일을 하는 등 여러 제약을 갖고 있다고 가정하자. 이럴 때 일을 그만두는 것 외에 통제권과 존엄성을 느끼고 회복력을 키울 방법으로는 무엇이 있을까?

첫 번째 단계는 '몰입flow'의 순간을 찾는 것이다. 나는 10대 시절 아울렛에서 셔츠를 개는 일부터 캘리포니아 농부들이 사용한 살충제를 기록하는 일까지 다양한 일을 경험했다. 그중에서 가장 행복했던 때는 캘리포니아에 있는 한 커피숍에서 바리스타로 일했을 때다. 그해 여름 빠듯하게 쓸 생활비 정도밖에는 벌지 못했지만, 그 일은 나에게 큰 만족감을 안겨주었다. 고객들과 대화를 나누고 완벽한 카푸치노를 만드는 기술에 온전히 집중하는 시간이 좋았다. 핸들을 템핑하고 우유 거품을 낼 때 나는 소리와 따를 때 거품이 흔들리는 모습을 보며 에스프레소 머신의 리듬에 시간 가는 줄 몰랐다. 커피 만드는 기술을 연습할 때 느끼는 강렬한 집중이 심리학자 미하이 칙센트미하이Mihaly Csikszentmihalyi가 말하는 몰입이었다. 업무에 정신적으로 몰두하는 이 즐거운 상태는 스트레스를 감소시키고 행복감을 높이고, 건강을 증진시키며, 수명을 증가시킨다.[19] 몰입의 순간을 찾으면 어떤 업무를 하든 즐거움과 긍정적 경험을 느낄 수 있을 것이다.[20]

몰입의 즐거움은 전 하버드 교수이자 영적 지도자인 람 다스Ram Dass가 1970년대에 제시한 "지금 여기에 머물라.Be here now"와도 연관이 있다. 여러 연구 결과에 따르면, 우리는 대개 육체가 무언가를 하는 동안 정신은 그곳에 함께하지 않는다고 한다. 마음은 과거에 있거나 미래에 있고, 저녁으로 무엇을 먹을지 고민하길 좋아하지만, 연구 결과들은 우리가 현재를 살 때 가장 행복하다는 것을 보여준다. 또한 덜 방황하는 마음이 월급보다 행복을 예측하는 데 더 효과적이라는 연구 결과도 있다. 아무리 현재 하고 있는 행동이 재미있지 않더라도 사람들은 공상을 할 때보다 눈앞의 업무에 집중할 때 훨씬 행복함을 느꼈다. 스마트폰 앱을 통해 사람들에게 하루에 여러 번 그들의 감정이 어떤지 묻는 실험은 정신이 딴 데 팔리는 게 먼저 일어나고 불만족스러움이 따라오는 것이지, 그 반대가 아니라는 결과를 보여주었다.[21]

아무리 현재 하고 있는 행동이 재미있지 않더라도 사람들은 공상을 할 때보다 눈앞의 업무에 집중할 때 훨씬 행복함을 느꼈다.

몰입의 순간을 찾는 것뿐만 아니라 일어난 일을 털어버리고 도전에 부응하거나 휴식을 취하는 것도 질병의 위험을 줄이는 데 도움을 준다. 예를 들어 한 연구에 따르면, 회사에서 짧은 휴식(짧은 산책)을 취하는 사람들은 휴식을 취하지 않는 사람들보다 본인의 업무에 50퍼센트 더 몰입하고 두 배 더 건강하다고 느낀다.[22] 학술지 《JAMA》에 발표된 그리스 성인 2만 3,000명을 대상으로 진행한 한 연구에서는 정기적으로 낮잠을 자는 사람들이 그렇지 않은 사람들보다 심장 질환으로 사망할 확률이 훨씬 낮다는 점을 보여주었다. 일하는 남성의 경우, 낮잠이 심장 질환으로 인한 사망률을 64퍼센트 감소시킨다.[23] 아마도 이것이 문화적으로 낮잠을 허용하는 스페인이 2040년에는 일본을 제치고 세계에서 가장 장수하는 국가로 부상할 것이라 예상하는 이유일지도 모르겠다.[24]

직장을 즐거운 곳 혹은 스트레스 받는 곳으로 결정짓는 요소는 동료들과의 관계다.

심장약을 거르지 않고 매일 복용하는 것처럼 5~20분간의 짧은 낮잠이 주는 심장 보호 효과는 당신이 근무 중 낮잠을 거르지 않아야 한다는 사실을 알려준다. 낮 시간을 침대에서 보내야 한다는 얘기는 아니지만, 사무실에 낮잠을 잘 만한 공간을 만드는 것을 고려해볼 수 있다. 스트레스가 많은 재무 관련 일을 하던 50대 남성인 내 지인은 월요일 아침 회사에서 심장마비로 죽은 채 발견되었다. 사람들은 월요일에 더 많은 심장마비와 뇌졸중을 일으키는데, 이는 주말 이후 직장으로의 복귀와 관련이 있을 가능성이 크다.[25] 직장에서 규칙적으로 15분 동안 낮잠을 자는 문화가 있었더라면 그에게 도움이 되었을까? 확신할 수는 없지만 그에게 최소한 그러한 선택지가 있었더라면 좋았을 거라고 생각한다. 낮잠이든, 회사 근처 산책하기든, 동료와 커피를 마시든, 휴가를 가든, 잠깐의 휴식은 우리의 미래를 긍정적으로 바꾼다.

직장을 즐거운 곳 혹은 스트레스 받는 곳으로 결정짓는 요소는 동료들과의 관계다. 직장에서 공동체를 만들면 한 사람으로서 지지받는다는 느낌을 키우는 데 아주 큰 도움이 된다. 월요일 아침에 주말을 어떻게 보냈는지 물어보거나 서로 대화를 나누기 위해 주중에 시간을 따로 내거나 일과 관련되지 않은 활동을 함께하는 동료들은 더 좋은 관계를 유지하고 서로 존중할 가능성이 크다. 더 많은 회사에서 휴식과 공동체의 중요성을 이해하면서 점심 식사 후 20분 명상하기 혹은 30분 걷기 등을 실천하는 회사들도 늘어나고 있다.[26] 직원들의 가족과 외부 약속을 존중하는 선에서 그들이 즐기는 재미있는 활동에 함께 참여하는 것은 팀의 창의성과 결속력을 증진시키는 데 도움이 된다.

물론 직장에서 아무리 공동체 의식을 북돋는다고 해도, 단 1분도 함께하고 싶지 않은 팀원들도 있을 수 있다. 대인 갈등을 해결하는 법을 배우는 것 또한 모든 일의 한 부분이다. 아마 누구든 비꼬는 걸 좋아하는 동료나 직장 내 괴롭힘으로 불편함을 경험해본 적 있을 것이다. 나는 아직도 선배 남성 의사가 한 여성 간호사를 사소한 일로 꼬투리를 잡아 공개적으로 질책하는 모습을 보며 무력함을 느꼈던 때를 기억한다. 당신이 직접 신랄한 비난을 듣게 되든, 아니면 그것을 목격하든, 당신의 건강을 지키고 자기주장을 강화하기 위해서는 자기보호가 가장 중요하다. 또한 도움이 필요한 다른 사람들을 위해 중심 역할을 해줄 수도 있다.

공감 능력을 키우기 위해 상대방의 나쁜 행동은 보통 상처나 고통에서 비롯된다는 사실을 기억하자. "상처받은 사람이 다른 사람들에게 상처를 준다."는 말이 있다. 그의 입장이 되어 그가 얼마나 걷잡을 수 없는 기분일지 상상해보자. 그는 아마 자신이 고통을 주고 있다는 사실조차 모를 수 있다. 만약 가능하다면, 화가 가라앉고 나서 그를 한 인간으로서 알아가는 시간을 가져보자. 그에게 반려동물이나 아이들이 있는가? 그가 즐기는 취미는 무엇인가? 그는 어느 지역에서 자랐는가? 누군가를 잘 알게 되면 그를 미워하기 힘들다. 게다가 인간적인 연결은 그와 함께 문제를 해결하고 그의 문제 행동을 건의하는 데 도움이 될 것이다. 만약 괴롭힘이 희롱이라면 인사팀에 얘기하자. 아마 당신은 혼자가 아닐 것이며 당신의 목소리는 다른 사람들도 나설 수 있는 용기를 줄 것이다.

어쩌면 동료들과는 좋은 관계를 유지하지만 일 자체를 좋아하지 않을 수도 있다. 그럴 때는 어떻게 해야 할까? 한 가지 방법은 개인적인 욕구를 평가해보는 것이다. 몇 주 동안 직장에서 재미나 의미가 있다고 생각하는 것들을 기록한다. 패턴과 '몰입'의 시기를 살펴보는 것이다. 이것이 스탠퍼드대의 라이프디자인 연구소를 운영하는 빌 버넷Bill Burnett과 데이브 에반스Dave Evans가 말하는 '굿타임 저널'이다.[27] 일단 당신이 무엇을 좋아하는지 알고 나면 당신이 즐기는 일에 더 많은 시간을 집중하고 덜 즐기는 일에는 시간을 줄일 수 있다는 개념이다. 향후 계획을 수정하기 위해 몇 가지 변화를 계획하고 시도해볼 수 있겠는가? 이 지속적인 개선 방법을 계획-실행-연구-개선PDSA 혹은 데밍 사이클Deming cycle이라고 부른다.

관리자나 전문 코치의 도움을 받아 일상의 초점을 재설계하고 당신이 원하는 방향으로 진로를 이어나가자. 만약 당신이 관리자라면, 도움이 필요한 누군가의 멘토가 되어주자. 통찰력을 얻기 위해 다른 분야의 사람들과 커리어 지원 그룹을 만들어보는 것도 좋다. 혹은 동료들과 함께 멘토링 그룹을 만든다. 이것은 진보적인 기업들이 뛰어난 인재들을 고용하고 더 나은 기업이 되기 위해 활용하는 모델인데, 보통 다른 부서에 있는 같은 직급의 사람들 네 명에서 여덟 명 정도가 모여 한 그룹을 형성한다. 관련 기사에 대해 토론하고, 훈련(갈등 해결 혹은 시간 관리, 협상 기술 등)을 하며, 리더들과 초청 연사들을 만나고, 조직문화에 대해 얘기하며, 승진 전략을 검토하고, 개인적인 목표 설정을 하기도 한다. 직장에서 인적 네트워크를 형성하고 서로 지지할 수 있는 좋은 방법이다.

실비처럼 나도 상사나 직장을 바꿀 수는 없는, 불만족스러운 근무 환경에 처했던 때가 있다. 인턴 시절, 대기실에서 '직장 스트레스 관리하기'라고 적힌 환자용 팸플릿을 발견했다. 빨간 브로슈어 표지에는 머리에서 땀과 열이 뿜어져 나오는 몹시 화가 난 남자를 그린 만화가 있었다. 그건 바로 내 모습이었다. 의학에 열정이 있었지만 밤새 끊이지 않는 호출과 계속 방해받는 잠, 죽어가는 환자들, 부족한 개인 시간 때문에 점점 지쳐갔다. 어떤 날은 정말로 호출기가 쉬지 않고 울려서 모든 호출에 응답하는 것이 물리적으로 불가능할 정도였다. 진단을 내리면서도 혹시 놓친 것이 있을까 봐 항상 불안했다. 그해 나는 혈압이 너무 올라서 주치의가 고혈압약을 권할 정도였다. 이처럼 아무리 스트레스가 몸에 안 좋다는 것을 머리로 알고 있어도 스트레스를 안 받을 수는 없다. 스트레스는 우리 일상생활 곳곳에 도사리고 있기 때문이다. 그리고 일반적인 전략으로 스트레스와 싸울 수 없다면 더 극적인 변화를 시도해야 할 때도 있다.

내가 병원에서 일할 때 존경받던 나의 멘토는 커피숍으로 나를 데려가 이렇게 말했다. 당시에는 몰랐지만 그녀는 커리어를 위해 자신의 건강을 엄청나게 희생했다. 그녀는 헤어지기 전에 "열심히 일하되, 절대 네가 조직을 사랑하는 것만큼 조직은 너를 사랑해주지 않는다는 걸 기억해."라고 말했다. 나는 그녀의 말을 "승

> 당신의 정신적 안녕과
> 존엄성을 중요하게
> 여기길 바란다.

진만을 위해 너에게 중요한 모든 것을 희생하지 마."라고 이해했다. 코미디언 에이미 포엘러가 말한 것처럼 "나쁜 애인에게 대하듯 일도 그렇게 대해야 한다."[28] 당신의 열정에 투자하는 것은 좋지만 직장은 직장일 뿐이다. 또한 당신은 일과 결혼한 것이 아니다. 당신은 언제든 떠날 수 있다.

그렇다면 지금이 직장을 떠날 때인지 어떻게 알 수 있을까? 위험신호는 당신이 지속적으로 지지받지 못하고 가치를 인정받지 못하며 위협받는다는 느낌이 들 때 그리고 당신의 존엄성이 무너지고 있을 때다. 연애할 때와 마찬가지로 각자의 상황에 따라 최후의 방어선을 어디에 그을 것인가는 사람마다 다르다. 하지만 당신의 정신적 안녕과 존엄성을 중요하게 여기길 바란다. 어떤 일들은 정신적, 신체적 희생이 이익보다 훨씬 클 때도 있다. 만약 당신이 해결할 수 있는 문제가 아니라면 그 일을 그만두는 것도 자기존중의 한 형태라는 것을 기억하자. 이상적이지 않은 상황을 최대한 활용할 수 있는 몇 가지 방법이 있지만, 가끔은 자신의 이익을 위해 계획을 세우고 짐을 싸서 언니에게 전화를 걸어 모두 털어놓은 다음, 그냥 모든 것을 버리고 앞으로 나아가야 할 때도 있다.

중대한 진로 결정을 하기 전에 중요한 고려사항을 하나 제시하고 싶다. 돈 때문에 결혼하면 안 된다는 얘기와 비슷한 것이다. 많은 사람들이 더 좋은 직장을 높은 연봉과 결부 짓고 더 높은 연봉을 받으면 더 행복해지리라 생각한다. 하지만 많은 리얼리티 TV 프로그램을 통해 우리는 돈과 행복 사이의 관계가 그렇게 단순하지 않

> 돈은 건강에 도움을 주지만 거기에는 한계가 있다.

다는 것을 배웠고 많은 연구 결과들도 이를 뒷받침하고 있다. 1980년대에 이루어진 한 연구에 따르면, 5,000달러를 받는 것은 행복의 2퍼센트가 증가하는 것과 같다. 한편, 행복한 친구 한 명을 곁에 두는 것은 2만 달러를 받는 것과 동일한 효과를 낸다.[29] 우정은 말 그대로 금보다 귀한 것이다. 사랑하는 사람들과 시간을 보낼 수 있는 탄력성 있는 직장은 스톡옵션보다 더 좋은 보너스다.

> 행복은 소득과 함께 계속 상승하지 않는다.

돈은 건강에 도움을 주지만 거기에는 한계가 있다. 우리 주머니에 있는 어느 정도의 돈은 건강을 개선하는 데 기여한다.[30] 미국에서 소득이 가장 낮은 가정(연간 수입이 2만 2,500달러 이하)은 연간 4만 7,500달러 이상을 버는 가정보다 건강 문제 발생률이 세 배 높았다. 또한 소득 하위 3분의 1에서는 다섯 명 중 한 명이 치료를 필요로 했지만, 소득 상위 3분의 1에서 치료가 필요한 사람은 25명 중 한 명이었다.[31] 찰스 디킨스의 작품에서 알 수 있듯이 가난은 불행을 악화시킨다.

그러나 제10장에 자세히 설명하겠지만 행복은 소득과 함께 계속 상승하지 않는다.[32] 전 세계 140개국의 170만 명을 대상으로 한 연구가 2018년《네이처》에 소개된 적 있는데 이 연구에 따르면, 소득이 6만 달러에서 7만 5,000달러(미국 달러 기준) 이상으로 넘어가면 더 이상 정서적 행복에 큰 영향을 미치지 못한다. 이것은 2010년 경제학자 대니얼 카너먼Daniel Kahneman과 앵거스 디턴Angus Deaton이 프린스턴대에서 실시한 연구와도 일치한다. 그들도 '한 사람의 인생을 즐겁거나 즐겁지 않게 결정짓는 기쁨, 스트레스, 슬픔, 분노, 애정의 경험 빈도와 강도'로 정의

되는 웰빙은 7만 5,000달러가 넘어서면 평준화된다는 결과를 얻었다.[33] 기본적인 욕구가 충족되고 난 후, 더 많은 돈은 인생에 보너스 같은 만족감을 안겨주지만 나날이 더 많은 행복을 주지는 않는다.

사실 보상으로 더 많은 돈을 벌기 위한 우리의 치열한 생존 경쟁은 예기치 않게 우리에게 더 큰 고통을 줄 수 있다. 영국 역학자인 리처드 윌킨슨Richard Wilkinson은 어떻게 사회 불평등과 큰 소득 격차가 사회 결속력, 인구 복지, 건강을 약화시키는지 연구한다. 세계은행과 국제연합의 데이터를 바탕으로 한 그의 연구는 한 나라에서 가장 부유한 사람들과 가장 가난한 사람들 사이의 넓은 소득 격차는 평균수명, 유아 사망률, 살인, 수감, 10대 임신, 비만, 정신 질환, 약물 사용과 같은 일반적인 척도에서 건강 악화와 밀접한 관련이 있다는 것을 보여준다. 국민 소득 격차가 커지면, 그 나라에서 가장 부유한 사람들도 그다지 건강하게 지내지 못한다. 세계에서 가장 부유한 32개국 중에서 미국은 부와 건강 격차가 가장 큰 국가다.[34] 세계 인구의 1퍼센트가 남은 99퍼센트의 부를 합친 것보다 더 많은 부를 가지고 있기 때문에 우리는 이런 상황이 점점 더 악화되리라 예상한다.[35]

많은 사람들은 "이 목표만 달성하고 나면, 혹은 이 만큼의 돈만 벌고 나면 나는 행복해질 거야."라고 생각하며 산다. 하지만 목표를 달성하고 돈을 모으고 나서야 행복은 돈이나 목표에 있지 않다는 사실을 깨닫는다. 돈으로 사랑을 살 수 없다는 말은 진부하지만 가끔은 개인적인 비극을 겪고 나면서 이 말의 진정한 의미를 깨닫는다. 구글 X의 총괄 책임자인 모 가댓은 차고에 롤스로이스가 두 대나 있는데도 깊은 괴로움과 불만족을 느꼈다. 의료사고로 갑작스럽게 스물한 살의 아들인 알리를 잃고 나서 가댓의 상황은 하룻밤 사이에 모든 것이 바뀌었다. 알리가 세상을 떠난 후 가댓은 탐욕과 자아, 과시를 줄이기 위해 '문샷 포 휴머니티Moonshot for Humanity'라고 부르는 일에 전념했다. 그의 목표는 10억 명의 사람이 물질적인 부가 아닌 행복을 최우선으로 두게 만드는 것이었다.[36] 그는 만약 우리가 인류의 번영에 다시 중점을 두고 최소한 두 사람에게 우리의 행동에 대해 이야기한다면, 직장에 직접적인 영향을 미칠 뿐만 아니라 더 인정 넘치는 나라와 세상을 만들 수 있다고 믿는다. 일반적인 믿음과 달리, 행복은 소득, 업무 성과, 건강 같은 영역에서 더 성공할 수 있도록 도와준다.[37]

일은 우리가 버는 돈이나 의료서비스에 대한 접근성보다 건강에 더 큰 영향을 미친다.[38] 여러 연구 결과들은 우리가 일의 성공을 월급과 혜택에서 존엄성과 긍정적인 몰입으로 재구성해야 한다는 사실을 알려준다. 실비를 통해 알 수 있듯이, 직장 안팎에서 서로 부여하는 존중은 건강에 깊은 영향을 미친다. 행복을 비롯한 정서적 안녕은 부와 명성보다 훨씬 더 값지다. 어떤 일이든 최선을 다하는 태도는 삶에 만족감을 불어넣어 더 건강한 삶에 기여할 것이다. 다음 장에서는 여기서 한 발 더 나아가 우리의 정체성과 더 큰 목적의식을 우리가 하는 일과 일치시키는 법을 배워보도록 하자.

활용

일을 다시 생각하기

직장에서 보내는 절대적인 시간과 일이 건강에 미치는 영향을 감안할 때 어떻게 하면 일을 더 즐겁게 할 수 있을지 생각해볼 필요가 있다. 자기발견의 과정에서 고려해볼 만한 몇 가지는 다음과 같다.

- 직장 외에 당신만의 출구를 마련해놓는다. 친구나 가족, 반려동물, 스포츠, 취미생활 등을 하며 보내는 시간은 직장에서 스트레스 받는 관계를 객관적으로 보게 해주고 재충전할 수 있게 한다.

- 당신의 에너지를 중요한 업무에 쏟도록 하자. 상사나 관리자에게 무엇이 중요한지 분명히 밝힌다. 해야 하는 것과 기대하는 것을 명확히 한다. 만약 업무가 지나치게 부담으로 느껴진다면, 관리자에게 우선순위를 낮출 수 있는 일을 물어보고 꼭 필요한 업무부터 제대로 해낸다.

- 사람들의 기분을 맞춰주고 모든 일을 거절하지 못한다면 번아웃이 올 확률이 높다. 이런 위험을 줄이기 위해서는 경계선을 긋는 일이 꼭 필요하다. 동료들에게 퇴근 후나 주말은 여가 시간이나 가족들과 보내는 시간이라고 알린다. 근무시간 외에는 업무 이메일을 읽지 (혹은 보내지) 않는다. 다른 사람에게도 부담을 덜어준다. 또한 새로운 프로젝트를 수락하기 전 잠시 멈춰 생각해본다. 현재 우선순위에 있는 일을 하지 못하게 하거나 개인 시간을 줄여야 하는가? 무엇을 잃고 무엇을 얻는가? 시간이 당신의 가장 귀중한 화폐라는 사실을 기억한다.

- '최고 행복 책임자chief happiness officer'를 임명한다(너무 발랄하게 들릴 수도 있지만 구글에서는 성공적이었다). 아무도 없다면 당신이 나서보자. UC 버클리의 그레이터 굿 사이언스 센터Greater Good Science Center에서 발급하는 직장에서의 행복학 자격증을 고려해본다.[39]

- 사람들에게 잘한 일에 대해 칭찬할 방법을 찾아본다. 샌디에이고의 한 법률 사무소는 한 달 동안 상자에 팀워크와 창의성, 특별히 애쓴 일에 대한 이야기를 모으고 점심시간에 이를 큰소리로 공유한다. 상을 받는 사람에게는 선물(커피 기프트 카드 같은)을 준다. 유나이티드 헬스케어는 좋은 일을 한 직원뿐만 아니라 동료들의 좋은 일을 언급한 직원에게도 상을 준다. 좋은 일에 관심을 가지고 사기를 북돋우며 긍정적인 업무 문화를 조성하기 위한 창의적인 방법은 다양하다.

- 동료들에 대한 뒷담화를 하지 않는다는 개인적인 규칙을 세우자. 뒷담화는 동료들 사이에 지지하는 문화를 무너뜨린다. 만약 다른 사람들이 뒷말을 한다면 정중하게 그 자리를 벗어나거나 당신이 직접 겪은 일이 아니라고 얘기하자. 이는 나쁜 행동을 용인한다기보다는 더 직접적인 의견을 내거나 다른 사람도 그렇게 하도록 장려하는 방법이다.

- 회의실 문을 닫고 10분 동안 명상을 하거나 낮잠을 잘 수 있는가? 만약 재택근무를 하지 않는다면 사무실에 낮잠을 잘 수 있는 공간이 마련되어 있는가? 당신이 상사라면 자기를 스스로 돌보는 좋은 예를 보여주자.

- 재충전을 위해 휴가를 내거나 임시로 정신 건강을 위한 하루를 가진다. 이런 시간이 창조성을 증진시키고 전반적으로 병가 횟수를 줄인다는 연구 결과도 있다. 무엇보다도 당신은 더 상냥한 동료가 될 수 있을 것이다.

- 직장 내 문화에 관심을 가져보자. 만약 구성원 간에 지지와 격려가 느껴지지 않는 문화라면, 문화를 바꿔보려고 노력하거나 다른 곳으로 옮길 수도 있다. 변화는 당신을 긴장하게 하지만 활력을 불어넣기도 한다.

Chapter 5

교육

일상에서 발견하는 자신만의 목적의식과 열정

Chapter 5

교육

> **삶의 목적은 자신의 목적을 발견하고 그것에 온 마음과 영혼을 다하는 것이다.**
>
> — 석가모니

캐롤라 아이젠버그 박사의 100번째 생일날, 그녀를 축하해주기 위해 너무 많은 사람들이 참석하다 보니 모두가 자리에 앉는 게 힘들 정도였다. 그녀의 아들이자 나의 오랜 멘토인 래리 구트마허 박사는 더 큰 장소가 필요하다며 농담했다. 탱고 댄서들이 있는 아르헨티나 레스토랑은 아이젠버그 박사가 초대한 모든 동료들과 친구들이 모이기에는 너무 좁았다. 두 달 후, 당시 여덟 살이던 아들 라이언과 나는 케임브리지에 있는 아이젠버그 박사의 집에 저녁 식사 초대를 받았다. 92년의 나이 차이가 나지만 아이젠버그 박사와 생일이 같은 라이언은 그녀에게 줄 생일선물로 원더우먼 인형을 가져갔다. 그녀에게 아주 적절한 선물이었다. 아이젠버그 박사가 100살을 맞이했다는 사실뿐만 아니라 그녀의 인상적인 커리어는 누구에게라도 영감이 될 것이다. 어떻게 한 사람이 이렇게 많은 것을 성취할 수 있었을까?

아이젠버그 박사의 부모님은 어린 시절부터 교육을 중요하게 여겼고 인간의 건강에 대한 타고난 그녀의 호기심을 더 키워주었다. 부유한 가정에서 자라지는 않았지만 그녀는 사회복지를 공부한 후 1940년대에 고향인 아르헨티나에서 의대를 다닌 몇 안 되는 여성 중 한 명이었다. 학교를 졸업한 후 볼티모어의 존스홉킨스대의 제안을 받아들여 소아정신과 의사로서 교육받았다. 첫 번째 남편(래리의 아버지)이 백혈병으로 갑자기 세상을 떠난 후에 보스턴으로 이사와 정착했다. 그렇게 매사추세츠 공대, 이후에는 하버드 의대에서 첫 여성 학장이 되었다.

우리가 그녀의 집에 방문한 날, 아파트 경비원이 아이젠버그 박사의 친구가 맡겨놓은 책을 전해줄 수 있는지 물었다. 복잡한 학문적인 제목에 깨알같이 작은 글씨가 가득한 무거운 책이었다. 아이젠버그 박사는 이 학술서를 받으며 무척 기뻐했다. 분명히 그녀는 즐겁게 이 책을 탐독할 터였다. 세계를 돌며 수집한 예술품, 식물, 사진 등이 가득한 우아한 아파트에서 그녀의 탐구심이 엿보였다. 라이언과 내가 도착하자 아이젠버그 박사는 사랑스러운 아르헨티나 억양으로 말했다. "나에 대한 이야기를 하기 전에 당신에 대해 더 많이 알고 싶어요." 그녀의 호기심은 끝이 없었다. 내가 어디서 자랐는지, 내 가족은 어떤 사람들인지, 형제자매는 있는지 궁금해했다. 라이언이 편하게 책을 읽으며 고양이처럼 소파 등받이로 몸을 뻗자 아이젠버그 박사가 웃었다. 그녀는 따뜻한 미소를 지으며 "마음에 들어!"라고 말했다. 라이언은 활짝 웃고 나서 다시 책에 빠져들었다.

아이젠버그 박사는 은퇴한 후 '인권을 위한 의사들'이라는 국제인권단체를 결성하는 데 도움을 주었다. 고국에서 시민들의 불안이 건강에 미치는 부정적인 영향을 본 그녀는 건강의 숨은 요인들을 생각하는 데 많은 세월을 보냈다. "증거가 말한다. 변화는 가능하다.Through evidence, change is possible"라는 슬로건을 가진 이 단체는 세계적으로 지뢰 퇴치에 힘쓴 공로를 인정받아 1997년 노벨평화상을 받았다. 이 단체는 몇 가지 임무를 가지고 있는데, 그중 하나는 세계적으로 부당하게 수감된 의료종사자들을 돕는 것이다. 전형적으로 사람들이 선호하는 일은 아니다. 대화를 나누다 보니 아이젠버그 박사는 여전히 건강관리 개선과 인권에 관련하여 그 단체의 일에 참여하고 있었다. 혹독한 보스턴의 겨울날씨 때문에 회의 참석으로 조직의 본사로 가는 것이 버거워지자 동료들이 그녀의 집으로 방문했다.

아이젠버그 박사의 활발한 사교생활은 다양한 분야에 대한 지적 추구의 자연스러운 연장선인 것 같았다. 그녀는 과거에 가르쳤던 많은 학생들과 여전히 연락을 하며 지냈다. 그녀는 "학생들은 제게 와서 그들이 성취한 것들에 대해 들려주길 좋아해요. 저는 학생들과 그들의 가족을 보는 게 좋을 뿐이에요."라고 따뜻하게 말했다. 그녀는 전 동료들이나 학생들, 친구들과 각자 음식을 한 가지씩 가져와서 즐기는 포트럭 파티를 자주 열었다. 손님이 얼마나 자주 방문하는지 묻자, 그녀는 평균적으로 일주일에 4~5번 정도라고 답했다.

앞서 봤듯이 아이젠버그 박사의 인상 깊은 일대일 관계, 사회적 지지, 건강한 근무 환경의 숨은 요인들이 그녀의 장수에 기여한 것은 분명하다. 하지만 그날 작별인사를 하면서 다시 한번 그녀의 생기와 삶의 활기에 깜짝 놀랐다. 나는 공중보건 훈련을 통해 교육이 건강한 삶에 숨은 요인으로 작용한다는 것과 배움을 향한 아이젠버그 박사의 오랜 사랑이 그녀의 체력 그리고 놀라운 성취와 관련 있다는 것을 알았다. 하지만 그것 외에도 아이젠버그 박사의 활력에 기여하는 무언가가 또 있는 것 같았다. 나는 답을 구하기 위해 케임브리지까지 왔지만 이 질문을 안고 떠나게 되었다. 어떻게 하면 모든 사람이 이렇게 충만한 삶을 살 수 있을까?

믿거나 말거나, 답은 해캄pond scum에 있을지도 모른다.

호주 출신 과학자이자 나와 아서 바스키 박사를 재회하게 해준 엘리자베스 블랙번 박사는 1970년대 중반 예일대의 대학원생 시절, 단일 세포 생물체인 테트라히메나 테모필라*Tetrahymena thermophila*, 즉 해캄을 연구했다. 이 유기체들은 짧은 선형 염색체가 풍부하기 때문에 연구자들에게 유용하다. 세포를 조사하다가 그녀는 DNA 끝에 있는 염기쌍의 짧고 단순한 시퀀스(TTGGGG)를 발견했는데, 이것이 50번 이상 반복될 때도 있었다. 흥미롭게도 이 길이는 유기체마다 달랐다.[1] 블랙번 박사는 훗날 노벨상을 받게 하고, 노화에 대한 우리의 인식을 완전히 바꾸어줄 질문을 던졌다. "이런 반복은 어떻게 일어나는 것일까?"[2]

'텔로미어'라고 알려진 DNA 완충제는 염색체의 안정성에 꼭 필요하다. 신발 끈이 닳는 것을 보호하는 끝에 달린 플라스틱 팁과 같은 역할을 하기 때문이다. 1930년대에 과학자들이 DNA에 유전 정보가 있다는 사실을 밝혀내기도 전에 허먼 뮐러Hermann Müller와 바바라 맥클린

턱Barbara McClintock은 텔로미어를 처음 발견했다. 블랙번 박사는 세포가 분열할 때마다 세포의 텔로미어가 조금씩 짧아진다는 것을 발견했다. 세포는 수명이 끝나기 전까지만 여러 번 분열할 수 있다. 텔로미어가 너무 짧아지면 세포는 죽는다. 블랙번 박사와 그녀의 동료들은 이것이 반대로도 작용하는지 궁금했다. 만약 건강한 세포에서 텔로미어가 오래 존재한다면, 죽음은 불가피한 것이 아닐지도 몰랐다. 어떤 동물들의 텔로미어는 재생되기도 한다. 어떤 종류의 거북이, 바닷가재, 해파리는 병에 걸리거나 다치거나 사람에게 잡히지 않는 이상 영원히 살 수 있다.[3]

인간의 경우 텔로미어 길이가 길수록 더 건강하고 오래 산다. 텔로미어가 짧으면 단명하거나 심장병, 감염, 암, 치매 같은 다양한 질병으로 사망할 확률이 높다. 같은 나이의 사람들을 텔로미어 길이를 바탕으로 두 그룹으로 나누었을 때, 텔로미어 길이가 긴 그룹은 짧은 그룹보다 평균적으로 5년 더 오래 살았다.[4]

마침내 블랙번 박사는 질문에 대한 답을 찾았다. 2009년 블랙번 박사와 두 동료인 캐럴 그라이더Carol Greider 박사와 잭 조스택Jack Szostak 박사는 효소 텔로머라아제를 발견함으로써 노벨의학상을 받았다. 효소 텔로머라아제는 사라진 뉴클레오타이드를 더함으로써 짧아진 텔로미어를 다시 회복시킨다. 텔로머라아제의 활성이 증가하면 텔로미어의 단축이 느려지고 텔로미어가 길어진다. 무엇이 텔로머라아제를 활성화시키는지가 우리가 함께 알아볼 흥미로운 과제다. 암세포가 이 과정을 장악하여 자신을 위해 텔로머라아제를 활용할 수 있지만, 텔로머라아

텔로미어가 재생되거나 짧아지는 것은 단순히 유전자에 의해 결정되지 않는다.

제 활동을 통제하면 노화에 엄청난 영향을 미친다. 특히 연구 결과에 따르면, 텔로미어가 재생되거나 짧아지는 것은 단순히 유전자에 의해 결정되지 않는다.

만약 사람들의 텔로머라아제가 유전적으로 결정된다면, 일란성 쌍둥이는 비슷한 길이의 텔로미어를 가지고 있기 때문에 심각한 사고를 겪지 않는 이상 비슷한 시기에 죽을 것이다. 하지만 이는 사실이 아니다. 스웨덴 과학자들은 나이 든 일란성 쌍둥이의 텔로미어를 살펴보았다. 그들은 쌍둥이 중 텔로미어 길이가 짧은 쪽이 먼저 죽을 가능성이 세 배 높다는 사실을 발견했다.[5] 스페인에서 진행된 또 다른 연구에서는 일란성 쌍둥이들이 태어날 때는 유전적으로 구분이 되지 않지만, 나이가 들면서 후성적 변화를 통해 두드러진 차이점을 보이기 시작한다는 결과를 얻었다. 이런 차이점들은 거의 모두 텔로미어의 영역에 있었다. 쌍둥이들이 함께 산 기간이 짧을수록 더 큰 차이를 보였다.[6] 쌍둥이 연구는 우리가 어떻게 사는지가 텔로머라아제의 활동에, 따라서 노화에도 큰 영향을 미친다는 것을 입증한다.

지속적인 스트레스로 가득한 삶은 텔로미어 길이와 건강에 부정적인 영향을 미친다. 일 때문에 큰 타격을 받은 실비처럼 지속적인 스트레스는 외모에도 영향을 준다. 짧은 텔로미어를 가진 사람들은 더 초췌해 보인다. 텔로미어 길이는 외모에서 그대로 드러난다. 유전적으로 동일한 쥐 두 마리가 있을 때, 더 짧은 텔로미어를 가진 쥐가 더 초라해 보일 것이다. 끝이 잘린 텔로미어는 피부 노화, 잘 낫지 않는 상처, 흰 머리 등과 연결된다.[7] 흥미롭게도 가장 오래 산 물고기로 기네스북에 오른 티쉬(이 물고기에 대해서는 다음 장에서 더 자세히 이야기 나눌 것이다)는 노년에 밝은 주황색에서 미색으로 색이 변했다. 황금빛의 노년기는 그렇게 황금빛이 아니었다.

스트레스와 텔로미어, 질병의 관계는 마음과 세포, 사회, 건강 사이의 숨은 연관성에 대한 메커니즘을 잘 보여준다. 따라서 스트레스를 줄이면 건강한 세포의 텔로머라아제 활동성이 증가하고 질병 발병률은 감소한다. 실제로 많은 연구에 따르면, 라이프스타일의 변화(운동, 명상, 요가, 건강한 식습관, 사회 유대감 증가 등)는 텔로미어 길이가 짧아지지 않게 보호하거나 더 길게 만들 수 있다.

스트레스를 줄이면 건강한 세포의 텔로머라아제 활동성이 증가하고 질병 발병률은 감소한다.

딘 오니시Dean Ornish 박사는 블랙번 박사 그리고 엘리사 에펠 박사Elissa Epe와 함께《란셋》에 라이프스타일 변화의 정도와 텔로머라아제 활동성을 포함한 다양한 건강요인들의 개선 사이의 용량-반응(혹은 비례관계)을 발견한 일련의 연구를 발표했다. 연구원들은 전립선암을 진단받은 후 식단, 운동, 스트레스 관리, 사회적 지지와 같은 건강한 습관을 들이며 라이프스타일을 바꾼 남성들을 관찰했다. 5년간 추적한 연구 결과에 따르면, 이들은 처음보다 텔로미어의 길이가 많이 길어졌으며 이 프로그램에 오래 있었던 사람일수록 그 길이는 더 길어졌다. 라이프스타일을 바꾸지 않은 통제 집단은 연구가 끝날 시점에 텔로미어 길이가 더 짧아졌다.[8]

여기서 정신과 세포 사이의 놀라운 연관성이 다시 나타난다. 정신적인 안녕과 낙관주의는 길이가 긴 텔로미어 그리고 오랜 생존과 높은 관련이 있다.[9] 특히 예일대에서 진행한 한 연구는 노화에 대해 긍정적인 태도를 가진 중년층과 노인층은 그렇지 않은 사람들보다 7.6년 더 오래 산다는 결과를 보여주었다. 이것은 정상적인 혈압을 유지하고 규칙적으로 운동하며 흡연하지 않는 것과 같은 이점이다.[10] 어쩌면 좋은 건강 관리법은 〈골든 걸스〉처럼 노화에 대한 고정관념을 깨는 프로그램을 보는 것일지도 모른다.

어쩌면 아이젠버그 박사는 자연적으로 긴 텔로미어를 갖고 태어났을 수도 있다. 혹은 의미 있는 지적 추구와 사회적 유대로 가득한 그녀의 삶이 텔로머라아제를 활성화시켜 그녀의 건강과 장수에 영향을 미쳤을지도 모른다. 아마 그녀의 사회 활동과 지적 활동이 고향에서의 정치적 혼란과 미망인이 되는 두 번의 경험이 주는 심각한 스트레스를 완화해주었을 것이다. 하지만 또 다른 요인이 작용하고 있을 수도 있다. 연구 결과가 보여주듯, 긍정적인 태도를 갖는 것도 텔로머라아제 활동을 증가시키면서 우리의 수명을 늘려준다. 아이젠버그 박사와 블랙번 박사에게서 눈에 띄는 점은 둘 다 낙천적이고 삶의 의미를 가지며 추진력이 있다는 것이다. 나는 이런 질문이 떠올랐다. 배움을 향한 끝없는 사랑으로 연결되는 목적의식이 가득한 삶도 건강의 또 다른 숨은 요인일까?

숭고하고 의미 있는 목적을 추구하는 것을 의미하는 용어인 '자기실현적 행복'이 높은 사람들은 스트레스와 염증 수치가 크게 감소했다.

> 일상에 목적의식을 불어넣는 사람들은 잠을 더 잘 자고 바이러스에 더 강하며 더 건강한 심장을 갖고 있다.

목적의식을 갖고 일상에 열중하는 태도가 실제로 건강을 보호한다는 연구 결과가 있다. 숭고하고 의미 있는 목적을 추구하는 것을 의미하는 용어인 '자기실현적 행복eudaimonic well-being'이 높은 사람들은 스트레스와 염증 수치가 크게 감소했다. 의미와 자기실현에 중점을 두면 타액의 코르티솔과 전염증성 수치를 감소시킬 뿐만 아니라 건강에도 긍정적인 영향을 미친다.[11] 10개의 전향 연구를 통합한 메타분석에 따르면 삶에 있어 높은 목적의식이나 열정은 각종 원인의 사망률을 현저히 감소시킨다.[12] 일상에 목적의식을 불어넣는 사람들은 잠을 더 잘 자고 바이러스 대항력이 더 강하며 더 건강한 심장을 갖고 있다. 높은 목적의식은 관상동맥우회로술CABG과 심장 스텐트 시술의 필요성을 감소시킨다. 다른 이점은 뇌졸중의 위험을 감소시키고(44퍼센트) 암 확산이나 척수 손상, 다발성 경화증, 자가면역 장애, 치매처럼 질병에 걸렸을 때 더 좋은 결과를 기대할 수 있다.[13]

목적의식 및 열정과 관련된 느낌은 뇌가 노화함에 따라 인지 기능에 특히 중요한 역할을 한다. 학술지 《JAMA》에 발표된 한 연구에서는 시카고 지역에 거주하는 노인 900명을 최대 8년까지 관찰했다. 그들은 높은 목적의식을 가진 사람들은 낮은 목적의식을 가진 사람들보다 알츠하이머병에 걸릴 확률이 2.5배 낮다는 사실을 발견했다. 또한 목적의식이 더 높은 사람들은 해가 갈수록 인지장애를 더 효과적으로 예방했다. 삶의 목적의식이 클수록 얻는 이득도 컸다. 이 결과는 인구통계에 영향을 받지 않았고 연구원들이 인간관계의 규모, 건강 상태, 우울증 여부 등을 통제한 후에도 같은 결과를 보여주었다(여기서 목적의식과 행복은 같은 의미로 쓰이지 않는다).[14]

이와 관련된 연구에서 목적의식이 더 크다고 보고한 사람들은 알츠하이머병이 진행되더라도 더 나은 인지 기능을 갖고 있었다. 뇌를 부검했을 때 수많은 플라그와 엉킴 같은 질환이 발견되어도, 삶의 목적의식은 그들이 더 잘 기능하도록 도움을 주었다.[15] 일상에서 의미를 찾고 목표지향적인 행동을 추구하며, 유의미함을 느끼는 것은 강력한 신경 보호 작용을 한다. 이것은 역사상 가장 많은 논문을 발표하고 사람들에게 영감을 주었던 수학자인 폴 에르되시Paul Erdős를 떠올리게 한다. 그는 오로지 수학자 친구들과 공식을 푸는 데만 집중하는 삶을 살았다. 어느 일화에 따르면 그는 갑자기 친구들이 사는 집 문 앞에 나타나 "내 머리는 열려 있어!"라고 말했다고 한다.[16] 그는 평생 507명의 공동 저자들과 함께 1,500편 이상의 논문을 발표했다. 협업 관계를 통한 에르되시와 다른 수학자들과의 거리를 '에르되시의 수'라고 한다. 그는 자신이 바라던 대로 바르샤바에서 열린 학회에서 까다로운 기하학 문제를 풀고 몇 시간 후 여든셋의 나이로 세상을 떠났다.[17]

나는 아이젠버그 박사와 저녁 식사를 하던 날을 떠올린다. 그녀는 다른 사람을 돕는 데 열정적이었고 지속적인 작업에서 목적의식을 찾았으며 그 목적의식을 추구하기 위해 할 수 있는 선택들을 했다. 또한 60대 후반에도 젊은 기운이 가득하고 텔로미어의 수수께끼를 푸는 데 푹 빠진 블랙번 박사에 대해서도 생각한다. 나는 샌프란시스코의 커다란 컨벤션 홀에서 열린 블랙번 박사의 강연에서 사회를 본 적 있는데, 나에게는 그것이 마치 비틀스의 오프닝 공연 같았다. 그녀의 록스타 같은 지위는 분명한 집중력과 열정에서 나오는 것이었다. 우리 모두 이 놀라운 두 여성만큼 운이 좋을 수 있을까?

인생의 의미와 목적의식을 키우는 확실한 방법이 한 가지 있다. 경비원이 나에게 아이젠버그 박사에게 전달해달라고 했던 책을 기억하는가? 그리고 그녀가 주변 사람들의 삶을 얼마나 궁금해하고 또 이해하려고 했는지 생각해보자. 이 두 가지가 건강의 또 다른 숨은 요인에 대한 단서다. 이것은 지속적으로 과소평가되었지만 아마도 모든 숨은 요인들의 근원이며 이 책을 집어들 정도로 호기심이 있는 당신에게는 이미 익숙한 개념이기도 하다.

그것은 바로 배움이다. 그저 배우는 것이다.

1970년대부터 연구자들은 전염병, 흡연, 음주, 당뇨, 비만, 심장 질병과 같은 건강에 대한 척도와 교육 사이의 연관성을 발견했다.[18] 예를 들어 고등학교 졸업장이 없는 환자는 대학을 졸업한 환자들보다 당뇨에 걸릴 확률이 두 배 높고(15퍼센트 vs. 7퍼센트), 고등학교를 졸업하지 않은 사람은 대학교를 졸업한 사람보다 질병으로 사망할 확률이 세 배 높다.[19] 대학교를 졸업한 여성은 그렇지 않은 여성보다 비만이 될 확률이 훨씬 낮았다(25퍼센트 vs. 40퍼센트).[20] 시카고에 있는 백인 남성과 여성 2만 7,033명을 대상으로 한 연구에서 학교에 다닌 기간과 혈압 사이에 통계적으로 유의미한 역 상관관계를 발견했다.[21] 또한 소득과 관계없이 특히 유색인종의 경우 교육이 텔로미어의 길이가 짧아지는 것을 보호한다는 신뢰할 만한 증거가 있다.[22] 의사들은 보통 설탕이나 칼로리, 소금 섭취량 같은 위험요인들에 대해 물어보지만, 당신의 '정보 섭취량'은 어떠한지 한번 돌아볼 필요가 있다.

많은 연구 결과에 따르면, 교육이 건강에 미치는 영향은 극적이다. 고졸 이하인 경우에는 흡연과 같은 정도의 위험이 따른다.[23] 30대인 조이는 고등학교를 졸업하고 최저임금을 받으며 일하고 있다. 조이의 건강 상태는 대학교에 진학한 또래보다는 대학교를 졸업한 60대와 비슷하다. 자녀가 대학교를 졸업하는 것만으로도 부모의 수명이 몇 년 연장된다는 연구 결과도 있다.[24] 어린 시절 아이들의 숙제를 봐주느라 치른 전쟁이 어느 정도 수고할 가치가 있었다는 얘기다.

교육은 수명과 삶의 질의 두 가지 측면에서 건강을 보호한다. 제4장에서 소개한 화이트홀 연구가 보여주듯이 학교에서 교육받은 햇수와 더 나은 건강 사이에는 분명한 용량-반응(즉, 비례하는)의 변화가 존재한다. 미국에서 고등학교를 졸업하지 않은 사람들은 특히 백인 여성의 경우, 1990년대부터 더 아프고 짧은 삶을 산다.[25] 한편, 여러 연구에 따르면 고등학교를 졸업하고 대학 학위를 받으면 평균적으로 수명이 9년 정도 늘어나며[26] 전문 학위를 취득하면 추가로 몇 년이 더 늘어난다.[27] 고등학교와 대학교에서 받는 교육 외에도 평생학습은 몇 년의 수명을 더해준다.

> 신약과 새로운 의료 기술로 18만 명을 구할 때 더 나은 교육은 같은 기간 동안 140만 명을 구할 수 있었다.

《미국 공공보건 학회지American Journal of Public Health》에서 소개한 놀라운 한 연

구에서 스티븐 울프Steven Woolf 박사와 그의 팀은 1996년부터 2002년까지 미국 내에서 예방할 수 있었던 죽음에 대한 자료를 살펴보다가 생체의학이 한 명의 생명을 구할 때 교육은 여덟 명의 생명을 살릴 수 있다는 사실을 발견했다.[28] 그들의 자료에 따르면, 신약과 새로운 의료기술로 18만 명을 구할 때 더 나은 교육은 같은 기간 동안 140만 명을 구할 수 있었다. 이것은 샌프란시스코의 인구 전체보다 더 많은 사람들이 책으로 죽음을 면할 수 있었다는 얘기다. 펜은 처방전보다 훨씬 강하다.

의사로서 나는 한 번도 교육이 환자들의 건강에 얼마나 큰 영향을 미칠지 생각해본 적이 없었다. 의대이나 레지던트 프로그램에서 한 번도 이에 대해 다룬 적 없었기 때문이다. 하지만 왜 질병으로 가장 고생하던 많은 환자들이 낮은 학력을 갖고 있었는지 이제는 이해가 된다. 온화한 태도와 다정한 미소를 짓던, 놀라울 정도로 상냥한 60대 여성 돌로레스를 본 날 밤 나는 눈물을 참지 못했다. 그녀가 환자복으로 갈아입기 전, 디즈니의 〈라이언킹〉에 나오는 '하쿠나 마타타'라고 적힌 밝은 노란색의 티셔츠를 입고 있던 모습을 보았다. 그녀는 몇 년 동안 동네 어린이집에서 도우미로 일하고 있었기 때문에 건강보험이 없었다. 돌로레스는 견딜 수 없는 복통으로 응급실에 실려 왔는데, 검사를 해보니 자궁경부암이 이미 많이 진행된 후였다. 안타까운 사실은 자궁경부암은 충분히 예방할 수 있는 질병이라는 것이다. 고통의 원인을 발견한 후 우리는 그녀의 질병에 대해 설명해주었는데, 나는 그녀가 충격받은 것 이상으로 혼란스러워하는 것을 보았다. 그녀는 자신이 4학년 교육까지밖에 받지 못했다고 말했다.

교육은 건강에 직접적이고 간접적인 이점 모두를 제공한다. 교육으로 건강이 나아지는 이유 중 하나는 환자가 얼마나 자신의 질병을 잘 이해하고 처방전을 읽을 수 있는지와 같은 실질적인 요소를 제공하기 때문이다. 하지만 교육은 아플 때 병원을 방문할 수 있는 병가와 예방 조치, 처방약을 구입하는 데 필요한 더 나은 급여를 받는 일자리를 얻게 해주기도 한다. 더 높은 교육수준은 건강한 음식을 접할 수 있고 스트레스가 덜한 동네에서 살 수 있는 높은 소득수준을 의미할 수도 있다. 또한 교육을 통해 우리는 독자적인 문제해결, 투지, 답에 의문을 제기할 수 있는 용기처럼 눈에 보이지 않는 가치를 배우기도 한다.

대부분 건강 관련 연구들은 학교에 다닌 햇수처럼 교육의 양만을 살펴보지만, 그것만큼 중요한 것은 '교육의 질'이다. 무엇이 '좋은' 교육을 만드는지 논의할 때 뉴욕시 초등학교 교장인 엘레나 제이미는 "합쳐서 10이라는 숫자를 만들기 위한 방법은 무한하다."라고 얘기한다. 어쩌면 교육의 목적은 우리에게 생각하는 법을 가르쳐주는 것이 아니라 가능성에 눈을 뜨게 해주는 것일지도 모른다. 학교에 들어가기 전부터 일찍 호기심을 키울 기회를 주는 것은 가족의 소득 같은 다른 건강요인들만큼이나 중요하다.[29] 몬테소리부터 공립학교까지 어떤 형태의 교육을 받든 교육은 우리가 자신감을 키우고, 배움의 즐거움을 발견하고, 인간관계를 발전시키고, 세상을 항해하며 세상에 기여하는 데 성취감을 찾도록 도와줄 잠재력을 갖고 있다. 좋은 교육은 지성과 마음에 모두 영향을 끼친다.

아이젠버그 박사의 집을 떠날 때 내가 찾던 '충만한 삶'의 질문에 대한 답을 알려줄 수 있는 연결고리, 바로 교육과 목적의식 사이의 이해하기 어려운 연결고리로 되돌아가 보자. 플루타르크에서 유래한 "교육은 양동이를 채우는 것이 아니라 불을 지피는 것이다."라는 말이 있다. 데이터는 교육 자체가 건강에 좋다는 것을 보여주지만, 가장 좋은 교육은 (공식적이든 비공식적이든) 단순한 지식 전달을 넘어 상상력을 키우게 해주는 것이다. 여러 연구 결과에 따르면, 16세 때의 성적보다 정서적 건강이 성인이 되었을 때 삶의 만족도를 가장 잘 예측한다고 한다. 그리고 16세 때의 정서적 건강에 가장 크게 기여하는 요인은 아이의 초등학교와 중학교에서의 경험이다.[30] 교육의 목적은 학생이 한 사람으로서 성장하고 중요한 질문을 던지며 사회에서 의미 있는 협력을 할 수 있도록 도전 의식을 북돋는 것이다. 최고의 교육은 무언가가 왜 할 만한 가치가 있는지를 알아내도록 도와준다.

토끼 실험을 진행했던 네렘 박사를 기억하는가? 연구 업적을 완수한 후 70대 중반이 되었을 때 그는 지역사회 파트너들과 'ENGAGES 프로젝트'라는 프로그램을 만들어 조지아주 애틀랜타에 있는 저소득 지역의 아이들에게 STEM(과학Science, 기술Technology, 공학Engineering, 수학Mathematics) 관련 일을 소개했다. 네렘 박사는 여러 연구를 통해 교육 같은 사회적 요인에 대한 관심이 기초 과학 분야에 더 큰 혁신을 가져온다는 사실을 발견했다.

ENGAGES 프로젝트는 '공학과 과학을 통해 조지아 공대에 새로운 세대를 끌어들이자Engaging New Generations at Georgia Tech through Engineering

& Science'를 줄인 말로, 경제적 혜택에서 소외됐지만 의욕에 찬 학생들에게 고등학교라는 벽을 넘어 교육의 기회를 제공한다.[31] 이 프로그램에 선발된 학생들은 많은 시간을 여기에 쏟아부어야 한다. 파트너십을 맺은 고등학교는 학생들의 스케줄을 조정하여 오전에는 수업을 듣고 오후에는 실험실에서 시간을 보낼 수 있게 해준다. 그들은 학교에 다니면서 연구 기술, SAT 준비, 시간 관리, 갈등해결 방법 등을 배운다.

나는 네렘 박사에게 갈등해결을 가르치는 이유를 물었다. 그는 지원 과정에서 학생들에게 "당신의 영웅은 누구인가?" 혹은 "당신은 어떤 어려움에 직면해본 경험이 있는가?"처럼 그들의 삶에 대해 이야기할 수 있는 질문을 던진다고 했다. 10대 아이들이 들려주는 역경에 대한 이야기는 네렘 박사 같은 어른에게도 놀라움을 안겨준다. 네렘 박사는 "그들이 들려주는 이야기들은 영감을 불러일으키고 이 세상에 대해 궁금해지게 만들어요."라고 말했다. 그들이 경험한 역경에 대해 이야기하는 것은 어쩌면 교육이 학생들에게 도움을 주는 또 다른 방법일 것이다. 자신들의 경험을 설명함으로써 그들은 갈등을 넘어설 수 있는 틀을 발견한다.

ENGAGES 프로젝트에 참여한 학생들의 95퍼센트 이상이 펜실베이니아대, 스탠퍼드대, 존스홉킨스대 등에 진학한다. 대부분 STEM 분야에 남아 공부를 이어간다. ENGAGES 프로젝트에 참여하고 과학으로 촉발된 상상력을 발견한 학생들은 그들의 삶의 목적의식을 찾았다고 할 수도 있다. 이는 네렘 박사도 마찬가지였다. 그가 자신의 업적을 되돌아보며 ENGAGES 프로젝트에서 학생들을 변화시키는 것보다 더 만족스러운 일은 없었다고 말할 때 그의 목소리에서는 자부심이 느껴졌다.

가장 좋은 부분은 바로 여기에 있다.

목적의식과 의미를 추구하는 것은 배움과 마찬가지로 평생 이어지는 여정이다. 예를 들어 아흔다섯 살의 놀라 오크스는 세상에서 가장 나이가 많은 대학교 졸업생이다. 그녀는 스물한 살인 손녀 알렉산드라와 함께 캔자스의 포트 헤이스 주립대에서 학위를 받았다. 졸업 후 그들은 크루즈 여행을 떠났는데, 그곳에서 오크스 여사는 오랜 꿈이었던 초청 강연을 했다. 열정을 좇으라고 권장하는 이 영상에서 그녀는 "시작할 날짜를 정하고 행동하세요. 가만히 앉아 있지 말고요."라고 조언했다.[32] 몇 년 후 오크스 여사는 아흔여덟 살에 인문학과에서 석사 학위를 받았다. 그녀는 대학교를 졸업하고 9년 후인 105살의 나이로 세상을 떠났다.

평생에 걸쳐 목적의식을 찾는 일은 우리에게 달려 있다. 우리 모두가 아이젠버그 박사처럼 운이 좋고 오래 살지는 못할 것이다. 혹은 블랙번 박사나 에르되시처럼 무언가에 오랫동안 집중하지 못할 수도 있다. 네렘 박사처럼 전통적인 틀을 벗어나 혁신적인 커리큘럼을 만들 열정이 없을 수도 있다. 그리고 우리는 아마 놀라 오크스처럼 90대에 학교로 돌아가지 않을 것이다. 하지만 호기심을 키우기 위해 노벨상을 받거나 논문을 발표하거나 프로그램을 개설하거나 학위를 받을 필요는 없다. 배움과 목적의식은 교실 안이 아닌 '일상적인 삶'에서 우리를 찾아온다. 목적의식과 배움,

> 배움과 목적의식은 교실 안이 아닌 '일상적인 삶'에서 우리를 찾아온다.

건강의 깊은 연관성을 더 잘 이해할수록 우리 모두를 위한 교육의 길을 낙관적으로 이해할 수 있다.

활용

나만의 목적의식 깨닫기

나이와 관계없이 인간으로서 끊임없는 성장은 건강에 중요하다. 뿐만 아니라 세상은 당신의 재능을 필요로 한다. 어떤 활동들이 당신의 관심사를 키우고 창의적인 목소리를 발전시키는 데 도움이 될까? 항상 하고 싶었지만 시간이 없어서 하지 못했던 일들은 무엇인가? 무엇이 관심을 사로잡는지 생각해볼 수 있는 몇 가지 방법은 다음과 같다.

- 사진, 글쓰기, 요리, 춤, 노래, 피아노 같은 기술을 개발해본다. 책을 읽거나 팟캐스트를 듣고 실행에 옮긴다. 무언가가 상상력을 사로잡았을 때를 잘 포착하고 이를 발견해야 한다. 목록을 작성하자. 관심을 보이는 친구가 있다면 함께해보자.
- 지역 도서관을 방문한다. 공립 도서관은 모두에게 열려 있고 무료 강좌나 서비스를 제공하기도 한다. 동네를 떠나지 않고도 새로운 시각을 얻을 수 있는 좋은 장소다. 또한 공동체와 더 연결된 기분을 느끼게 해줄 것이다.[33]
- 무료 혹은 저렴한 비용으로 강좌를 들을 수 있는 온라인 학습 사이트들을 확인해보자(칸 아카데미Khan Academy, 유데미Udemy, 코세라Coursera, 오픈 컬처Open Culture, 유튜브 등).

- 성찰이나 일기, 봉사활동 등을 통해 당신만의 목적의식을 키운다. 행동이 영감의 원동력이 될 때가 많다.

- 만약 당신이 경력을 쌓기 시작하는 단계라면, 단지 명성이 있다는 이유만으로 혹은 누군가가 이것이 당신에게 좋은 일이니 해보라고 했다는 이유로 무언가를 시도하지는 말자(나는 이것을 힘들게 배웠다). 당신이 해야겠다고 결정한 활동에서 진정한 열정과 의미를 찾아야 한다. 그 외의 일은 모두 거절하자. 그러면 관심을 사로잡을 만한 일이 나타났을 때 그것을 위한 시간을 낼 수 있을 것이다.

- 다른 사람들이 잠재력을 발휘할 수 있도록 도와주자. 지역 초등학교에서 멘토링을 할 수도 있고 방과 후 프로그램으로 아이들에게 과외를 해줄 수도 있다. 당신이 가진 어떤 기술이든(넓게 생각해보면 아주 많을 것이다) 이를 다른 사람들과 나누어보자. 예를 들어 에어비앤비는 서핑부터 우유 짜기까지 다양한 체험 프로그램을 제공한다. 콘서트나 사회적 영향을 위한 행사에 참석할 수도 있다.[34] 당신도 몰랐던 당신에게 꼭 맞는 일들을 발견하는 즐거움을 느끼길 바란다.

Chapter 6

동네와 이웃

당신이 사는 곳이 당신의 삶을 결정한다

Chapter 6

동네와 이웃

> 당신이 지금 있는 곳에서 시작하라. 당신이 가진 것을 활용하라. 당신이 할 수 있는 일을 하라.
>
> — 아서 애시

나의 여섯 번째 생일 파티에 부모님은 마술사를 불렀다. 비좁은 지하실에서 마술사는 화려한 손수건 마술을 보여주고 모자에서 흰 토끼를 꺼내며 아이들에게 놀라움을 안겨줬다. 그는 마지막 마술을 선보이기 위해 나를 앞으로 불러냈다. 그가 지팡이를 톡톡 두드리고 망토를 휙 휘날리자 작고 둥근 유리그릇이 나타났다. 거기에는 나를 위한 선물로 금붕어 한 마리가 들어 있었다.

큰 눈을 가진 생명체에 마음을 뺏긴 나는 금붕어에게 스누피라는 이름을 지어줬다. 다음 날 아침 스누피를 보기 위해 신나게 거실로 달려갔다. 그러나 금붕어는 알 수 없는 이유로 죽은 채 둥둥 떠 있었다. 축제처럼 신나던 기분이 갑자기 우울해졌다. 내 울음을 달래주기 위해 엄마는 나를 안으며 이렇게 말했다. "얘야, 금붕어는 원래 오래 살지 않아.

이제 떠날 때가 되었던 거야."

스누피가 너무 일찍 세상을 떠나고 몇 번의 여름이 지난 후, 부모님은 샌디에이고에 튜더 양식의 별장을 빌렸다. 이 황홀하게 멋진 집에는 실내 그네와 펠리시아라는 이름의 나이 든 얼룩 고양이가 있었고 마당에는 아주 큰 연못이 있었다. 펠리시아와 나는 물속에서 쉬지 않고 빙빙 돌고 있는 커다랗고 선명한 주황빛 물고기를 바라보며 오후를 보냈다. 선천적으로 물을 좋아하지 않는 펠리시아는 이 활기 넘치는 생명체를 한번 만져보려고 발을 물에 담갔다. 물고기는 동요하지 않고 고양이의 발을 유유히 피해갔다. 어린 내게는 마당 연못에 살고 있는 이 아름답고 강인한 생명체가 병약해 보이던 스누피의 사촌이라는 사실이 믿기지 않았다. 금붕어도 오래 살 수 있었다.

금붕어가 일찍 죽는다고 널리 알려져 있지만 이는 착각이다. 금붕어는 20년에서 30년까지도 살 수 있다. 대부분의 강아지나 고양이보다 수명이 길다. 기네스북에 오른 티쉬라는 이름의 가장 오래 산 반려 금붕어는 1999년 43세의 나이로 세상을 떠났다. 티쉬와 토쉬라고 부르는 다른 금붕어는 1956년 피터라는 어린 영국 소년이 축제에서 상으로 받은 금붕어들이었다. 토쉬는 1976년, 22년을 살고 세상을 떠났다. 티쉬는 피터가 집을 떠나 독립하고 결혼을 하고 담보 대출을 받는 것까지 지켜보았다. 피터의 엄마는 계속 티쉬를 돌보았고 매일 말을 걸며 가족 구성원처럼 대해주었다.[1]

돌이켜 보면, 스누피가 우리 집에 온 지 하루 만에 죽은 것은 금붕어의 평균수명과는 상관이 없었다. 스누피가 죽은 원인은 훨씬 더 근본적인 데 있었다. 티쉬와 토쉬, 그리고 내가 샌디에이고에서 만난 튼튼한 금붕어가 공통적으로 가지고 있었지만 스누피에게는 없었던 중요한 요소, 즉 환경이었다. 오래 살던 금붕어들은 풍요로운 환경에서 자랐다. 그들은 작은 비닐봉지에 담겨왔다가 조그만 어항에 갇혀 살지 않았다. 샌디에이고의 금붕어는 커다란 연못에서 자유롭게 헤엄쳤고, 티쉬에게는 그가 잘 자랄 수 있도록 적절한 환경을 만들어준 보호자가 있었다. 모든 생명체는 잘 살기 위해 그들의 주변 환경을 잘 탐색할 수 있어야 한다. 그것이 인간에게는 바로 우리가 살고 있는 동네다.

초등학교 관리인으로 일하다가 은퇴한 벤은 온화한 미소와 부드러운 목소리, 새하얀 머리카락을 가진 60대 후반의 남성이다. 그의 아내인 소피는 내가 벤을 진료소에서 보기 4년 전에 유방암으로 세상을 떠났다. 벤과 소피는 서로에게 좋은 벗이었고 벤은 소피와 저녁을 먹으며 대화를 나누고 함께 센트럴파크를 산책하던 시간을 그리워했다. 소피가 세상을 떠나고 벤이 혼자 살기 시작하면서 그의 신진대사는 제대로 돌아가지 않았다. 혈당수치는 통제 불능으로 올라갔다. 그는 심각한 과체중이 되었고 늘 무릎이 아프다고 호소했다. 벤은 엘리베이터가 없는 건물의 2층에 살았는데, 계단을 오르내리는 데 15분이나 걸렸다. 옆에 그의 아내가 없으니 집 밖으로 나가서 돌아다니는 게 쉽지 않았다. 벤의 아버지도 심각한 과체중이었고 실명한 후에 결국 당뇨합병증으로 세상을 떠났다. 벤은 저주 갈

모든 생명체는 잘 살기 위해
그들의 주변 환경을
잘 탐색할 수 있어야 한다.
그것이 인간에게는 바로
우리가 살고 있는 동네다.

은 가족 내력을 물려받은 게 아닌지 걱정됐다.

내가 이제 신선한 채소를 더 먹는 식단으로 바꾸고 운동도 더 자주 할 좋은 기회라고 말하는 동안 벤은 잠자코 내 말을 듣고 있었다. 당시 칼로리를 줄이고 운동을 늘리라는 의학계의 주문을 열정적으로 지지하던 나는 늘 환자들에게 같은 말을 했다. 사람들에게 건강하게 먹는 법을 가르치려는 값비싼 공익 캠페인과 같은 방법이었다. 하지만 이제는 세상 모든 사람이 브로콜리가 도넛보다 더 낫다는 사실을 알고 있다. 알지만 먹지 못한다. 왜일까? 몸무게와 건강에 관해서는 의지력을 훨씬 뛰어넘는 숨은 요인들이 작용하기 때문이다.

비만이 개인의 자제력이나 유전자와 관련 있는 것이라면, 허리둘레가 늘어난 사람들이 주변에 어느 정도 골고루 분포되어 있어야 할 것이다. 하지만 전국의 동네마다 흥미로운 차이를 보인다. 예를 들어 뉴욕에서 소호 스프링가에서 업타운으로 향하는 C라인 지하철을 타서 보면, 10명 중 한 사람 정도가 비만이다. 맨해튼에서 북쪽으로 가는 지하철을 타고 20분 정도(10킬로미터) 가면 할렘의 웨스트 125번가가 나오는데, 여기는 네 명 중 한 명이 비만이다. 마찬가지로, 어퍼 이스트사이드의 96번가에서 6호선 업타운 행을 타면 비만은 10명 중 한 명보다 적지만 8킬로미터 정도 북쪽으로 가서 벤이 살던 브롱크스에서 내리면 비만율은 세 명 중 한 명으로 증가한다. 거리상 거의 비슷한 지역임에도 14번가를 건너면 몸무게의 차이가 나타난다.[2] 보스턴이나 시카고 같은 도시에서 실시한 비슷

> 몸무게와 건강에 관해서는 의지력을 훨씬 뛰어넘는 숨은 요인들이 작용한다.

한 연구에서도 지리학적으로 비슷한 구역이지만 동네에 따라 극적인 몸무게의 차이를 보였다.[3] 어느 동네에 사느냐로 바지 사이즈를 예측할 수 있을 것 같았다. 의학적으로는 이 현상을 설명할 수 없다. 하지만 우리가 동네의 주변 환경을 얼마나 많은 슈퍼마켓과 건강한 음식에 쉽게 접근할 수 있는지의 측면에서 살펴본다면, 어느 지역에 사는지가 허리 둘레에 어떤 영향을 미칠 수 있는지 이해하게 된다.[4]

내가 벤에게 생활방식에 대한 설교를 마쳤을 때 그는 내가 하는 말을 잘 이해했다고 말했다. 임무 완수다! 그러나 이어서 벤은 자기도 더 건강하게 먹을 수 있으면 좋겠다고 말했다. 문제는 그의 집에서 그나마 가장 가까운 음식점은 프라이드치킨을 파는 곳이었고 근처 작은 식료품점에서는 탄산음료와 포장음식, 담배를 주로 팔았다. 벤은 브롱크스에서 '식품의 사막지대food desert'라고 불리는 지역에 살았는데, 여기서는 건강하고 신선한 식품을 구하기가 쉽지 않았다. 가장 가까운 식료품점은 걸어서 갈 수 있는 거리가 아니었고 뉴욕의 많은 지하철역들처럼 벤의 집에서 가장 가까운 지하철역에는 엘리베이터가 작동하지 않았다. 게다가 벤이 아픈 무릎으로 어찌저찌 가게까지 간다고 해도, 장 본 것을 집까지 가져올 방법이 없었다. 소피 외에는 그를 도와줄 사람이 없었다. 생활보조금으로는 택시를 타거나 배달서비스를 감당하기 어려웠다.

식품의 사막지대는 '식품 불안정food insecurity' 혹은 영양가 있는 음식을 지속적으로 먹을 수 없는 상태를 야기한다. 미국에서 10명 중 한 명은 정기적으로 굶주리는데, 이들의 대다수는 어린이들이다.[5] 식품 불안정과 굶주림이라고 하면 대공황 때 헐렁한 옷을 입은 야윈 사람들이 음

영양가 없이 칼로리만 높은 '빈 칼로리'를 섭취하는 것은 건강을 위태롭게 하는 영양분 결핍을 야기한다.

식을 받기 위해 줄을 선 모습이 떠오를지도 모르겠다. 하지만 오늘날 미국에서의 영양실조는 바로 벤과 같은 얼굴을 하고 있다. 패스트푸드 음식점에서 줄을 서서 음식을 기다리고 있는 비만한 사람 말이다.[6]

비만인 미국인의 건강과 해외의 굶주린 아이의 건강을 동일시하는 것이 이상하게 보일지 모르지만, 부족한 칼로리 섭취와 마찬가지로 영양가 없이 칼로리만 높은 '빈 칼로리'를 섭취하는 것도 건강을 위태롭게 하는 영양분 결핍을 야기한다. 비만한 사람을 대상으로 한 연구 결과를 보면 크롬이나 비오틴, 비타민 B_1 같은 미세영양소 수치가 낮다. 식물성 식품에서 발견되는 미세영양소는 질병을 예방하기 위한 대사 및 면역 기능에 꼭 필요하다.[7]

최근 등장하고 있는 새로운 연구들은 가공식품이나 패스트푸드가 우리 건강에 다른 방식으로도 영향을 미친다는 결과를 보여준다. 최근 발표된 많은 논문에 따르면, 인류의 조상이 그랬듯이 자연 식물식을 먹는 것은 건강한 마이크로바이옴microbiome에도 꼭 필요하다. 마이크로바이옴은 우리 내장에 살고 있는 수조 개의 공생하는 세포들로 구성되어 있는데[8] 당신이 점심으로 샐러드를 고르냐 아니면 감자튀김을 고르냐에 따라 이 장내 미생물의 구성이 달라진다. 다른 종류의 미생물들은 음식을 다르게 처리하기 때문에 어떤 미생물로 구성되어 있는지가 전반적인 건강과 신체에 영향을 미친다.

건강한 마이크로바이옴과 건강하지 않은 마이크로바이옴은 당신이 물 한 모금만 먹어도 살이 찌는 것 같을 때, 어떤 친구는 끼니마다 초콜릿을 먹어도 살이 전혀 찌지 않는 현상을 설명해준다. 나는 2013년《사이언스》에 발표된 한 연구를 보고 깜짝 놀랐다. 일반적인 상식, 내가 의대에서 배운 내용과 너무 상반되는 것이었기 때문이다. 유전적으로 동일한 쥐들이 정확히 같은 칼로리의 같은 식단을 먹어도 어떤 장내 세균을 가졌는지에 따라 마르거나 살이 찌게 된다.[9]

예전에 엄마가 칼로리를 계산하면서 먹는데도 항상 체중으로 고생하던 것이 떠오른다. 그리고 이것은 엄마의 자존감에도 영향을 미쳤다. 몇 년에 걸쳐 엄마가 만난 의사들이 의도는 좋았겠지만 결국 엄마의 상황을 더 나빠지게 만들었다. 체중이 늘 때 수치심이나 죄책감이 드는 경우가 흔하지만, 최근 연구 결과들은 당신이 얼마나 많은 칼로리를 섭취하느냐보다는 그 칼로리가 '어디에서 오는지'가 중요하다는 사실을 알려준다. 야채와 밥에서 나오는 500칼로리와 기름진 치즈버거에서 나오는 500칼로리는 다른데, 각각 당신의 장에 있는 다른 미생물들에게 먹이를 주기 때문이다. 그리고 놀라운 사실은 평소에 건강한 음식을 섭취하여 건강한 박테리아가 있는 장은 가끔 들어오는 치즈버거나 도넛을 건강하지 않은 지방과 단순 탄수화물로만 섭취한 장과는 다르게 처리한다는 점이다. 당신과 당신의 친구는 실제로 초콜릿을 다르게 소화하고 있다.

건강하지 않은 음식밖에는 선택권이 없는 사람들에게 더 안 좋은 소식은 미국이 의존하고 있는 가공식품은 체중을 줄이기 힘들게 만들 뿐만 아니라 장내세균을 바꾸어 마이크로바이옴을 약하게 하고 각종 건강 문제를 일으킨다. 활기가 없는 마이크로바이옴은 비만, 감염, 염증, 알츠하이머병이나 우울증 같은 신경인지 장애에 더 취약하게 만든다.[10] 현재로서는 입 안쪽을 면봉으로 채취하는 식으로 마이크로바이옴의 구성을 쉽게 평가할 수 있는 방법이 없기 때문에 우리가 할 수 있는 일은 다양한 자연식품과 채소들을 섭취하는 것뿐이다. 하지만 만약 당신이 관심이 있다면, 대규모의 미국인 장 프로젝트와 같은 크라우드소싱을 이용한 시민과 과학자들의 협업 프로젝트에 참여하는 것도 방법이다. 익명화된 정보를 연구실에 제공하는 대신 개인화된 마이크로바이옴 보고서를 받아볼 수 있다.[11]

만약 식품의 사막지대에 살고 있다면 무엇을 할 수 있을까? 식단에 관해서는 더 건강한 식품을 선택할 수 있는 몇 가지 방법이 있다.

큰 변화를 얻을 수 있는 한 가지 방법은 매주 열리는 농산물 직거래장터 혹은 파머스마켓이다. 여기서 볼 수 있는 더 선명한 빛깔의 계절 채소는 종종 마트에 진열된 것보다 더 맛있고 영양가 있으며 더 저렴하다.[12] 식품의 사막지대에서는 경쟁이 없기 때문에 매장에서 파는 식품의 가격이 비싸지는데, 이런 곳에 농산물 직거래장터를 도입하면 결국 동네 상점의 가격을 낮출 수도 있다. 한 연구에 따르면, 이로 인하여 3년 만에 식료품비가 약 12퍼센트 줄어들었다고 한다.[13] 또한 직거래장터가 동네에서 열리면 사람들의 이동비도 절약할 수 있다. 특히 벤처럼 쉽게 이동하기 힘든 사람에게는 큰 영향을 미친다. 장터에서 이웃들도 만나고 지역 상인들도 도우며 공동체 의식을 가질 수 있는 좋은 방법이다.

또한 공동 텃밭은 식품 불안정 상태를 개선하는 데 도움이 되고 위험에 처한 학교들과 이웃들에게 식품의 사막지대 속 오아시스를 제공할 수 있다.[14] 여러 연구 결과에 따르면, 아이가 채소를 직접 재배하면 채소를 먹을 확률이 더 높다고 한다.[15] 콜로라도의 한 도시 텃밭 프로그램은 학교에서 텃밭 활동에 참여한 학생들 네 명 중 세 명은 농산물 소비량이 증가한다고 보고했다.[16] 또한 공동 텃밭을 통해 참여자들은 신체 활동량이 늘어나고 공터나 옥상을 아름답게 가꿀 수 있으며 여럿이 한데 모일 수 있다. 학교 내의 공동 텃밭은 야외 교실이나 실험실의 역할도 한다. 어떤 학교들은 공동 텃밭을 운영한 후 평균적으로 시험 성적이 올라가고 선생님들의 이직률도 낮아졌다고 보고했다. 텃밭을 통해 고등학생들이나 고용 장벽에 있는 사람들에게 여름 동안 일자리를 제공하고 지역 농산물 직거래장터에서 농산물을 파는 사업 경험을 얻을 수 있다.[17] 또한 공동 텃밭을 만들고 공터에 조경을 한 후, 저소득 지역의 총기 사고가 현저히 감소했다는 연구 결과도 있다.[18] 토마토가 꽤 강력한 무기 역할을 한 셈이다.

건강한 음식을 더 쉽게 접하기 위해 고려해볼 만한 방법이 몇 가지 더 있다. 개별적인 선택부터 규모가 더 큰 파트너십까지 다양하다. 예를 들면 지역에서 나는 제철 과일이나 채소만 취급하는 월간 배달 구독서비스가 있는데, 제철 생산물이므로 가격은 더 저렴하다. 동네에 있는 작은 상점에 신선한 채소나 과일을 더 구비해둘 수 있는지 물어보고, 이웃들도 이에 찬성하는지 물어본다. 만약 소외계층에 식품을 지원하는 단체에서 봉사활동을 하고 있다면, 통조림 음식 대신 신선한 과일이나 채소도 기부받을 수 있는 방법이 있는지 고민해본다. 식품 협동조합을 결성하거나 미시간주 디트로이트에서 한 것처럼 식료품점 인큐베이터 프로그램과 파트너십을 맺는 것도 고려해보자. 이 방법은 이웃의 식량 불평등을 해결하는 데 지역 시민들의 참여를 유도한다. 또한 사람들이 건강한 음식을 쉽게 접할 수 있게 해줄 뿐만 아니라 지역 사업 발전에도 도움이 된다.[19]

우리가 사는 동네는 우리가 쉽게 구할 수 있는 음식의 종류뿐만 아니라 운동량에도 영향을 미친다. 나의 시댁 식구들은 아일랜드의 시골에 살고 있는데, 나는 그곳을 처음 방문하러 가면서 양떼를 데리고 울창한 시골길을 지나가는 즐거운 상상을 했다. 그러나 현실은 돌담으로 둘러싸인 좁은 1차선 길에 차가 지나다니는 틈으로 걸어 다녀야 했다. 이처럼 보행로나 인도가 없이는 안전하게 걸어 다니기가 힘들다. 더군다나 하루에 여덟 시간 이상 컴퓨터 앞에 앉아 일하는 현대 근로자들은 전문가가 권장하는 하루 1만 5,000보를 걸을 시간 자체를 낼 수 없다. 만약 상점이 집에서 멀리 떨어져 있고 막다른 골목이 가득하고 무계획적으로 도시화가 된 외곽지역에 살고 있다면 운전을 할 수밖에 없어서 걸어 다닐 기회는 더욱더 적어진다. 하지만 걷기의 장점은 무궁무진하다. 두통, 암, 우울증, 심장병, 관절염, 골다공증의 위험을 줄여준다. 도시의 스프롤 현상(도시의 급격한 팽창으로 교외가 무질서적으로 발전하는 현상—옮긴이)은 고혈압이나 심장병 같은 만성적인 건강 문제의 현

우리가 사는 동네는
우리가 쉽게 구할 수 있는
음식의 종류뿐만 아니라
운동량에도 영향을 미친다.

저한 증가와 연관성이 있다. 이것은 전체 인구를 4년 더 노화시키는 것과 같다.[20]

활동량 감소 문제는 길이 보도로 연결되지 않을 때 더 극대화된다. 전 세계에서 진행된 연구들은 동네가 어떻게 설계됐는지가 신체 활동을 크게 변화시킨다는 것을 증명해 보였다.[21] 동네를 쉽게 걸어서 돌아다닐 수 있는 능력을 '워커빌리티walkability'라고 하는데 건강한 지역사회의 결정적인 특징이기도 하다. 걸어서 쉽게 갈 수 있는 곳이 있다는 것은 벤처럼 거동이 힘든 나이 든 사람들에게 특히 도움이 된다. 잘 관리된 길, 가로등, 교통 흐름, 갓길, 횡단보도 등도 이러한 특징에 속한다. 주변에 화장실을 쉽게 찾을 수 있거나 필요에 따라 길에서 잠시 쉬었다 갈 수도 있다. 걸을 수 있는 구역을 쉽게 연결하기 위한 접근 가능한 대중교통도 중요하다. 워커빌리티의 장점으로는 지역 산업의 발전, 부동산 가치 증가, 적은 소음 공해, 더 나은 공기의 질 등이 있다.

로워 맨해튼의 그린위치 빌리지 사이로 고속도로를 내지 못하도록 막은 운동가인 제인 제이콥스Jane Jacobs는 1961년 저서 《미국 대도시의 죽음과 삶The Death and Life of Great American Cities》에서 도시의 거리에는 그만의 리듬이 있다고 지적했다. 그녀는 이를 "각각의 댄서들과 무용단들이 모두 자신만의 특색 있는 부분을 가지면서도 기적적으로 서로를 보강하며 질서 있는 완전체를 이루는 복잡한 발레 공연"으로 표현했다. 화창한 평일 오전, 뉴욕 워싱턴 스퀘어의 공원 벤치에 앉아 사람들이 각자의 목적지를 향해 공원을 가로질러 걸어가는 모습을 보는 일은 무척 즐겁다. 북적거리는 카페의 기분 좋은 소음처럼 불협화음이 전체를 완성한다. 사람들이 날마다 규칙 없이 멋대로 움직이는 것 같지만 사실은 그렇지 않다. 행동경제학자들과 스타벅스는 이미 알고 있듯이, 사람들은 예상 가능한 패턴으로 움직인다. 워커빌리티를 위해 설계된 도시는 발레 공연 같은 사람들의 움직임을 염두에 두고 이를 방해하는 것이 아니라 더 활발하게 만든다.

더 많은 워커빌리티와 적은 교통량은 건강에도 더 좋다. 우리는 1952년 12월, 4일간의 경험으로 이를 알 수 있다. 영국 런던에서 일시적 한파가 닥쳤을 때 석탄을 태우는 양이 증가하면서, 그 연기가 썩은 달걀 냄새를 풍기는 짙은 스모그를 만들어냈다. 그 후 며칠 동안 사망자가 급증했다. 총 1만 2,000명이 사망하고 15만 명 이상이 병에 걸린 것으로 추정됐다.[22] 런던의 스모그는 자동차 배기가스나 석탄 연소로 인한 공기 중의 초미세먼지 수치 증가와 암, 심장병, 인지기능 장애, 사망률 사이에 분명한 연관성이 있다는 것을 보여주었다.[23] 치매를 포함한 여러 건강 문제들은 공기의 질에 대한 오늘날의 지침보다 훨씬 아래 수치에서 발생한다.[24] 특히 여성들과 아이들, 노인들이 주변 환경오염물로 인해 위험해졌다.[25]

예를 들어 간호사들의 대규모 건강 연구를 활용한 연구자들은 여성의 경우에, 불행히도 심장병의 첫 증상인 급성 심정사의 위험이 집과 큰길과의 거리에 따라 직접적으로 증가한다는 사실을 발견했다. 나도 큰 도로 근처에 살기 때문에 이 결과를 보고 깜짝 놀랐다. 큰 도로와 가장 가까이 사는 사람들은(약 48미터) 약간 멀리 사는 사람들보다(약 480미터) 급성 심장사의 위험이 38퍼센트 높았다. 두 요소의 연관성은 선형 관계였는데 이것은 도로에서 조금만 더 가까워져도 위험이 커진다는 것을 의미한다. 이 연구에 따르면, 큰길 근처에 사는 것이 흡연, 식습관, 비만 등과 같은 이미 알려진 위험요인들보다 건강에 더 큰 위험이 될 수 있다고 한다.[26] 이 중 일부는 소음과 관련이 있을 수도 있는데, 경적부터 사이렌 소리, 새벽 4시의 쓰레기 트럭 소리에 이르는 여러 소음 공해는 수면 장애, 스트레스 증가, 기분 악화, 고혈압과 심장병과 같은 건강 문제들과 연관이 있기 때문이다(지금 이 글을 쓰는 순간에도 멀리서 드릴 소리가 들린다).[27]

도시들은 시끄럽고 교통이 혼잡하긴 해도 종종 걸어서 접근할 수 있는 녹지 공간을 제공하기도 하는데 이런 공간의 존재 여부가 아주 중요하다. 우리가 어디에 살든, 자연에서 보내는 시간은 좋은 휴식이 된다. 게다가 건강에도 좋다.

2015년 어느 이른 봄날 오후, 나는 할렘의 재키 로빈슨 공원에 있는 놀이터에서 신선한 공기를 맞으며 서 있었다. 나뭇가지 사이로 햇빛이 쏟아지며 녹색 페인트가 벗겨진 그네를 비추었다. 새의 지저귐은 사람들의 재잘거리는 수다 소리와 사이렌 소리, 공사장의 철컹하는 소리가 모인 도시의 배경음악을 사라지게 했다. 컬럼비아대에서 도시 공간과 건강이라는 수업을 들을 때 나는 뉴요커들이 녹지와 어떻게 상호작용을 하는지 이해하기 위해 이전에 투자를 중단한 구역에 있는 공원을 자주 방문했다. 나는 도시의 다른 공간과는 전혀 다른 방식으로 공원을 경험했다. 공원을 관찰하면서 공원을 사용하는 사람들과 대화를 나누었다. 벤치에 앉아 있는 나이 든 여성들, 농구를 하는 청소년들, 주변을 산책하는 견주들과 대화했다. 탁 트인 공간에서 가능성에 대해 열린 마음을 가졌다.

당시 다섯 살이었던 아들 라이언도 종종 나와 함께 공원을 탐험했다. 방과 후에는 지하철 A라인을 타고 북쪽으로 145블록 떨어진 던킨도너츠에 갔다. 공원을 가기 전 창가 자리에 앉아 분홍색 프로스팅 위에 여러 색의 설탕 가루가 뿌려진 도넛을 먹어치웠다. 공원으로 걸어가는 길에 남자들이 함께 웃으며 현관 계단에 앉아 있는 모습도 보고 관광객들이 가이드북을 들고 최근 새로 생긴 커피숍에서 다른 언어로 얘기하는 것도 보았다. 어느 날 오후 놀이터에서 라이언은 새로운 친구 한 명을 사귀었다. 나는 하얀 피부의 아이와 갈색 피부의 아이가 푸릇푸릇한 싹이 돋고 있는 나무 아래서 행복하게 노는 모습을 지켜보았다. 다른 배경과 도시의 다른 지역에서 온 두 소년이 그네를 나눠 타며 아주 즐거워하고 있었다.

녹지는 사람들을 신체적으로도, 정서적으로도 연결해준다. 놀이터, 공원, 레크리에이션 센터 등은 경제적인 면이나 집단 건강의 면에서 큰 혜택을 제공한다. 미래에는 모든 사람에게 공원 산책을 '처방'하게 될지도 모르겠다. 녹지가 많은 도시 지역에 사는 것이 전반적인 건강을 개선하고 스트레스와 두통을 줄인다는 연구 결과가 있다.[28] 또한 오래 머무르고 활동할수록 녹지 공간이 웰빙에 미치는 영향은 더 커진다.[29] 공원 근처에 살고 있는가? 집과 녹지까지의 거리가 가까우면, 심한 우울증을 진단받은 사람이라도 정신 건강 점수가 향상된다.[30]

또한 런던에서 실시한 한 연구에 따르면 나무가 더 많은 거리에 사는 사람들은 소득이 주는 영향을 통제한 후에도 항우울제 처방의 비율이 현저히 낮았다.[31] 18년 동안 영국의 1만 명 이상의 사람들을 대상으로 진행한 한 연구 결과에 따르면, 공원 근처에 사는 것으로 얻는 정신건강의 증대는 결혼생활에서 얻는 정도와 동일했다. 또한 녹지는 빈곤과 범죄율이 높은 지역이라도 동네의 복지를 증진시키는 힘이 있었다.[32]

자연을 즐기며 시간을 보내면 코르티솔 수치가 감소하고 혈압이 내려가며 면역 기능이 강화된다. 일본에서 실시한 여러 연구에서 타액 내 코르티솔, 심박동수, 혈압을 측정한 결과, 참가자들이 20분 동안 숲을 바라보고 산책을 하고 나면 부교감 활동이 활발해지고 교감 활동이 줄어들었다(즉, 스트레스를 덜 받았다). 다른 연구들에서는 한 무리의 남녀가 자연에서 며칠을 보내며 삼림욕을 한 후, 혈액 검사와 소변 검사를 했다.[33] 검사 결과 일상적인 도시 생활을 할 때의 기준 수치와 비교했을 때 자연에 노출된 후에는 종양의 성장과 감염을 막는 '자연살해세포'로 알려진 백혈구가 증가한다는 결과를 얻었다. 이렇게 향상된 기능은 자연에 노출된 후 약 한 달간 지속됐다.[34]

흥미롭게도 자연이 주는 혜택을 받기 위해 꼭 근처에 숲이 있어야 하는 것은 아닐지도 모른다. 나무가 몇 그루만 있어도 건강을 증진시킨다. 연구자들은 지난 10년간 외과 병동의 회복실에 대한 병원 자료를 살펴보고, 창밖으로 나무를 내다볼 수 있는 병실에 있는 환자들이 벽돌담만 보이는 병실에 있는 환자들보다 하루 일찍 회복했다는 사실을 알아냈다. 또한 나무를 볼 수 있었던 환자들은 진통제도 덜 필요로 했다.[35]

집안에 있는 식물들도 스트레스 수치를 감소시키는 데 도움이 됐다.[36]

물고기가 자신이 사는 물을 인지하지 못하는 것처럼, 우리도 일상에 너무 깊이 빠져 있어서 환경적인 요인이 건강에 미치는 영향을 인지하지 못하고 있다. 이것들은 '위험의 위험요소'이다. 즉, 질병의 진행을 촉진하는 근본적인 조건들이다. 그리고 동네의 안전과 공동체 의식은 중요한 숨은 요인이다.

그러면 왜 우리 건강과 우리가 사는 동네와의 연관성을 놓치기 쉬울까? 부분적으로는 환경적인 요인과 건강 사이의 연관성이 종종 모호한 신체 증상으로 나타나기 때문이다. 의학적으로는 멀쩡했지만 몸이 안 좋아서 가장 친한 사촌인 비올라를 보러 가지도 못한 데이지를 떠올려 보자. 데이지의 진료기록에는 세포, 조직, 장기, 신경계에서 아무 문제가 나타나지 않았다. 하지만 데이지의 삶을 살펴보면, 그녀는 스트레스와 심적 고통이 컸다. 이런 데에는 그녀의 동네가 큰 역할을 했다. 데이지가 태어나고 자란 브루클린의 브라운스빌에서 그녀는 가로등이 깨진 어둑어둑한 길을 밤에 혼자 걸어 다니는 것이 불안했다. 한때 문화의 중심지였던 이곳은 시간이 흐르며 마약 거래와 살인으로 더 유명해졌다.[37] 데이지는 밤이 되면 멀리서 총소리를 듣기도 했다. 그녀가 옆 건물에 누가 침입했음을 느끼고 경찰에 신고했지만 아무도 출동하지 않았다.

지금까지 데이지는 폭력으로 어릴 때 목숨을 잃은 많은 아이들을 알고 있었다. 하지만 자기 아들이 그중 한 명이 될 거라고는 한 번도 생각해본 적 없었다. 그녀는 외동아들인 브라이언이 학업에만 집중할 수 있게 최선을 다했다. 하지만 내가 그녀를 만나기 몇 년 전, 브라이언은 학교 밴드 연습을 마치고 집으로 돌아가다 음료수를 사러 잠시 가게에 들렀고 그곳에서 우연히 강도에게 총을 맞아 살해당했다. 데이지가 속한 공동체는 그녀에게 전부였던 아이를 잃었다는 사실과 그 슬픔을 매일 상기시켜주었다.

미국에서는 지하철이나 버스로 몇 정거장밖에 떨어지지 않은 동네가 식품의 사막지대가 되거나 걷기 좋지 않고, 안전하지 않으며 스트레스를 과하게 유발하는 곳이 되어버린 이유가 있다. 1933년 의회는 대공황 이후 뉴딜정책의 일환으로 주택소유자 대출법을 통과시켰다. 이 법안은 HOLC라는 주택소유자 대출 회사를 설립하여 수많은 미국인들의 장기 대출을 탕감해줬고 대출금을 재융자함으로써 그들이 집을 잃지 않도록 도와줬다.[38] 당시 은행은 전국적으로 하루에 1,000채 이상의 집을 압류하던 상황이었다. 더 많은 가족에게 안정성을 줄 것이라는 얘기를 들었을 때는 굉장한 프로그램이라고 생각했다. 그러나 흔히 그렇듯이 정작 중요한 부분은 겉으로 드러나지 않는 법이다.

1935년과 1940년 사이에 HOLC는 어디에 투자할지 결정하기 위해 간단한 분류 체계를 만들었다. 약 250개의 미국 도시 전체에 걸쳐 그들은 동네를 A에서 D까지 등급을 매긴 지도를 만들었다. 지도에 녹색으로 표시된 A급 동네는 투자 가치가 있는 좋은 지역이었다. A 지역에 사는 사람들은 아메리칸 드림을 실현하기 위해 저렴하게 대출을 받을 수 있었다. 한편 지도에 빨간색으로 표시된 '위험한' D 지역 사람들은 대출받을 자격을 충족하지 못했다. 그들의 꿈은 무한정 연기됐다. 대출을 받지 못한다는 것은 '빨간 줄' 안에 있는 가족들이 안정적인 주택을 가진 삶을 살 기회가 사라졌다는 의미였다. 그것은 더 많은 스트레스와 터무니없이 비싸지는 월세를 의미했다. 또한 이 아이들은 놀이터와 공원을 누리며 자랄 수 없음을 의미했다. 워싱턴 D.C.의 국립 문서 보관소에 있는 자료들과 역사가들이 만든 쌍방향 온라인 지도는 HOLC가 D급 동네를 결정할 때 사용한 명확한 기준을 보여준다. 거기에는 말 그대로 '흑인의 침투'라고 적혀 있었다.[39]

말 그대로 인종에 따른 특정 경계지역 지정의 차별적인 관행은 뉴딜 이후로 수십 년 동안 미국연방주택관리국과 부동산 산업의 기준이 됐다. 그리고 이렇게 공식적으로 진행된 차별 정책은 전국적으로 모든 대도시에서 시행됐다. 주택 소유는 부와 공동체 건설을 가능하게 한 반면 특정 경계지역의 지정은 수십 년이 지난 후에도 여전히 사람들의 건강에 영향을 미치는 빈곤의 고리를 유발했다. 내가 라이언과 방문했던 할렘에 있는 놀이터는 원래 빨간색 구역에 있었다. 데이지의 동네인 브라운스빌도 한때 브루클린의 빨간색 구역에 있었고, 그래서 사람들은 수십 년 동안 합법적인 대출을 받지 못했다.[40] 수년간 투자를 제한한 것이 한때 활기찼던 동네들을 위험하고 살기 힘든 곳으로 만들었다.

데이지의 동네는 미국에서 지하철역에 따라 사람들의 건강 상태가 달라지는 유일한 구역이 아니다. 예를 들어 시카고에서는 링컨 파크의 아미티지 역 주변 신생아 사망률은 1,000명당 2.4명이다. 녹색 라인을 타고 가필드 역에서 내리면 16킬로미터도 떨어지지 않은 곳이지만, 유아 사망률은 1,000명당 19.3명으로 올라간다. 이는 에콰도르나 이란,

시리아보다 높은 비율이다.[41] 16킬로미터도 떨어지지 않았는데 유아 사망률이 여덟 배나 차이가 나는 것은 단순히 병원 접근성으로 설명할 수 없다. 이 '지하철 효과'를 보이는 모든 도시에는 세계 최고 수준의 병원들이 있다. 게다가 연구 결과에 따르면 의료서비스는 예방할 수 있는 조기 사망의 약 10~15퍼센트밖에 막지 못한다.[42] 결국 우리는 우리가 사는 동네를 자세히 살펴봐야 한다.

미국에서는 한 사람의 우편번호가 그의 유전자 암호보다 건강을 더 잘 예측하는 요인이다. 우편번호 사이의 거리는 얼마 안 되지만 당뇨 합병증, 뇌졸중, 심장병으로 인한 사망, 유방암, 미숙아 등 다양한 건강지표에서는 엄청난 차이를 보인다.[43] 예를 들어 2016년 워싱턴 D.C.에 사는 사람의 평균수명은 메릴랜드의 몽고메리 카운티 근처에 사는 사람보다 6년 짧았다(78세 vs. 84세).[44] 피부색을 함께 고려하면 차이는 더 벌어진다. 워싱턴 D.C.에 사는 흑인 남성의 평균수명은 몽고메리 카운티의 백인 남성의 평균수명보다 12년이 짧다(68.8세 vs. 81.4세).[45] 두 남성이 같은 날 1학년짜리 손녀딸을 학교에 데려다주었지만, 이 손녀딸이 고등학교를 졸업하는 모습을 볼 수 있는 사람은 한 명뿐이라는 의미다.

개인의 안전이나 사랑하는 사람들의 안전을 끊임없이 걱정해야 하는 동네에 사는 것도 텔로미어를 더 빨리 짧아지게 만든다. 캐서린 디얼Katherine Theall 박사와 동료들은 루이지애나주의 뉴올리언스 주

개인의 안전이나 사랑하는 사람들의 안전을 끊임없이 걱정해야 하는 동네에 사는 것도 텔로미어를 더 빨리 짧아지게 만든다.

변에 있는 여러 동네에 사는 4세에서 14세 사이의 아이들 99명의 텔로미어를 측정했다. 그들은 실업, 빈곤, 쓰레기나 깨진 유리, 빈 건물 등의 '무질서 비율'이 높은 동네에 사는 아이들이 스트레스가 적고 더 질서 있는 동네에 사는 아이들보다 텔로미어의 길이가 짧을 확률이 세 배 높다는 사실을 발견했다.[46]

영양가 있는 음식에 대한 접근성과 워커빌리티도 이런 차이에 영향을 미친다. 이게 끝이 아니다. 유색인종이 많이 사는 동네와 비교했을 때 주로 백인이 많이 사는 동네에는 슈퍼마켓이 네 배나 많다는 사실을 아는가?[47] 시카고의 가필드 지하철역의 유아 사망률이 16킬로미터도 떨어지지 않은 곳에 있는 아미티 지역보다 여덟 배 높다는 사실은 어떠한가? 1939년 HOLC 지도를 보면 가필드 근처의 지역은 빨간색으로 표시되어 있다. 벤이 브롱크스에서 살았던 동네도 1970년대 도시의 재정난으로 악화된 구조적 투자 중단과 비슷한 상황이 있었다. 스트레스 요인이 많은 거리가 건강에 미치는 영향은 수십 년이 지난 지금까지도 지속되고 있다. 그리고 구조적으로 투자를 중단시킨 이유는 우리가 뒤에서 더 자세히 알아볼 또 다른 숨은 요인인 인종차별 때문이었다.

건강의 사회적 편차는 미국에서만 일어나는 일이 아니다. 영국의 역학자인 마이클 마멋과 세계보건기구는 세계적으로 건강의 과도한 불평등 현상을 발견했다. 이런 건강의 편차는 국가 간에도 있고 한 국가 안에서도 존재한다. 도시 간에도 있고 도시 안에서도 존재한다. 고작 몇 킬로미터 떨어진 동네들 사이에서도 평균수명은 몇 년씩 차이가 난다.[48]

금붕어가 사는 어항처럼 동네는 우리가 자라고, 거주하고, 나이 들고, 놀고, 치유하는 곳이다. 대부분의 사람들에게 사는 동네를 옮기는 일은 쉽지 않은 일이다. 우리는 도시든 시골이든, 바쁘든 느긋하든, 우리에게 중요한 것을 반영하는 곳에서 능력이 닿는 한 가장 좋은 곳에서 살기 위해 노력한다. 우리는 우리가 있는 곳에서 만족해야 한다. 우리가 다른 동네로 이사할 마음이 없거나 혹은 이사할 수 없다고 해도, 우리가 사는 곳을 개선하기 위해 할 수 있는 일은 많다.

사회적, 문화적, 경제적, 정치적 선택들이 환경을 형성하지만 우리도 이 환경을 만드는 데 역할을 하고 있다. 처음에는 동네를 더 건강한 곳으로 만들기 위해 필요한 큰 구조적 변화를 일으키는 것이 겁나거나 부담스러울지도 모른다. 하지만 긍정적 변화도 동네의 한 부분이다. 우리가 어떤 일을 할 수 있을지에 대한 아이디어는 이미 넘쳐난다.

문제는 어떻게 기존의 주민들을 바꾸지 않은 채 사람들이 방탄유리를 설치하지 않고도 카페와 상점을 운영할 수 있게 동네를 활성화하는지다. 젠트리피케이션이 저소득층 주민들을 내쫓고 고소득층 주민들을 끌어모을 때 가난한 사람들은 더 가난해지는 연쇄적인 이동의 위험이 있다.[49] 워싱턴 D.C.의 남서부와 같은 어떤 도시에서는 이를 상쇄하기 위해 '이동 제로'라는 캠페인을 벌이기도 했다.[50] 시민단체의 촉구를 받은 도시 설계자들은 시장 시세와 적당한 가격의 주택을 섞음으로써 특정한 지역에 사는 기존의 거주자의 이동을 최소화해야 한다. 목표는 동네를 더 건강하고 스트레스가 적은 건강한 곳으로 만들면서 그 동네만의 특성을 잘 유지하게 돕는 것이다.

동네는 고정된 물체가 아니다. 그리고 동네는 고립되어 별개로 존재하지 않는다. 여러 도시들에서 놀라운 작업을 한 공공보건 정신과 의사인 민디 풀리러브Mindy Fullilove는 "지리는 역동적이다."라고 말했다. 도시는 생명체와 같고 사람들이 내린 선택들을 바탕으로 변화한다. 우리가 생각하는 것보다 개인 한 사람이 가진 힘은 크다. 풀리러브 박사는 "한 명의 사람이 회의를 소집할 수도 있습니다."라고 말을 이었다.[51] 혹은 꽃을 심거나 파티를 열어보자. 각자가 행동을 취하고 모두의 건강을 개선할 기회가 눈앞에 있다. 그 과정에서 어떤 일이 일어날지 기대해보자.

우리 동네를 긴장감이 덜하고 공동체 의식이 느껴지는 곳으로 만들기 위해서는 서로에게 투자할 필요가 있다. 이것은 집house과 가정home의 차이와 같다. 여기서 일반 시민단체들이 연결고리를 구축하고 폭력을 줄이도록 돕는 중요한 역할을 해야 한다. 뉴욕대의 사회학자인 패트릭 샤키Patrick Sharkey는 1990년대부터 2015년까지 25년 동안 미국 내 범죄율이 급격히 감소한 주요 원인이 지역사회 내 주민단체들이라는 사실을 밝혀냈다. 그의 연구에 따르면 활성화된 지역사회 단체가 전국적으로 살인율을 절반으로 줄이는 데 도움을 주었다고 한다. 인구가 10만 명 이상인 도시에서는 비영리단체가 10개 늘어날 때마다 살인율이 9퍼센트 감소하고 폭력범죄율은 6퍼센트 감소했다.[52] 이는 필라델피아에서 실시한 연구 결과와도 동일한데, 버려진 건물 주변의 쓰레기를 치우고 외관을 새로 칠하며 출입문을 단속하고 나니 주변 동네의 총기폭력 범죄가 40퍼센트 가까이 감소했다.[53] 또한, '깨끗하고 녹지가 있는' 지역 근처의 집들의 부동산 가치는 약 20퍼센트 올랐다.[54] 주민자치회, 농구 프로그램, 시니어댄스 그룹, 지역사회 정화 운동, 방과 후 과외, 음악 페스티벌 등 이 모든 것이 이웃 관계와 이웃 생활을 개선하는 역할을 한다. 동네를 더 안전하고 재미있는 곳으로 만들어준다.

2004년 풀리러브 박사와 자원봉사팀은 CLIMBCity Life Is Moving Bodies 프로젝트를 비롯하여 약 10킬로미터에 걸쳐 있는 맨해튼의 일곱 개 공원을 하나로 묶어 도심 하이킹을 즐길 수 있는 '어퍼 맨해튼의 기린 길'을 만들도록 도왔다. 기린 모양으로 되어 있어 이러한 이름이 붙은 이 길은 1980년대 코카인의 급속한 확산으로 범죄율이 증가하고 개인의 안전이 위태로웠던 워싱턴 하이츠와 할렘의 빨간색 지역을 통과한다. 하이킹에 대한 아이디어는 부서진 계단, 지저분한 길, 폐쇄된 보행로, 놀이터의 녹슨 기구들이 있는 황폐해진 근처 공원들을 바꾸자는 데서 비롯되었다. 이 아이디어는 공원에 관심을 가지고 매년 열리는 '하이크 더 하이츠Hike the Heights'라는 행사로 물리적으로는 가깝지만 역사적으로 고립된 지역사회들을 연결시키기 위해서 나온 것이다.

유난히 따뜻하던 6월의 첫째 토요일, 나와 라이언은 뉴욕 각지에서 모인 다양한 사람들과 합류하여 기린 길을 따라 걷다가 마지막에는 포트럭 파티를 즐겼다. 우리는 워싱턴 하이츠에서 아이들을 키우고 지금은 매년 자녀와 손자, 손녀들과 함께 이 행사에 참여하는 70대 여성 마리아와 함께 걷게 됐다. 포트럭 파티는 놀이터에서 열렸는데, 그곳에 들어가자 먼저 도착한 사람들이 우리를 기쁘게 반겨주었다. 음악과 춤, 음식, 페이스 페인팅, 지역 예술가들과 아이들이 함께 종이 반죽으로 만든 기린이

동네는 그저 물리적인 장소가 아니라 공동체 의식과 연결의 공간이다.

있었다. 마법 같던 그 순간은 우리에게 동네가 그저 물리적인 장소가 아니라 공동체 의식과 연결의 공간임을 보여주었다.

CLIMB 프로젝트는 도시공원 부서와 뉴욕 복원 프로젝트와 함께 2015년 맨해튼과 브롱크스를 잇는 역사적인 다리인 하이브리지High Bridge의 재개통으로 말 그대로 인근 지역을 연결하는 데 도움을 주고 있다. 데이지가 사는 브라운스빌에서는 동네를 기념하고 개선하려는 자체적인 노력으로 화려한 벽화부터 도시 정원에 케일 키우기, 아이의 눈에 보이는 공동체의 자긍심까지 여러 창의적인 아이디어를 실행했다.[55]

만약 당신이 새로운 지역으로 이사했다면 당신 스스로가 공동체를 만들 수도 있다. 작가인 프리야 파커와 그녀의 남편인 아난드 기리하라다스는 보스턴에서 뉴욕으로 삶의 터전을 옮긴 후, 새로운 동네를 알아가기 위해 '저 여기 있어요I Am Here'라고 부르는 프로젝트를 시작했다.[56] 부부의 친구들이 합류하면서 하나의 프로젝트가 된 이 아이디어는 두 사람이 한 번에 12시간 동안 다섯 개의 자치구를 탐험하는 것이다. 프로젝트의 기본 규칙으로는 플러그 뽑기(전자 기기와 할 일 목록을 제쳐둔다), 충실하기(모험이 끝날 때까지 남는다), 현재에 집중하기(지금 함께 있는 사람들과 대화한다), 투지 갖기(모험 정신을 가지고 뜻밖의 일을 기대한다)가 있다. 물론 방문하는 동네를 존중하는 마음도 가져야 한다. 탐험 중에 그들은 상점, 카페, 유대교 예배당, 낮에 열리는 댄스파티 등을 방문했다. 그들은 그라피티와 미술관, 누드 조각상을 감탄하며 감상했고 새로운 음식을 먹어보고 새로운 맥주를 시도했으며, 새로운 눈으로 뉴욕을 바라봤다.

이들처럼 당신의 도시를 구석구석 알아가는 일은 모두가 같은 공동체의 일부임을 깨닫게 해주고, 서로 간의 연결을 조성하는 일은 숨은 건강의 기본이 된다. 무엇보다, 동네를 알아가는 과정은 재미있다.

사는 동네는 건강에 가장 중요하지만 잘 드러나지 않는 요인들 중 하나다.

나의 불운한 금붕어 스누피처럼 우리도 처음에는 우리가 통제할 수 없는 환경에 놓일 때도 있다. 하지만 어디에 사는지는 건강에 엄청난 영향을 미친다. 사는 동네는 건강에 가장 중요하지만 잘 드러나지 않는 요인들 중 하나다. 허리둘레와 기회, 안전, 정신 건강, 수명 등에 영향을 미친다. 서양의학은 생체의학의 발전이 암이나 심장 질환, 고혈압 같은 질병을 고칠 것이라는 희망에 초점을 맞추고 있다. 한편, 수많은 공중보건 데이터는 우리가 사는 동네에 관심을 갖는 것을 시작으로 건강의 주요 예측요인에 기여하도록 일상적인 선택과 환경을 조정할 수 있다고 말한다.[57] 풀리러브 박사가 말하는 것처럼 "한 걸음만 내디디면 나머지는 따라올 것이다."

활용

함께하는 삶과 놀이

잠시 시간을 갖고 당신이 사는 곳과 이웃들을 떠올려보자. 무엇이 공동체 의식을 느끼게 해주는가? 어떻게 하면 당신이 사는 곳에 더 마음을 붙이고 주인의식을 키울 수 있을까?

- 동네를 둘러보고 어떻게 동네를 더 아름답게 만들 수 있을지 고민해보자. 마치 동네가 살아 있는 생명체인 것처럼 돌보자. 하루에 쓰레기를 세 개씩 줍는다거나 꽃을 심고 낙서를 지우고 벽화를 그리고 지나가는 사람들에게 긍정적인 메시지를 주는 글귀를 써보자.

- 파머스 마켓을 찾아보거나 공동 텃밭을 지원하자. 만약 시간 여유나 원예 재능이 있다면 자원봉사를 해보자. 동네에서 단체를 조직하고 싶다면 기존의 어떤 공동체 집단 혹은 상점들과 파트너십을 맺고 싶은지 생각해보자.

- 자연에서 시간을 보내자. 신체 건강과 정신 건강에 모두 좋다. 만약 밖으로 나갈 수 없다면 자연을 집안으로 들여오자. 식물을 사거나 식물을 선물한다. 식물을 돌보는 즐거움을 느껴보자. 자녀나 손자, 손녀가 있다면 그들과 함께 식물을 돌본다.

- 공원이나 산책로, 자전거 도로, 테라스 같은 공동 녹지를 가꾸어보자. 녹지가 부족하다면 어떻게 더 늘릴 수 있을지 고민해본다. 만약 비어 있거나 쓰레기로 가득 찬 공터가 있다면 이웃들이나 지역 사업체들과 함께 청소

하고 그곳에 꽃이나 식물을 심는다. 동네 아이들도 함께 참여하는 것이 좋다. 다른 사람들에게 나무와 풀이 어떻게 동네 안전을 강화시키는지 알려준다.

- 다른 지역의 부모들과 함께 부모, 자녀 사회봉사단을 시작해보자. 이를 경험해본 엄마로서 한마디 하자면, 지역 봉사활동을 통해 여러 장점을 한 번에 얻을 수 있다.

- 길에서 돈을 구걸하는 사람을 만난다면 간식이나 물을 나누어주자. 만약 나누어줄 것이 아무것도 없다면, 상대의 요청에 응하지 못해 안타깝다는 마음을 반드시 전한다. 그녀가 오늘 만난 친절한 사람은 당신이 유일할지도 모른다. 만약 그 사람이 아파 보인다면 도움이 필요한지 물어본다. 응급 상황이 아니라면 도움이 필요한 사람을 위해 시에서 운영하는 상담 전화서비스가 있는지 알아본다.

- 당신이 사는 도시에서 당신이 가는 곳과 가지 않는 곳의 패턴을 살펴보자. 평소에는 가지 않았던 새로운 길로 걸어가 보자. 동네를 새로운 시각으로 볼 수 있도록 회사나 가게로 갈 때 새로운 길로 걸어간다. 동네를 탐험하기 위해 새로운 공공 도서관이나 놀이터, 강아지 공원, 카페를 방문해보자. 동네 최고의 피자나 커피, 팬케이크 등을 검색해보고 흥미를 끄는 곳이 어딘지 살펴보자. 이것을 오후의 작은 모험으로 만들기 위해 당신의 아이나 친구와 함께 떠나본다. 그 과정에서 만나는 사람들과도 꼭 대화를 나눈다.

- 만약 반려 금붕어를 키우고 있다면, 적당한 크기의 어항에 넣어주자. 그리고 금붕어가 오래 살 수 있도록 물을 준비하는 방법을 배워야 한다. 편히 잠들렴, 스누피야.

Chapter 7

공정성

대접받고자 하는 대로 남을 대접하라

Chapter 7

공정성

> 보편적인 인권은 어디서 시작되는가? 집과 가까운 아주 작은 곳이다. 너무 가깝고 작아서 어떤 세계 지도에서도 보이지 않는다. 그렇지만 그곳은 개개인의 세계다. 그가 사는 동네고 그가 다니는 학교나 대학이다. 그가 근무하는 공장이나 농장의 사무실이다. 바로 이런 곳이 모든 남성과 여성, 어린이가 차별 없는 평등한 정의, 평등한 기회, 평등한 존엄성을 찾는 곳이다. 일상적인 곳에서 이런 권리들이 의미를 갖지 못한다면, 어디서도 의미를 갖기 힘들 것이다.
>
> — 엘레노어 루즈벨트

의대 3학년 시절, 시니어 외과 전문의 퀸투스 맥 박사가 완벽하게 빗어 넘긴 머리에 빳빳하게 다림질한 흰 가운을 입고 당당한 포즈로 몇 명의 학생들 앞에 서 있었다. 그는 소크라테스식 문답법으로 몇 가지 수술과 의학 상황에 대한 질문들을 쉬지 않고 던졌다. 빠른 속도로 연이어 내 동기들을 호명했다. 맥 박사가 묻는 질문마다 나는 머릿속으로 정답을 외쳤다. 나는 그가 어떤 후속 질문을 할지도 모두 맞혔다. 마치 퀴즈쇼 결승에 오르는 것처럼 점점 신이 났다. 오랜 시간 공부했던 노력이 드디어 빛을 발하는 것 같았다. 하지만 정작 한 번도 호명되지 않아서 질문에 답할 기회가 없었다.

강의 시간 내내 맥 박사는 나와 한 번도 눈을 마주치지 않았고 강의실에 있는 어느 여학생들과도 마찬가지였다. 실망과 분노로 얼굴이 점점 달아올랐다. 다음 강의 시간에도 같은 일이 일어났다. 좌절감이 견딜 수 없이 커졌다. 어쨌든 맥 박사의 의견이 우리 성적을 결정했고, 그 성적으로 레지던트 과정이 결정됐다. 교대를 마친 친구들은 이 일을 개인적으로 받아들이지 말라고 충고했다. "그가 여자들을 무시한다는 건 모두가 다 아는 일이야. 항상 그랬어."

그가 여학생들을 대하는 태도 때문에 나는 의대 실습을 떠올릴 때마다 괴로웠다. 만약 다시 만나게 된다면 무슨 말을 할지 수없이 상상했다. 몇 년 후 한 칵테일 파티에서 그와 우연히 마주쳤고 드디어 기회가 찾아왔다. 우리는 그의 골든리트리버 몰리에 대해 얘기를 나눴다. 대화를 하면서 나는 그가 나쁜 사람이거나 노골적인 성차별주의자는 아니라는 사실을 깨달았다. 그는 자랑스럽게 아내의 새로운 소설에 대해 얘기했고 딸이 공학을 전공하게 되었다고 알려주었다. 나는 그의 행동을 합리화하기 시작했다. 어쩌면 그의 세대에서는 흔한 일일 수도 있고 여학생들을 곤혹스럽게 만들고 싶지 않아서 그랬던 걸까? 나는 용기를 내어 의대 실습 때 있었던 이야기를 꺼냈고 그는 본인이 불공평한 대우를 했다는 사실을 의식하지 못해서인지 무척 놀란 것 같았다.

일상생활에서 투명인간 취급을 받는 것은 단지 짜증 나는 일로 끝나지 않는다. 그것은 우리의 커리어와 건강에 엄청난 영향을 미친다. 제4장에서 살펴본 한 연구를 통해 우리는 직장 내에서의 지위와 건강 사이에 물리적인 연관성이 있음을 알게 됐다. 이를 달리 말하면 우리 중 많은 사람들이 위험에 처해 있다는 의미이기도 하다. 특히 과학과 학계에서는 직장 내 만연한 성별 격차가 일찍부터 시작된다.[1] 한 대학병원의 부서장이 "자격을 갖춘 여성들이 더 많다면" 지도자의 자리에 더 많은 여성을 고용할 것이라고 말하던 것을 떠올리면 아직도 입이 근질근질하다. "자격 있는 여성들은 많아요!"라고 외치고 싶었다. 문제는 자격 있는 사람들이 현재의 정해진 틀에 맞지 않을 때 그들을 간과하기 쉽다는 것이다.

예일대 연구원 조 핸델스먼Jo Handelsman은 2012년에 이 주장을 입증하기 위해 훌륭한 연구를 발표했다. 그녀는 여섯 개의 대학교에 있는 127명의 남성과 여성 교수들에게 두 개의 동일한 이력서를 주고 연구실 관리직 '지원자들'을 평가해달라고 요청했다. 두 개의 이력서의 유일한 차이점은 하나에는 '제니퍼'라는 이름이 적혀 있었고 다른 하나에는 '존'이라는 이름이 적혀 있었다는 것이다. 남성과 여성 교수들 모두 제니퍼가 덜 유능하다고 평가했고 그녀에게 일자리나 멘토링 기회를 제안하는 사람들도 적었다. 게다가 제니퍼는 존과 같은 직위임에도 3,730달러나 적은 연봉을 제안받았다.[2] 심지어 객관적인 성향이라고 자부하는 과학계에 몸담은 사람들조차도 이런 편견의 위험에 처해 있다.

편견은 성별을 넘어 인종과 민족까지 확장된다. 여러 연구에 따르면 전과가 없는 아프리카계 미국인 남성은 전과가 있는 백인 남성보다 구직 면접 기회를 얻기 힘들다.[3] 또 다른 연구에서는 동일한 이력서임에도 불구하고 에밀리나 그렉처럼 '백인스러운' 이름이 라키샤나 자말 같은 이름보다 면접 기회를 더 많이 얻는다는 사실을 알아냈다.[4] 2011년에 진행된 다른 연구에 따르면 비슷한 이력서에 전형적인 백인 이름이 적혀 있을 때와 전형적인 아랍인 이름이 적혀 있을 때, 면접을 보러 오라는 연락을 받기까지 백인 남성 지원자가 한 개의 이력서를 보낼 때 아랍 남성 지원자는 두 개의 이력서를 보내야 했다.[5] 연구자들은 이력서에 백인처럼 보이는 이름을 쓰는 것은 8년의 경력을 추가하는 것과 같은 효과라고 밝혔다.[6] 이와 같은 걸러지지 않은 개인의 편견이 모여 제도적 차별을 만들어낸다.

그리고 제도적인 차별은 보수 격차Pay gap를 야기한다. 2016년 미국 인구통계국은 수많은 직업군의 정규직에서 같은 직위의 남성이 1달러를 받을 때 여성은 약 80센트를 받는다는 것을 발견했다.[7] 퓨리서치센터에 따르면 직장생활을 하는 동안 여성은 남성과 같은 연봉을 받기 위해서 5~6년을 더 일해야 하지만 퇴직할 때 남는 돈은 더 적다.[8] 유색인종 여성의 보수 격차는 훨씬 더 심한데, 백인 남성 직원이 1달러를 벌 때마다 흑인 여성은 47~69센트를 번다.[9] 회계감사관 사무실에 따르면 뉴욕에서는 백인 남성과 같은 수입을 얻으려면 흑인 여성은 30년을 더 일해야 한다.[10]

걸러지지 않은
개인의 편견이 모여
제도적 차별을 만들어낸다.

어떤 사람들은 임금 격차가 근무 패턴에 기인한 것이라고 말하며 여성들이 휴가를 내거나 가족을 위해 일하는 시간을 줄일 확률이 높다고 말한다. 하지만 임금 격차는 기업 임원이나 학부장, 오스카상 후보에 오른 여배우들까지 여러 분야에서 최고의 자리에 오른 전문가들에게 더 크게 나타난다. 2017년 영화 〈올 더 머니〉의 재촬영으로 여배우 미쉘 윌리엄스는 남자 공동 주연배우인 마크 월버그와 같은 시간을 일했지만 그가 받는 출연료의 1퍼센트도 받지 못했다는 사실이 드러났다. 월버그는 150만 달러를 받았고, 윌리엄스는 약 1,000달러를 받았는데 하루에 80달러를 번 셈이다.[11]

이런 임금 차이는 흔히 발생한다. 여러 연구에 따르면 다양한 분야에서 교육과 경력을 통제한 후에도 여전히 성별 임금 격차가 존재했다. 2018년 현재의 변화 속도로는 미국의 성별 격차가 43년 후에나 좁혀질 것이다. 지금 열 살인 아들 맥스가 은퇴를 생각하기 시작할 때쯤이다. 그리고 이보다 변화 속도가 뒤떨어진 곳도 있다.[12] 여성에게 처음 투표권을 부여한 와이오밍주는 표어가 '평등한 권리'인데, 이 주의 변화 속도로는 성별 임금 격차를 좁히는 데 약 136년이 걸릴 것으로 예상한다.[13] 나의 증손녀의 손녀가 은퇴할 때이다.

내가 처음에 이해하지 못한 부분은 '임금 격차'가 왜 '건강 격차'를 가져오는지였다. 임금의 공정성을 옹호하는 것은 모두의 건강을 옹호하는 것이다. 수십 년 동안 의사들은 여성이 남성보다 우울증과 불안을 겪기 쉽다는 것을 발견했다. 연구에 따르면 청소년기부터 죽기 전까지 여성이 우울증과 불안을 겪을 확률은 남성보다 두 배 높다.[14]

그러나 여성을 우울증에 더 취약하게 만드는 호르몬이나 생물학적 유전 표지는 아직 발견되지 않았다. 이 차이의 일부는 어쩌면 남성의 우울증을 진단하지 못했기 때문인지도 모른다. 하지만 최근의 연구 결과에 따르면 이 차이의 주요 원인은 우리의 뇌보다는 '지갑'에 있을 수 있다.

컬럼비아대에서 실시한 한 연구는 감정장애와 성별 임금 격차의 관계를 조사했다. 연구자들은 성인 직장인 2만 2,581명을 대상으로 한 설문조사를 바탕으로 소득 차이를 통해 반영된 성차별이 감정장애에 미치는 영향을 확인했다. 동등한 자격의 남성보다 적은 임금을 받는 여성들이 우울증에 걸릴 확률이 2.5배, 불안감을 느낄 확률이 네 배 높은 것으로 드러났다. 나이와 직업, 교육, 가족 구조의 요인들을 모두 통제한 후에도 결과는 같았다. 한편, 남성들과 같은 임금을 받는 여성들은 우울증과 불안의 위험이 증가하지 않았다.[15] 임금 격차 연구와 유사한 다른 연구들에 따르면, 여성들이 더 많이 감정장애를 겪는 것은 근본적인 생물학적 원인 때문이 아니라 사회불평등의 반영일 수 있다. 이런 연구 결과는 경제불평등이 적은 국가의 사람들이 더 건강하다는 것을 입증하는 데이터와도 일치한다.[16]

동등한 자격의 남성보다 적은 임금을 받는 여성들이 우울증에 걸릴 확률이 2.5배, 불안감을 느낄 확률이 네 배 높은 것으로 드러났다.

동일한 노동에 동일한 임금을 받는 것은 건강과 관련된 문제인데, 이를 검진해주는 의사는 왜 존재하지 않는가?

그렇다면 여성의 건강을 극대화하기 위해 직장에서 남성과 여성의 입장을 바꾼다면 어떨까? 그것은 너무 섣부른 생각이다. 단기적으로 남성들에게 유리해 보이는 경제체제가 장기적으로는 오히려 실패 원인을 제공할 수 있다. 미국과 영국을 포함한 선진국에서 남성들은 모든 연령대에 걸쳐 사망률이 더 높으며, 평균적으로 여성들보다 7년 더 일찍 사망한다. 이는 심장병, 암, 자살 등으로 인한 모든 사망 원인을 포함해서 나온 수치다.[17]

현재의 의료 모델은 각자의 건강 상태가 서로 다른 유전적 배경에서 비롯된다는 것을 기반으로 한다. 남성 신체와 관련 높은 무언가가(주로 테스토스테론 수치를 원인으로 꼽는다) 남성의 수명을 단축시킨다. 하지만 여러 인구조사에 따르면 조기 사망의 위험은 생물학적 이유보다는 문화적 이유 때문일 가능성이 더 크다. 가부장제와 성 불평등이 심한 사회의 남성들일수록 각종 원인으로 인한 사망률이 높다.[18] 이스라엘의 키부츠처럼 더 평등한 공동체일수록 남성들이 여성들만큼 오래 살았다.[19] 남성에게 압도적으로 쏟아지는 경제적인 부담으로 인한 일일 알로스테릭 수치(스트레스)의 영향이 조기 노화와 사망으로 이어질 수도 있다.[20] 여러 연구 결과에 따르면 더 평등한 문화일수록 모든 사람이 스트레스를 덜 받고 남성과 여성의 건강을 더 증진시킨다.[21] 우리의 편견이 어떻게 우리의 앞길을 막는 것일까?

편견은 생각과 가정, 행동에 영향을 주는 선입견이다. 편견은 다양한 형태로 드러난다. 가장 명백한 것은 명시적 편견explicit bias인데, 특정 집단에 대한 의식적인 태도다. 여성들이 남성들보다 더 아이를 잘 보살필 것 같다거나 동양인 학생들이 수학을 잘한다고 생각하는 것처럼 인위적으로 긍정적으로 보이는 경우도 있지만, 이는 명백한 고정관념이다. 명시적 편견은 성차별, 인종차별, 동성애 혐오, 성전환자 혐오, 외국인 혐오, 반유대주의, 이슬람교도 증오처럼 노골적인 차별이나 혐오다. 우리 개인도 명시적 편견에 어느

더 평등한 문화일수록
모든 사람이 스트레스를
덜 받고 남성과 여성의 건강을
더 증진시킨다.

정도 기여하고 있지만 차별적인 짐 크로 법(1876년부터 1965년까지 시행됐던 미국 남부 인종차별법을 통칭하는 말—옮긴이), 정책, 관례 등 역시도 명시적 편견을 부추긴다.[22]

반면에 무의식적 편견이라고 알려진 암묵적 편견implicit bias은 더 직관적이고 반사적인 태도나 행동이다.[23] 암묵적 편견과 함께 나타나는 오명stigma은 한 사람이 의도적으로 표현하는 믿음과 모순될 수 있기 때문에 구분하기가 까다롭다. '지금 무슨 일이 일어난 거지? 내가 지나치게 예민하게 구는 건가? 설마…?'라고 생각하게 만든다. 직장에서나 교실에서, 면접 자리에서, 동료들과의 술자리에서, 쇼핑하는 동안, 화장실을 찾을 때, 진료실에서처럼 일상적인 경험에서 살금살금 튀어나온다. 뭔가 옳지 않다는 생각이 당신을 괴롭힌다. 미묘한 행동을 통해 무의식적인 태도가 드러난다. '그는 내가 아무것도 모른다는 듯이 행동하고 있어. 혹은 지금 나를 놀리는 건가? 혹은 저 사람이 나 때문에 겁먹은 걸까?' 암묵적 편견을 가진 사람은 보통 자신의 행동을 인식하지 못하기 때문에 겉으로 말하는 본인의 신념과 모순될 수 있다.

암묵적 편견은 병원에서도 영향을 미친다. 전문성은 의학의 초석이다. 도움이 필요한 모든 환자의 이익과 치유를 위해 지식과 기술을 쓰는 것이 이 직업의 의무다.[24] 의사는 어려운 상황에서도 모든 환자를 동등하게 대해야 한다. 하지만 어떤 맥락에서 건강에 일어나는 일이 교육에서도 일어난다. 다양한 환경에서 온 의대생들은 훈련을 받으면서 예상치 못한 것을 배운다. 바로 환자들에 따라 어떻게 다르게 대하는지를 익히게 된다. 하버드대 정신과 의사인 에드워드 훈데르트가 진행한 연구에 따르면 의대에서 학생들은 '숨은 커리큘럼'에 의해 많은 것을 배우게 되는데, 무언의 문화가 전달하는 의도치 않은 일상적인 가르침이다.[25] 눈을 한번 굴리는 것이 파워포인트 프레젠테이션보다 더 많은 내용을 전달할 수 있다.

의사의 편견이 어떻게 의사와 환자의 상호작용에 영향을 미치는지 보여주는 방대한 양의 데이터가 있다. 연구에 따르면 의사가 환자들에 대해 암묵적 편견이 있을 때 더 권위적으로 행동하거나 대화를 지배하려 하며 환자가 본인의 치료에 대한 결정에 덜 개입하게 하거나 표준 이하의 치료를 제공할 수 있다.[26] 예를 들어 《뉴잉글랜드 의학 저널New England Journal of Medicine》에 실린 한 연구는 의사들이 의학적 이유가 없음에도 불구하고 인종이나 성별에 따라 가슴통증을 다르게 처리한다고 밝혔다.[27] 특히 흑인 여성 환자에게 심장 치료를 지시할 확률은 백인 남성 환자에 비해 40퍼센트 적었다.

편견은 태만의 행동으로 나타나기도 한다. 연구자들은 의사들이 종종 동성 파트너가 있는 환자들에게는 정기적인 건강검진 질문을 하지 않는다는 사실을 발견했다.[28] 또는 자폐증 환자의 경우, 자폐증이 배제 기준이 아닌데도 장기이식 목록에 이름을 올려주지 않기도 한다.[29] 영어가 아닌 다른 언어를 사용하는 환자는 더 늦게 도착한 영어를 사용하는 환자가 먼저 치료를 받는 동안 더 오래 기다릴 수 있다. 비만에 대한 오명은 비만한 사람들이 치료를 꺼리게 만든다.[30] 정신 질환을 앓는 사람들을 향한 편견도 의료서비스에 큰 장벽으로 남아 있다.[31]

또한 유색인종 환자들은 정신 질환을 과잉 진단받는다. 아프리카계 미국인들이 조현병을 진단받을 확률은 백인 환자들보다 네 배 높다.[32] 그리고 이 현상이 근본적인 유전학 때문이라는 증거는 어디에도 없다. 아마도 이것은 우리 사회의 숨은 요인들과 더 관련 있을 테고 장애의 기준이 피부색에 따라 다르게 적용된다는 의미일 것이다. 의사의 무의식적 편견 때문에 아프리카계 미국인 환자에게 조울증 같은 기분 장애는 과소 진단되고 조현병 같은 정신병적 장애는 과잉 진단된다. 일부 연구자들은 무의식적 편견이 유색인종 환자가 외상을 입은 후 병원에서 사망하는 확률이 높은 이유에도 어느 정도 역할을 했다고 추측한다.[33] 유색인종 환자의 증상은 유리하게 해석되지 않을 때가 있기 때문에 중요한 신호를 놓칠 수 있다.

나는 인턴 시절 췌장염으로 입원한 40대 환자를 담당한 적 있다. 방글라데시에서 온 오마르는 택시운전사로 일하며 고향에 있는 가족에게 돈을 보내주었다. 아침마다 오마르의 병실로 회진을 하러 갈 때마다 그는 고통에 몸을 비틀며 죽을 것 같다고 말했다. 하지만 간호사는 오마르가 모든 사람이 병실을 떠나고 아무도 보고 있지 않을 때는 편안하게 TV를 잘 본다고 말했다. 우리는 그가 진통제를 받기 위해 꾀병을 부린다고 생각했다. 그는 자신을 도울 의사가 없다고 여기고 우리를 점점 적대적으로 대했다. 그의 행동이 너무 무례했기 때문에 우리는 그의 병실에 추가로 방문하지 않았다. 결국 나도 내 동기들처럼 그의 불평을 무시하게 되었다. 그가 입원한 지 며칠이 지나고 어느 날 아침 간호사는 병실에서 사망한 그를 발견했다. 부검 요청을 위해 연락할 가족도 없었다. 여러 해가 지나고 나는 여전히 우리가 놓친 것들과 입 밖으로 꺼내지 않았던 것들에 대해 생각한다. 편견이 그의 죽음에 어떤 역할을 한 것일까?

직장에서 근무하는 동안, 운전하는 동안, 아니면 그냥 작은 슈퍼마켓에서 간식거리를 사면서도 일상적인 편견과 마주해야 한다면 스트레스가 클 수밖에 없다. 1970년대 하버드대 정신과 의사인 체스터 피어스Chester Pierce는 유색인종이 경험하는 일상적인 모욕과 비언어적 무시에 대해 연구하고 싶었다. 이러한 일상생활에서 이뤄지는 미묘한 차별을 설명하기 위해 그는 미세 공격microaggressions이라는 용어를 만들었다. 불행히도 피어스 박사는 차별에 대해 잘 알았다. 하버드대 학부생이었던 그는 1947년 버지니아대에서 열린 첫 통합 풋볼경기에서 태클을 했다는 이유로 백인 팀원들과 분리된 기숙사에서 자야 했다.[34] 피어스 박사는 일상적인 모욕이 오랫동안 쌓이면 건강에 부정적인 영향을 미치리라 가정했다. 서서히 난도질을 당해 죽는 것과 다름없다.

컬럼비아대의 교수이자 다문화 학자인 데럴드 윙 쉬Derald Wing Sue는 피어스 박사의 초기 연구를 발전시켰다. 중국에서 오레곤주 포틀랜드로 이주한 부모님 아래서 태어난 쉬 박사는 1950년대에 어린 시절을 보내며 늘 인종 문제로 다른 아이들에게 놀림을 받았다. 심리학을 전공한 그는 편견이 어떻게 영구화되는지 연구하기 시작했다.[35] 그의 연구는 '의도적이든 의도적이지 않든, 짧고 흔히 일어나는 일상적인 언어적, 행동적, 환경적인 모욕 행위들'을 밝혔다.[36] 이런 행위들은 보통 미세 폭력microassaults, 미세 모욕microinsults, 미세 부정microinvalidations의 범주에 들어갔다. 쉬 박사의 연구에서 영감을 받아 컬럼비아대 학생들은

'MicroAggressions.com'이라는 인기 있는 블로그를 만들어 '사회적 차이가 만들어지는 방법을 눈으로 볼 수 있게' 했다. 이 블로그의 목표는 '우리의 일상적인 상호작용'과 '더 큰 체계' 사이의 연관성을 형성하는 것이다.[37] 한마디로 우리 모두가 각자의 역할을 하는 것이다.

여기 시나리오가 있다. 아마드는 일상적으로 사람들을 처음 만날 때마다 출신 지역에 대한 질문을 받는 젊은 남성이다. 그가 "미국이요."라고 답하면 그들은 "아뇨, 원래 고향이요."라고 말한다. 아시아계 미국인인 한 작가는 아시아계 미국인 슈퍼히어로가 나오는 영화를 보거나 책을 읽지 않은 후 '사이드킥 콤플렉스'(슈퍼히어로 옆에 있는 2인자를 '사이드킥'이라 칭한다.—옮긴이)가 생겼다고 느낀다. 직장 내 다양성 교육 시간에 자신이 게이임을 밝힌 한 남성은 호모섹슈얼homosexual이라는 단어가 불쾌하다고 말했다. 이성애자인 참가자들은 이에 동의하지 않는다.[38] 각 사건만 따로 두고 보았을 때는 별일 아닌 것처럼 보이지만, 모두 함께 모아놓으면 편견의 더 큰 그림을 보여준다. 1990년대 유행했던 매직아이 포스터처럼 무작위 패턴을 오랫동안 바라보면 갑자기 입체적인 상어가 튀어나오는 것과 같다. 미세 공격이 오랫동안 쌓이면 거대 공격이 된다.

시간이 흐르면 피어스 박사와 쉬 박사가 옳았음이 증명될 것이다. 위협을 느끼고 괴롭힘을 당하고 존중받지 못하는 문화에서 느끼는 일상의 번거로움은 신체에 큰 피해를 준다. 차별을 경험했다고 보고하는 사람들은 질병 발병률도 더 높았다. 이것은 뇌졸중, 암, 심장 질환 같은 수많은 건강 문제와 함께 혈압 반응도, 코르티솔 수치, 사이토카인, 혈당 수치, 시상하부-뇌하수체-부신피질HPA 축의 만성 활성화로 이어진다.

> 미세 공격이 오랫동안 쌓이면 거대 공격이 된다.

차별이 건강에 주는 숨은 부담은 자손에게도 큰 영향을 미친다. 2001년 9월 11일 쌍둥이 빌딩이 공격당한 후 아랍계 미국인으로 보이는 사람들은 심한 폭력과 괴롭힘을 경험했다. 사회적 차별이 건강에 미치는 영향에 관심 있던 연구자들은 9.11 이후 6개월 동안의 캘리포니아 출생증명서와 1년 전 같은 시기의 출생증명서들을 비교했다. 그들이 발견한 결과는 놀라웠다. 아랍인으로 보이는 이름을 가진 여성들은 1년 전에 비해 체중 미달 아기를 낳은 비율이 세 배나 높았다. 저체중은 많은 건강 문제를 야기한다.[39] 만약 아이가 아랍어 이름을 가지고 있다면 그 위험은 더 증가했는데, 이는 인종 식별이 더 확실해지면 잠재적으로 차별도 증가한다는 것을 의미했다. 다른 집단은 영향을 받지 않았다.[40] 모든 여성들이 직접적으로 괴롭힘을 당한 것은 아니지만 문화적인 변화가 태아에게도 스며든 것으로 보인다. 종교, 인종, 경제, 성별, 성적 성향, 이민 신분 등 어떤 이유로든 환영받지 못한다는 느낌은 사람들의 건강을 위험에 빠뜨린다.

나는 모든 상황에 대해 스스로 결정 내리고자 하는 타입의 사람이다. 대중적인 의견이 사람들을 흔들기도 하지만 나는 아니다. 그러나 점점 더 많은 증거들이 이 관념에 이의를 제기하고 우리가 모두 약점을 가지고 걸어 다닌다고 말한다. 연구자 앤소니 그린왈드Anthony Greenwald, 마자린 바나지Mahzarin Banaji, 브라이언 노섹Brian Nosek은 사람의 의식적인 인식 외의 생각이나 감정인 '사회인지'를 연구한다. 그들은 숨은 편견들을 시험할 방법을 찾았다. 뇌 깊은 곳에 숨어 있는 비밀스러운 견해를 인식하는 것이 이를 견제할 수 있는 첫 번째 단계라고 생각했다.

연구자들은 온라인에서 무료로 볼 수 있는 암묵적 연상 검사Implicit Association Test, IAT라고 부르는 퀴즈를 개발했다. 10분 이내의 길이로 일련의 단어나 사진을 보여주고 주어진 몇 초 동안 최대한 빨리 간단한 범주로 분류하는 검사다. 생각할 만큼 시간이 길지 않기 때문에 순식간에 결정을 내려야 한다. 이 검사는 당신이 긍정적인 단어와 부정적인 단어를 흑인과 백인 얼굴 같은 주제와 연결하는 데 얼마나 오랜 시간이 걸리는지에 따라 점수를 매긴다.

암묵적 연상 검사는 개인의 행동을 예측할 수는 없지만 토론을 위한 좋은 출발점이 된다. 검사는 간단하지만 우리가 어떤 사람들인지에 대한 가정에 도전한다. 시험을 보기 전에 경고 문구가 하나 등장하는데, 사용자는 다음의 문장에 동의 버튼을 눌러야 검사를 받을 수 있다. "나는 IAT 검사 결과에 대해 내가 전혀 동의하지 않는 해석이 나올 수 있다는 점을 인지하고 있습니다." 우리는 우리가 편견이 없다고 믿을지도 모르지만, 검사를 받는 우리의 손가락은 그렇지 않다는 것을 보여준다. 모든 사람은 무의식적 편견이 있다. 젊은이나 노인이나 학생이나 선생님이나 민주당원이나 공화당원이나 우리는 모두 암묵적 편견을 갖고 있다. 이에 영향을 받지 않는 사람은 아무도 없다.

놀라운 점 하나는 인간뿐만 아니라 인공지능 역시도 마가리타 몇 잔을 마신 마티 삼촌처럼 행동할 수 있다는 것이다. 예를 들면 구글 번역과 같은 자동화된 언어 시스템을 만드는 소프트웨어 엔지니어들은 의도하지 않은 편견을 줄이기 위해 정기적으로 시스템에 개입해야 한다. AI 시스템은 남성 대명사를 리더, 상사, 감독, 의사, 프로그래머, 대통령 같은 단어와 연결 짓고 여성 대명사는 보조, 도우미, 직원, 간호사, 동료, 선생님 같은 단어들과 연결 지을 확률이 높다. 연구자들은 AI가 여성을 집안일과 연관 짓고 멕시코인과 불법이라는 단어를 연관 짓는 등 극도로 전형적인 나이와 민족적 가정을 하는 것을 발견했다. 문제는 이 AI가 인종차별주의자나 성차별주의자가 아니라는 것이다. 단지 인터넷에 올라오는 수천억 개의 단어들이 전달하는 방대한 주관적인 편견을 종합할 뿐이다. AI는 우리를 통해 배우고 있다.

공중보건 교육을 받으며 나는 IAT 검사를 받고 놀라운 결과를 확인했다. 인종으로 분단된 미국 남부에서 성장한 금발 머리에 파란 눈의 여성으로서 나는 여러 검사에서 인종이나 민족 편견을 보이지 않았다. 그렇다고 해서 내가 모든 면에서 편견이 없는 사람이라고 할 수는 없지만 그래도 마음이 놓였다.

그러다가 검사를 받기 전 경고문이 알려주었듯이 인지 부조화가 나왔다. 아직도 그 소리가 귓가에 맴돈다. 성별 검사에서 나는 경미한 편견이 아니라 여성은 가족과, 남성은 일과 연결 짓는 중간 정도의 편견을 보였는데, 이는 내가 늘 당당하게 말하던 페미니스트적 신념과 모순된 것이었다. 또한 나의 역사와도 상반됐다. 엄마가 밖에서 일하는 동안 아빠가 나의 주 양육자였기 때문이다. 지금도 나는 커리어와 가족을 갖고 있고, 내 남편이 나와 동등한 파트너인 것이 좋다. 그래서 검사 결과를 받았을 때 정말 충격적이었다. 이것은 오류가 분명했다. 그래서 다시 검사를 진행했다. 두 번이나. 하지만 비슷한 결과를 얻었다. 이와 관련된 검사도 모두 비슷한 결론을 얻었다. 어떻게 이런 불일치가 존재할 수 있을까?

위안이 되지는 않았지만, 이러한 무의식적 성 편견을 가진 사람은 나 혼자가 아니었다. IAT 검사를 받은 사람들의 절반은 중간 정도 혹은 강하게 여성과 가족을 연관 짓고 남성과 커리어를 연관 지었다. 반대로 응답자의 2퍼센트는 중간 정도 혹은 강하게 남성을 가족과, 여성을 커리어와 연관 지었다. 오차 범위를 감안해도 이것은 통계적으로 유의미하다. 내가 영문 모를 문화 음료수라도 마시고 모르는 사이에 성 편견을 습득이라도 한 것일까?

실제로 그것이 사실일 가능성이 컸다. 글로리아 스타이넘이 말한 것처럼 "어느 정도 내재화되어 있지 않고서는 인류의 절반을 경시할 수 없다." 사회가 우리에게 특정한 방식으로 행동해야 한다는 메시지를 반복적으로 보낼 때 뇌의 깊은 곳에서부터 그것을 받아들이지 않기는 힘들다. 이는 마치 TV 프로그램 중간에 튀어나와 어쩔 수 없이 봐야 하는 패스트푸드 광고와 같다. 혹은 시야는 정상적이지만 사물을 인지하지 못하는 피질맹을 겪고 있는 환자와 같다. 우리는 인지하지 못하는 사이에 주변의 문화를 그대로 흡수한다.

사회가 우리에게 특정한 방식으로 행동해야 한다는 메시지를 반복적으로 보낼 때 뇌의 깊은 곳에서부터 그것을 받아들이지 않기는 힘들다.

1952년 훗날 브라운 대 교육위원회 소송으로 알려진 한 재판에서, 뉴욕의 존경받는 심리학자인 케네스 클라크Kenneth Clark 박사가 증인대에 섰다. 변호사 팀에 속해 있었고, 훗날 대법관이 된 서굿 마샬Thurgood Marshall은 온화한 태도의 학자에게 '인형 실험'에 대해 설명해달라고 요청했다. 피고 측 변호사는 처음에 그의 요청이 농담인 줄 알았다고 당시를 회상했다. 클라크 박사는 아내인 메이미 클라크Mamie Clark 박사와 함께 인형 연구를 설계했다고 설명했다.[41]

클라크 부부가 얼마나 획기적이고 뛰어난지는 아무리 설명해도 부족하다. 그들은 놀라운 학자이자 지도자였다. 그들은 많은 성취를 이루었지만, 무엇보다 놀라운 것은 1940년과 1943년에 컬럼비아대에서 심리학 박사 학위를 받은 첫 번째 그리고 두 번째 아프리카계 미국인들이라는 사실이다. 클라크 부부는 정서 지능과 '이유 없는 친절함을 위한 훈련'의 초기 지지자들이었다. AI가 등장하기 훨씬 전인 1984년 한 TV 인터뷰에서 케네스 클라크 박사는 "오늘날 인류가 직면한 가장 위험한 문제 중 하나는 도덕적 민감성을 배제한 지능을 사용하고 훈련하는 것이다."라고 말했다.[42] 그들은 이번 장에 소개한 대부분의 연구들을 위한 길을 닦아 놓았다.

인형 실험에서 그들은 6세에서 9세 사이의 유색인종 남자와 여자아이들에게 동일한 두 아기 인형을 보여주었다. 유일한 차이는 인형 하나는 피부색이 어두웠고 하나는 피부색이 밝았다. 연구자는 아이에게 인형에 대해 어떤 느낌을 갖는지 확인하는 질문을 몇 가지 던졌다. 어떤 인형이 '착하게' 보이는지 물었을 때 아이들은 백인 인형을 가리켰다. 어떤 인형이 '못되게' 보이는지 묻자 흑인 인형을 가리켰다. 연구자들은 마지막으로 아이에게 '너와 비슷해' 보이는 인형은 둘 중 어떤 것인지 물었다.

재판에서 클라크 박사는 왜 각각의 아이들에게 이 특정한 순서로 질문을 했는지 설명했다. "저는 아이가 자신을 두 인형 중 하나와 동일시하기 전에 아이의 자유로운 의견과 감정을 듣고 싶었습니다." 연구자들이 수없이 반복한 이 실험 영상이 있는데, 모든 아이가 '나빠 보이는 아이'로 흑인 인형을 지목한 다음, 손가락으로 혹은 시선으로 자기가 그 인형을 닮았다고 인정하는 모습을 보는 일은 정말로 마음 아팠다. 나는 그 장면을 볼 때마다 숨을 쉬기 힘들었다.

클라크 박사는 "아이는 빠르면 6~8세부터 자신이 속한 집단에 대한 부정적인 선입견을 받아들인다."라고 설명했다. 그는 "자신이 사는 사회에서 열등한 지위로 지목된 사람들은 명백히 피해를 봐왔다."라고 경고했다.[43] 그들은 자신이 가치 있는 존재가 아니라는 메시지를 받아들인다. 이것이 내재화된 편견internalized bias이다. 가치 저하를 보여주는 구체적인 예로 2011년 《괴짜경제학》의 저자 스티븐 더브너Stephen Dubner는 블로그에 '나의 첫 번째 인형의 집My First Dollhouse'이라고 부르는 장난감을 온라인으로 검색한 결과를 올렸다. 같은 장난감이 '백인 가족'인 경우에는 64달러였지만 '아프리카계 미국인 가족'인 경우에는 38달러였다. 두 장난감의 판매자가 달라서 이런 가격 차이가 발생하는 이유는 분명하지 않지만, 어쨌든 낙담할 만한 결과다.[44] 2010년 클라크의 인형 실험에 대한 후속 연구가 진행되었는데, 이 결과에 따르면 아이의 피부색과 상관없이 모두 백인 인형을 갖고 노는 것을 선호했다.[45] IAT 검사 자료는 유색인종 사람들을 포함한 모든 사람들의 약 70퍼센트가 무의

식적으로 까만 피부보다 밝은 피부를 선호한다는 것을 보여준다.[46]

내재화된 편견은 실제 건강에도 영향을 미친다. 한 연구는 자신이 속한 집단에 대한 내재화된 편견이 강한 사람들은 포도당 과민증, 비만, 우울증의 증가와 같은 생물학적 변화를 보인다고 밝혔다.[47] 그들은 과도한 음주를 할 확률도 높았다.[48] 또한 30~50세 사이의 아프리카계 미국인 92명을 대상으로 한 연구에서는 강한 내재화된 편견과 실제 차별 사이의 상호작용을 살펴봤다. 직장에서, 집을 구하는 과정에서, 공공장소에서 차별을 자주 경험할 뿐만 아니라 강한 내재화된 편견을 가진 사람들의 텔로미어는 상당히 짧았다.[49] 생물학적으로 그들은 실제 나이보다 1.4년에서 2.8년 정도 더 노화한 상태였다. 흥미롭게도 차별 경험은 높지만 내재화된 편견은 낮은 사람들(즉, 더 긍정적인 자아상을 가진 사람들)의 텔로미어는 더 짧아지지 않았다.

내재화된 편견은 의료서비스의 질에도 영향을 미친다. 하버드대 연구에 따르면 흑인에 대한 무의식적 편견이 높은 의사들은 흑인 환자들을 치료할 확률이 낮았다.[50] 흑인인 의사들도 흑인 환자에 대한 부정적인 편견을 가질 수 있다는 증거도 많다.

어딘가에 속해 있지 않다고 느끼는 감정은 눈치채지 못하는 방식으로 행동에 영향을 미친다.

1990년 초, 클로드 스틸Claude Steele 박사는 미시간대에서 왜 흑인 학생들이 백인 동급생들보다 기량을 발휘하지 못하고

흥미롭게도 차별 경험은 높지만 내재화된 편견은 낮은 사람들(즉, 더 긍정적인 자아상을 가진 사람들)의 텔로미어는 더 짧아지지 않았다.

중퇴하는 비율이 높은지 알아내려 했다. 고등학교 성적과 SAT 점수들을 보았을 때 서류상 학생들의 실력은 모두 비슷했다. 하지만 현실에서는 유색인종 학생들이 학교를 자퇴할 확률이 25퍼센트 높았다. 그는 숨은 문화적 요인들 때문에 흑인 학생들이 환영받지 못한다고 느끼고 무의식적으로 실력을 발휘하지 못하게 만든다고 여겼다.

공동체 의식과 수용의식을 조성하기 위해 스틸 박사와 동료들은 대학 생활에 적응해야 하는 다양한 인종의 신입생 250명을 위해 '리빙 앤 러닝living and learning' 공동체를 조직했다. 이 프로그램은 매주 공부를 도와주거나 변화에 대해 이야기할 수 있는 토론회도 열었다. 이 연구를 마무리할 때쯤에는 이 프로그램에 있던 흑인 학생들은 프로그램에 속하지 않았던 흑인 학생들보다 1학년 성적이 더 좋았을 뿐만 아니라 백인 학생들만큼 기량을 발휘했다. 즉, 그룹 내 소속감이 큰 결과의 차이를 사라지게 만든 것으로 보였다. 흑인 학생과 백인 학생 사이에 선천적인 차이는 없었지만 행동과 성과에 주목할 만한 영향을 미치는 환경적 요인이 있었던 것이다.[51]

다른 방식으로 수백 번 반복해 진행한 후속 실험에서 스틸과 그의 동료들은 흑인과 백인 학생들에게 GRE(미국 대학원 자격 시험—옮긴이) 언어영역 문제를 풀게 했다. 한 그룹에는 이 시험이 지능을 측정하기 위한 것이라고 얘기하고, 다른 그룹에는 지적 능력을 반영하지 않는 시험이라고 알려주었다. '지능측정시험'이라고 알려준 시험을 봤을 때 흑인 학생들은 백인 학생들보다 낮은 성적을 받았다. 하지만 지적 능력을 반영하지 않는 시험이라고 얘기했을 때는 흑인과 백인 학생들 모두가 좋은 성적을 냈다.[52] 그는 이 현상을 고정관념 위협stereotype threat이라고 부르는데, 자기충족적 예언으로 사람이 무의식적으로 다른 사람들이 자신을 인지하는 방식으로 행동하는 것을 말한다. 인종뿐만 아니라 민족성, 성별, 성적 성향, 신분도 고정관념 위협을 촉발할 수 있다.[53]

한 연구에 따르면 여성이 수학 시험을 보기 전에 자신이 여성이라는 사실을 상기하는 계기가 있으면 시험에서 실력을 발휘하지 못할 것이라고 한다. 미적분 시험을 보는 여성들의 경우, 시험을 보기 전 성별란에 체크 표시를 할 때와 시험을 보고 난 후 표시를 할 때의 성적에 큰 차이를 일으켰다. 반대로, 시험을 보기 전 일반적으로 여성들이 이 시험을 잘 본다고 얘기하면 여성들의 점수가 올라간다. 이른바 고정관념 증대stereotype boost 현상이다. 유색인종 학생들에게도 같은 현상이 적용된다. 백인 학생들을 포함한 모든 학생들이 시험 전에 자신이 열등한 그룹에 속해 있다고 생각하면 시험 성적이 좋지 않지만, 자신이 엄선된 그룹에 속해 있다고 생각하게 되면 시험 성적이 더 좋았다. 임무를 수행하기 전 부정적이거나 긍정적인 고정관념을 상기시키는 사소한 요소가 앞으로 일어날 일에 대해 뇌를 '대비'시키는 것이다.[54] 이 데이터로 얻을 수 있는 한 가지 전략이 있다. 시험을 보러 가거나 어떤 상황에 들어가기 전, 차별을 겪을까 봐 두렵다면, 본인을 이 시험을 잘 본, 혹은 이 상황에서 잘 해낸 소규모 그룹이나 단체(수학 단체, 우등생 단체 등)의 일원이라고 상기시키자. 시도한다고 잃을 것도 없는 데다가 어쩌면 진짜 도움이 될지도 모른다.

고정관념 위협으로 뇌가 혼란스러워지는 원리는 다음과 같다. 부정적인 고정관념을 해석하려면 정신적 에너지가 든다. 스마트폰에 여러 앱을 실행시켜두고 있는 것과 비슷한데 이런 산만함이 작업기억을 방해한다.[55] 피로감이 증가하고 성과는 떨어진다. 불공평한 상황이다.

일상적인 인종차별을 연구했던 하버드대 피어스 박사의 가정과 비슷하게 자신의 집단 정체성에 대한 의식적 혹은 무의식적인 인식은 신체에 이상한 방식으로 영향을 미친다. 여러 연구 결과에 따르면 시험을 지능검사라고 알려준 경우처럼 아프리카계 미국인 남성에게 고정관념 위협이 활성화될 때 불안감과 혈압이 상승한다.[56] 이런 상태가 지속되면 고혈압은 심혈관 질환에 걸릴 위험성을 증가시킨다. 미국에 사는 흑인인 누군가는 매일 미세 공격의 형태를 한 고정관념 위협을 극복하고 있는지도 모른다.

전국여성건강연구SWAN는 예의와 존중 없는 대우를 받고 질이 떨어진 서비스를 받는 기분을 느끼는 것처럼 일상적인 차별을 살펴보았다. 일상적인 차별을 많이 경험한다고 보고한 흑인 여성들은 염증의 혈청 지표가 더 많았고 잠복성 경동맥 질환에 걸릴 확률이 높았다.[57] 이 연구 결과는 흑인 환자들이 '생물학적으로' 고혈압에 더 걸리기 쉽다는 의학계의 오랜 가정에 의문을 제기한다.

그렇다면 이 현상을 어떻게 설명할 수 있을까? 우리가 아는 것은 다음과 같다. 미국에서 흑인 유아는 백인 유아보다 사망률이 두 배 높다. 2015년 기록에 따르면 이 격차는 시간이 지나도 지속되고 있다.[58] 동네와 교육, 임금의 숨은 요인들이 이 건강 격차에 영향을 미친다. 하지만 여기서 끝이 아니다. 데이터에 따르면 대학 교육을 받은 중산층 흑인

질병예방통제센터의 인종과 성별에 따른 출생 시 기대수명 그래프

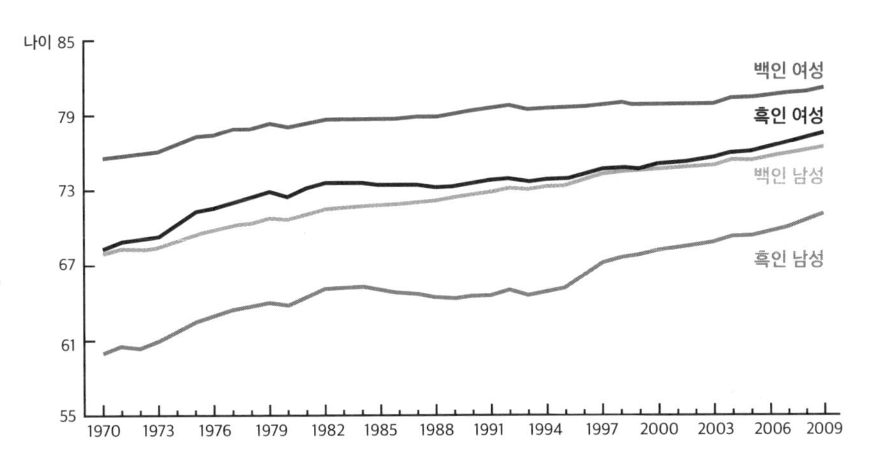

출처: Elizabeth Arias, "United States Life Tables, 2009" (2014), US Department of Health and Human Services, Centers for Disease Control and Prevention, National Center for Health Statistics(accessed December 18, 2018).

여성의 아이가 한 살이 되기 전에 사망할 확률은 대학 교육을 받지 못한 저소득층의 백인 여성의 아이보다 조금 더 높다.[59] 이 불가사의한 건강 격차는 시간이 지나도 계속된다. 2015년에 태어난 흑인 아이의 평균수명은 백인 아이보다 3.5년 짧다.

이런 건강 격차가 인종에 따른 유전적 차이 때문에 발생한다고 주장하는 사람들도 있다. 하지만 유전학에 대해 더 공부할수록 이 주장을 받아들이기 힘들다. 한 사람이 자신을 백인으로 인정하지 않아도 만약 다른 사람들이 유색인종의 사람을 '백인'으로 분류하면 이 건강 격차는 사라진

> 건강의 불균형은 독특한 생물학보다 문화적 편견의 내재화를 반영하는 듯 보인다.

다. 즉, '백인으로 통하는' 사람은 엄청난 건강상의 혜택을 받는 것이다. 건강의 불균형은 독특한 생물학보다 문화적 편견의 내재화를 반영하는 듯 보인다.

PBS 시리즈인 〈인종: 착각의 힘Race-The Power of an Illusion〉의 일환으로 진행된 한 실험에서 DNA 워크숍에 참가한 학생들은 자신의 그룹에서 비슷한 피부색을 가지고 있는 사람들과 비슷한 유전자를 갖고 있을 것으로 예상했다. 하지만 많은 후속 연구들과 마찬가지로, 피부색에 기초한 유의미한 유전적 상관관계는 보이지 않았다.[60] 인간은 약 99.9퍼센트 유전적으로 비슷하다.[61] 아니타 포먼Anita Foeman 박사는 펜실베이니아에 있는 웨스트체스터대의 DNA 토론 프로젝트에서 학생들에게 그들의 조상이 어떤 모습일지 그려보라고 한다. 참가자들은 종종 개인적 정체성과 실제 유전적 결과의 부조화에 충격받는다.[62] 이제 많은 사람들이 집에서도 DNA 검사키트를 구매해서 예상치 못한 조상을 보여주는 결과를 받아볼 수 있다.

의학계는 오랫동안 사회적 차이를 근본적인 유전적 차이로 오해했다. 하지만 피부색을 제외하면 인종을 정의하는 일관된 유전자 표지는 존재하지 않는다. 한마디로 흑인과 백인이라는 사실이 현미경 아래서는 무의미하다는 얘기다. 무엇을 담고 있는지 보여주는 유전자형genotype이 사람이 어떤 모습인지를 보여주는 표현형phenotype을 물리친다. 같은 피부색을 가진 두 사람이 다른 피부색을 가진 두 사람보다 유전적으로 공통점이 없을지도

의학계는 오랫동안 사회적 차이를 근본적인 유전적 차이로 오해했다.

모른다. 유전학의 발전은 인종이 생물학적인 개념보다는 '사회적인 개념'이라는 의견에 힘을 싣는다.

> 인종의 의미는 과학보다는 정치의 문제에 가깝다.

1920년대에 미국 남부의 여러 주에서는 아이가 '흑인 피'를 '한 방울'이라도 가지고 있으면 '흑인'으로 간주했다. 그러나 같은 아이가 버지니아에서 메릴랜드로 이사한다면 그는 백인이 된다. 한 사람이 가진 '원주민 피'의 양에 따라 미국 원주민 혈통 정도를 정의할 때도 혼란스러운 기준이 적용된다.[63]

인종의 의미는 과학보다는 정치의 문제에 가깝다. 펜실베이니아대에서 인종과 성별 면에서 존경받는 법학자인 도로시 로버츠Dorothy Roberts 교수가 TED 강의에서 제안한 것처럼 "질병을 선천적인 인종 차이로 보는 시각은 인종에 따른 끔찍한 건강 격차를 일으키는 사회적 결정요인에 집중하지 못하게 한다."[64] 인종은 겉에서 봤을 때만 생물학이 되는 것 같다.

문화적 불평등이 어떻게 구현되는지 보여주는 또 다른 사례는 '이민의 역설'이다. 그들의 모순된 상황은 다음과 같다. 멕시코나 라틴 아메리카, 아시아, 아프리카에서 미국으로 이주하는 사람들은 전반적으로 미국에서 태어난 다음 세대들보다 신체, 정신 건강이 더 좋고, 유아 사망률도 낮을 가능성이 크다. 그들은 처음에는 충분한 돈이나 교육, 의료 서비스를 누리지 못하지만 자기의 자녀들은 이런 상황을 물려받지 않아도 되리라 생각한다. 희망을 가득 안고 고향을 떠나는 부모들은 미국에서 자녀들이 더 잘 살 수 있을 거라고 믿는다. 어쩌면 그들의 건강은 투지와 희망으로 유지되는 것인지도 모른다. 하지만 이민자 자녀들의 건강은 전혀 다른 상황에 놓인다.

엄마가 새로운 곳에서 다시 시작하기 위해 엄청난 노력을 들이는 것에 비해 정작 아이들은 새로운 곳에서 더 건강하지 못하게 지낸다는 사실이 역설적으로 느껴지지만 실제로 그런 상황이 벌어지고 있다. 여러 민족 집단의 최근 이민자들은 1세대 혹은 2세대보다 더 잘 지낸다. 최근에 도착한 사람들이 임시 체류자나 이미 자리를 잡은 이민자들보다 유아 사망률이 낮고, 폭력이 적으며, 암, 당뇨, 조기 사망률도 낮다. 여러 분야의 다양한 연구 결과에 따르면 미국인이 된다는 것은 태어날 때부터 성인이 될 때까지 지속되는 다른 숨은 요인들과 차별 때문에 미국에 사는 다음 세대들에게는 더 위험이 될 수 있다는 것을 의미한다.[65] 미국에서 태어난 이민자의 아이들을 향한 차별은 그들의 부모가 겪는 것보다 더 침투력 있고 장기적이기 때문이다.[66]

역학자들은 미국이 1인당 150퍼센트를 더 소비하는데도 불구하고 다른 OECD(경제협력개발기구, 일명 부유한 나라들의 모임) 국가들과 비교해 기대 수명이 가장 짧은 이유가 이 불평등의 문화에 있다고 말한다.[67] 이런 암울한 연구 결과에도 내가 희망을 품는 이유는 다음과 같다.

병원과 진료소에서 멀리 떨어진 곳에서 우리는 각자 일상적인 상호작용과 선택에 있어서 문화를 창조한다. 우리는 토론을 통해 숨은 요인들을 터놓고 얘기할 수 있다. 편견은 위험한 건강 문제지만 최소한 우리의 영향권 안에서 무언가 변화를 시도할 수 있다. 첫 번째 단계는 일상에서 내가 타인을 어떻게 대하는지가 내 건강에 중요하고, 타인이 나를 어떻게 대하게 하는지도 중요하다는 사실을 깨닫는 것이다. 우리가 누군가의 편견을 받는 쪽이 될 때도 있고 남들에게 주는 쪽이 될 때도 있다. 편견이란 우리 모두가 주고받는 것이기 때문이다. 직장에서나 학교, 진료실에서도 우리는 관심과 용기를 갖고 키클롭스의 눈으로 편견을 볼 힘을 갖고 있다. 이 문제를 다루기 위해서는 우리가 아무리 사회적 차별에 '깨어' 있다고 생각해도 한 사람으로서 자주 실수한다는 사실을 인정해야 한다.

여러 증거에 따르면 인종은 사회적으로 결정되기에 우리로 하여금 마치 색맹인 것처럼, 즉 인종차별을 하지 않는 사람처럼 행동하도록 만든다고 한다. 나의 할머니 투투가 저녁 식사 자리에서 모든 인간은 동등하다고 말하며 자신은 "색을 보지 않는다."고 말했던 것을 기억한다. 많은 미국인들이 선의로 이 접근 방식을 따른다. 하지만 이런 방식이 위험한 이유는 스스로의 편견을 보지 못하게 하기 때문이다. 마치 술에 취한 사람이 차 키를 쥐고 "난 괜찮아~~~~!"라고 소리치는 것과 같다. 이런 방식으로는 자신의 판단이 어떻게 잘못될 수 있는지 보기 힘들다. 차이를 직접적으로 언급하지 않음으로써 예의 바르다고 생각하겠지만 오히려 더 해를 끼칠 수도 있다. 인종은 자의적으로 분류한 것이지만 무시하기에는 너무 크고 중요한 영향력을 갖고 있다.

> 인종은 자의적으로 분류한 것이지만 무시하기에는 너무 크고 중요한 영향력을 갖고 있다.

일상에서 차별을 경험하지 않는 사람들은 불평등이 자신과 거리가 먼 일이라고 생각할 수도 있다. 하지만 편견은 다차원적인 성질을 갖고 있다. 의학계에서 우리는 개인으로서, 단체로서 관심을 갖고 용기를 내야 한다. 인종차별을 하지 않는 것처럼 행동하는 대신 편견이 어떻게 건강의 숨은 요인이 되는지 혼신의 노력을 다해 이야기해야 한다. 커피가 병원만큼 생사가 걸린 문제는 아니지만 스타벅스는 2018년 한 매장에서 인종 편견으로 인한 사건이 일어난 후, 드러나지 않는 고정관념 문제를 심각하게 여기고 전국 8,000개의 매장을 일시적으로 닫았다. 그리고 17만 5,000명의 직원들에게 암묵적 편견에 대한 교육을 실시했다. 우리는 모두 서로에게 조금 더 친절하게, 조금 더 다정하게 대할 수 있어야 한다.

우리가 어떤 말을 하느냐보다 어떻게 행동하는지가 더 중요하다. 한 연구에 따르면 의사가 흑인 환자와 백인 환자들에게 임종 치료의 선택권에 대해 논의하며 환자에게 한 얘기는 같았지만, 의사가 보인 행동은 전혀 달랐다. 흑인 환자에게는 백인 환자에게 하듯이 침대 옆에 가까이 서거나 다정하게 토닥여주는 확률이 훨씬 낮았다. 또한 의사는 간호사와 모니터를 보며 팔짱을 끼고 있는 시간이 더 많았다. 즉, 그들은 비언어적 연민을 덜 표현했다.[68]

'자격이 있는 여성들'을 찾을 수 없다고 말했던 부서장과의 그 상황으로 돌아간다면, 내가 무슨 말을 할 수 있었을지 종종 생각해본다. 어쩌면 그에게 연구 결과를 들려주거나(어쨌거나 그도 연구원이니까) 채용을 다각화하는 데 도움을 주는 소프트웨어를 도입해보았는지 물어볼 수 있을 것이다. 자격 있는 후보자들을 소개해줄 수 있는 사람들이나 조직을 추천해줄 수도 있을 것이다. 물론 당신도 비슷한 상황을 겪어본적 있다면 이것이 얼마나 어려운 일인지 알 것이다. 하지만 직장에서 장기적인 변화와 포용성을 장려하는 방법에 대해 구체적으로 얘기할수록 모두의 건강은 더 좋아질 것이다.

다행히도 생물학적으로 인간의 뇌는 공감이 가능하도록 설계되어 있다. 마치 비밀스러운 신탁 자금처럼 우리가 비밀번호만 누르면 언제든 활용할 수 있다. 신경영상은 오른쪽 모서리위이랑rSMG이라고 알려진 대뇌피질이 누군가에 대해 공감하는 데 중요한 역할을 한다는 것을 보여준다. 우리가 다른 사람의 입장이 되어 편향된 사회적 판단을 하지 않게 도와준다.[69] 하지만 응급실에서처럼 급하게 결정을 내려야 할 때 뇌는 이 과정을 건너뛰고 자신의 직감을 따른다. 옳든 그르든 고정관념이 성급한 결정으로 이끄는 것이다. 신경과학 연구에 따르면 성급한 결정을 억제하는 능력은 사람마다 다를 뿐만 아니라 그 사람의 현재 상태에 따라서도 달라진다. 연구 데이터는 우리가 피곤하거나 스트레스를 받을 때 편견을 극복하기 더 힘들다는 사실을 나타내준다.[70] 그러니 이것이 스마트폰을 내려놓고 일찍 자러 가야 할 또 다른 좋은 이유가 될 수도 있다.

명상 같은 활동들은 우리에게 비축된 공감 능력을 활용하고 성급하게 행동할 수 있는 상황에서 더 명료하게 생각하도록 도와준다. 명상전문가 잭 콘필드Jack Kornfield는 명상이 "자신과 타인을 향한 친절함과 다정함을 일깨우기 위해 언어와 심장, 느낌을 활용하는 것"이라고 설명한다.[71] "나는 자애로운 마음으로 가득하길 기원합니다." 혹은 "나는 기쁨이 넘치길 기원합니다.", "나는 내가 가진 모든 것에 감사함을 느끼길 기원합니다."와 같은 말을 반복하기도 한다. 우선 자기 자신과 좋은 관계를 맺으면, 타인에게도 심지어 당신이 좋아하지 않는 사람들에게도 따뜻한 마음을 베풀 수 있게 된다. 나는 "내 차 뒤를 바짝 쫓아오는 당신이 친절하고 다정하기를 간절히 기원합니다."라고 얘기하면 한결 분위기가 가벼워지고 웃음이 난다.

보이지 않는 편견을 줄이는 또 다른 방법은 휴리스틱heuristics 혹은 떠오르는 심상들을 바꾸어서 불가피하게 빠른 결정을 내려야 할 때를 위한 사고방식을 본질적으로 재프로그래밍하는 것이다. 하버드대 심리학자 고든 올포트Gordon Allport의 작업을 바탕으로 진행한 수백 개의 연구 결과에 따르면 다양한 그룹에 속하여 사회적 상호작용이 증가할 때, 특히 서로 얼굴을 마주하며 공동 작업에 참여하는 경우에는 더욱 효과적으로 편견과 오해를 줄일 수 있다.[72] 스틸 박사와 그의 동료들이 시작한 미시간대의 리빙-러닝 커뮤니티도 이러한 '집단 간 접촉 이론'의 한 예다.

컬럼비아 의대의 재니스 커틀러Janis Cutler 박사는 모든 1학년 의대생들이 크리드무어 정신의학 센터에 자노스 마틴Janos Martin 박사가 세운 '리빙 뮤지엄'에 방문하는 프로그램을 만들었다. 이 박물관에는 정신 질환을 가지고 살아가는 사람들이 작업한 그림, 조각품, 모자이크, 사진 같은 여러 뛰어난 예술품들이 전시되어 있다. 학생들은 소규모로 스튜디오에 방문해 그들의 작품과 그것들이 어디서 영향받았는지에 대한 설명을 듣는다. 학생들이 단지 창의적이고 강렬한 예술품을 감상하는 것을 넘어 진단하는 질병 뒤에 있는 실제 사람을 보길 바랐다. 꼬리표가 아닌 한 사람으로서 있는 그대로를 받아들여준다는 느낌에는 강력한 힘이 있다. 또한 긍정적인 연결 관계는 건강에도 좋다.

암묵적 편견은 그저 깨기 힘든 나쁜 습관일지도 모른다. 이는 위스콘신주 매디슨에 있는 연구자들의 관점이다. 패트리샤 디바인Patricia Devine 박사가 이끈 여러 연구에 따르면, 매디슨의 '습관 끊어내기' 프로그램에 참여한 사람들은 통제 집단보다 암묵적 편견이 극적으로 감소했고, 그 효과는 몇 달간 지속되었다.[73] 예를 들어 2시간 30분짜리 성 편견 감소 워크숍에 참여하는 것만으로 규모가 큰 공립대의 STEM 부서는 워크숍에 참여하지 않은 같은 대학교의 다른 STEM 부서보다 2년 안에 여성 교수진 고용률이 약 50퍼센트 증가했다.[74] 인종 편견을 감소시키기 위한 세미나를 들은 대학생들은 통제 그룹에 비해 암묵적 편견 수치가 극적으로 감소했고, 2개월 후에도 인종차별의 가능성을 여전히 인지하고 있었다.[75] 흥미롭게도 다양한 연구에서 편견이 가장 많이 감소한 사람들은 스스로 차별에 대한 우려를 하고 있던 사람들이었다. 그러므로 이번 장을 읽는 것만으로도 당신은 한 걸음 앞서 나가고 있다.

공정성은 건강에 큰 영향을 미치는데 그 범위는 진료소나 병원을 훨씬 넘어서까지 확장된다. 이번 장을 통해 건강에 있어서 공정함이 얼마나 중요한지 깨달았기를 바란다. 나아가 이번 내용이 지금의 이 문제를 어떻게 해결할지에 대한 논의의 시작점이 되었으면 한다. 우리 모두가

> 우리 모두가 번창할 수 있는 공정한 문화를 만드는 일은 일상적인 곳에서 발휘하는 당신의 용기와 대화에 달려 있다. 언제 당신의 목소리를 내야 할 때가 올지 알 수 없다.

번창할 수 있는 공정한 문화를 만드는 일은 식탁이나 식료품점, 커피숍, 칵테일 파티, 회의실, 대학교, 유치원 등 일상적인 곳에서 발휘하는 당신의 용기와 대화에 달려 있다. 언제 당신의 목소리를 내야 할 때가 올지 알 수 없다.

다음 장에서는 건강을 전체적으로 보려면 왜 정신적 과정(감정, 생각, 행동)과 신체(세포, 장기, 구조), 숨은 요인들 사이의 연관성을 인지해야 하는지에 대해 알아볼 것이다. 우선 우리 환경에서 연민이 어떤 역할을 하는지 알아보려 한다.

활용

행동의 황금률 실천하기

우리가 지닌 '차이'를 평화롭게 논하려면 엄청난 용기가 필요하다. 만약 당신이 차별을 받았다고 느낀다면, 어디서 그리고 누구와 이 상황을 안전하게 논의할 수 있는가? 제10장에서 자세히 얘기하겠지만, 여러 사람들과 당신의 이야기를 공유하는 행동에는 힘이 있다. 대화를 시작하기 위한 몇 가지 방법은 다음과 같다.

- 무의식적인 편견에 대한 인식을 높이기 위해 http://implicit.harvard.edu 에서 익명으로 진행되는 암묵적 연상 검사를 받아보자. 경고하자면 당신의 소중한 신념에 대해 두 번 생각하게 될지도 모른다.
- 평소에 어울리는 사회적 집단 외의 사람들과 함께할 수 있는 일을 시도해 보자. 여러 사람이 모여 진행하는 공동 활동에 참여하다 보면 세상을 다른 시각으로 보게 될 것이다. 당신의 자녀들과 함께하면 더 좋다.
- 당신이 속한 조직에서 고용이나 승진, 연봉과 관련된 관행에서 공정성을 촉진하기 위해 어떤 조치를 취할 수 있는가? 사람들이 이것을 건강과 직결된 문제로 인식하는 것이 중요하다. 혁신적인 기업들은 성별과 인종에 대한 숨은 편견을 찾기 위해 소프트웨어(텍스티오Textio 등)를 활용하여 채용 공고를 검토한다. 이 소프트웨어는 암묵적 편견을 해결하기 위한 방법으로 언어 분석 프로그램을 활용하여 어조를 검사한다(존슨앤존슨 같은 기

업들은 이런 기술을 활용하여 여성 고용률을 많이 높였다).[76]

- '습관성 편견'을 깨기 위한 매디슨의 접근 방식에 나오는 몇 가지 전략을 확인해보자.[77] 직장에서 증거에 기초한 워크숍을 진행하는 것도 고려해 본다.

- 명상 등의 방법을 활용해 급박한 상황에서 당신에게 내재된 공감 능력을 발휘해보자. 명상 수업을 듣는 것도 좋은 방법이다.

- 만약 당신이나 당신 가족이 병원에서 받은 진단이나 치료에 편견이 작용한 것 같다면, 의사에게 "이 밖에 또 어떤 방법이 있을까요?" 혹은 "그 증상을 다른 어떤 방법으로 치료할 수 있을까요?"라고 물어보자. 그래도 확신이 들지 않는다면 다른 병원을 찾아 새로운 의견을 들어보고 당신의 직감을 믿자. 의사들도 사람이다.

- 시민 담론의 일부는 이중 잣대나 노골적인 차별을 직접적으로 외치는 것이다. 용기를 내어 갈등을 헤쳐나가고 다양한 기술을 개발하도록 하자(제10장을 참고하자).

Chapter 8

환경의 영향

역경을 긍정적으로 받아들이는 법

Chapter 8

환경의 영향

아주 작은 열쇠가 아주 무거운 문을 열 것이다.

— 찰스 디킨스

정신과 응급실은 눈에 보이지 않는 상처를 치료하는 중환자실이다. 사람들은 종종 그들에게 가장 필요한 친절과 이해를 얻기 위해 병원을 찾기도 한다. 신체적 질병으로 가장 고생하는 사람들은 학대, 차별, 빈곤, 건강한 음식과 안정적인 주거의 부재, 사회적 고립처럼 비슷한 배경을 가지고 있다. 이 중에서 그들에게 현저하게 부족한 것은 소속감과 목적의식을 불어넣는 '사랑'이다.

그래서 나는 클로에를 봤을 때 놀랐다. 환자 이름을 보여주는 화면에 '비공개'라고 떴을 때 응급실 동료인 레자 아미기 박사는 나에게 그 환자를 보러 갈 수 있는지 물었다. 이런 경우는 잘 알려진 환자의 신분을 감추기 위해 세심한 주의가 필요한 상황인데, 맨해튼 병원에서는 꽤 흔한 일이었다. "서른네 살 여성이고 과거에 자살 시도를 한 번 한 적 있어요. 약물 과다 복용으로 오늘 아침에 실려 왔습니다. 가정부가 화장실 바닥에 빈 약통과 함께 쓰러진 것을 발견했어요. 술도 한 병 비어 있었던 것 같아요. 약물 검사 결과는 기다리는 중입니다. 이미 활성탄 주입했습니다."(활성탄은 장내 독성 물질의 흡수를 줄이고 사망률을 낮추기 위한 해독제로 사용된다.) 언제나 사려 깊은 아미기 박사는 "아마도 환자가 여성 의사를 선호할 것 같은 예감이 드네요."라고 말했다.

컴퓨터에 접속하여 그녀의 과거 진료기록을 살펴보았다. 비공개라고 적힌 기록을 클릭했더니 클로에의 성姓이 나타났다. 그녀의 아버지는 신나는 멜로디로 유명한 곡을 쓴 뮤지션이었다. 그녀의 여동생인 사만사는 수상 경력이 있는 배우였다. 클로에도 젊은 여성으로 성공적인 모델 활동을 하고 있었다. 화려한 잡지에 나온 화려한 파티, 세련된 옷, 매력적인 광대뼈, 환한 미소를 지닌 그들의 삶은 완벽해 보였다. 이제 그 미소 뒤에 무엇이 숨겨져 있을지 궁금해졌다.

나는《오즈의 마법사》에서 도로시와 친구들이 마침내 '위대하고 강력한 오즈'를 만나는 장면을 종종 떠올린다. 교묘한 속임수 같은 쇼가 끝난 후 토토는 숨겨진 커튼을 홱 잡아당긴다. 부스 안에는 흰 머리가 희끗희끗한 남자가 기진맥진한 채 많은 레버들을 미친 듯이 당기고 있다. 환상이 깨지지 않길 바라며 그는 우렁찬 목소리로 "커튼 뒤에 있는 사람은 신경 쓰지 마세요."라고 말한다. 정신 건강 분야에서 일하는 나의 임무는 그 커튼 뒤를 훔쳐보는 것이다. 그러나 가끔은 그냥 닫아두는 편이 낫다고 생각할 때도 있다.

그녀의 여동생인 사만사가 클로에의 침대 옆에 서 있었다. 머리를 하나로 질끈 올려 묶고 청바지를 입었는데도 그녀에게서는 매혹적인 분위기가 뿜어져 나왔다. 누군가 자신을 지켜보는 것에 익숙한 사람 특유의 자신감이 느껴졌다. 클로에는 신호음이 울리는 모니터에 연결된 채 침대에 누워 잠들어 있었다. 맥박이 130대까지 올라갔는데도, 여전히 평화로운 얼굴이었다. 사만사는 "너무 갑작스러워요. 오늘 밤 언니와 함께 자선행사를 개최하기로 되어 있었거든요." 그녀는 오전 7시경 가정부가 화장실 바닥에 쓰러진 언니를 발견했다는 연락을 받았다. 다행히도 사만사는 한 블록 떨어진 곳에 살았기 때문에 바로 달려갈 수 있었다.

베개 위로 흩어진 클로에의 연한 금발을 바라봤다. 코에 연결된 코위영양관이 클로에의 얼굴에 매달려 있었다. 사만사가 말을 이었다. "언니가 알약을 모으고 있었나 봐요. 약통이 너무 많더라고요." 클로에는 아무런 쪽지도 남기지 않았다. 설명도 없었다. 사만사는 부드럽게 말을 이었다. "우리는 어제 자선행사에 입을 드레스를 입어보러 갔어요. 언니의 드레스는 눈동자 색에 꼭 어울리는 코발트블루 빛의 벨벳 드레스였어요. 친구인 알렉이 언니를 위해 디자인했거든요. 언니는 우울해 보이지 않았어요. 괜찮은 것 같았는데…." 그녀의 목소리가 갈라지더니 흐느껴 울기 시작했다. "어떻게 이런 일이 다시 일어날 줄 눈치채지 못했을까요?" 나는 그녀의 팔을 꼭 잡고 조용히 서 있었다. 어떤 위험인자들은 발견하기가 무척 어렵다.

1945년 제2차 세계대전이 끝난 후 영국의 가정에는 다시 불이 켜졌다. 삶이 다시 일상으로 돌아오자 사람들은 더 이상 적들에게 원치 않는 관심을 받을까 걱정하지 않고 가로등과 집안의 불을 환하게 켜기 시작했다. 연말을 앞두고 반짝이는 작은 조명이 도시 광장을 밝혔다. 사람들은 친구들을 만나고 파티에 참석하기 위해 저녁 외출을 했다.[1]

숨 돌릴 곳이 늘어나면서 연구자들은 다시 사람들의 건강에 대해 더 폭넓게 생각할 수 있었다. 그때 역학자들은 설명할 수 없는 문제를 하나 발견했다. 폐암으로 인한 사망률이 급증하고 있었던 것이다. 1922년 영국에서 폐암으로 사망한 사람들은 612명이었는데, 1947년에는 9,287명으로 증가했다.[2] 폐암으로 인한 사망자가 15배 이상 증가했지만 공중보건 공무원들은 이유를 알 수 없었다. 세계적으로 폐암 발생률이 급증하고 있었지만 그중에서도 영국은 1인당 폐암 발생률이 가장 높았다.

1947년 여름 뉴욕, 의대생인 언스트 와인더Ernst Wynder는 벨뷰 병원 지하에 앉아 있었다. 그곳에서 그는 병리학자가 폐암으로 사망한 남성을 부검하는 모습을 지켜보았다. 와인더는 그 순간을 오랫동안 기다려왔다. 그가 10대였을 때 그의 가족은 종교적 박해를 피해 나치 독일을 떠났다. 뉴저지로 이주한 와인더는 사람들을 돕는 데 인생을 바치기로 결심했다. 그는 의대에 지원했고 세인트루이스 워싱턴대에 합격했다. 여름 인턴 과정을 위해 잠시 뉴욕에 있었는데, 그날 와인더는 서늘한 부검실에 앉아 검게 변한 폐를 바라보며 환자의 미망인을 생각했다.

그 남성의 아내가 한 얘기가 갑자기 떠올랐다. 환자가 아프기 전에 하루에 담배를 두 갑씩 피웠다는 내용이었다. 당시에는 흡연이 폐암의 심각한 위험요소라는 사실이 밝혀지지 않았기에 와인더는 그 남성의 과도한 흡연이 다소 이상한 우연의 일치라고만 생각했다.[3] 그는 이 우연에 대해 계속 생각하다가 폐암으로 사망한 다른 환자들의 차트를 보면 같은 패턴이 있을지도 모른다고 판단했다. 세인트루이스로 돌아간 와인더는 폐암 치료로 유명한 흉부외과 전문의 에바츠 그레이엄Evarts Graham을 찾아갔다. 그레이엄 박사는 수술계의 찰스 린드버그(최초로 대서양 횡단 비행에 성공한 사람—옮긴이)였다. 의대생으로서 돌발적인 행동이었지만 와인더는 존경받는 그레이엄 박사에게 그 연관성을 찾기 위해 환자들의 차트를 살펴봐달라고 요청했다.[4] 그레이엄 박사는 처음에는 거절했지만 와인더의 집요한 부탁으로 미심쩍지만 차트를 살펴봐주기로 했다.

여기서 잠시 멈추고 생각해보자. 지금 읽어보면 그 수수께끼의 비밀은 흡연이라는 것을 쉽게 알 수 있다. 너무 명백한 사실이다. 하지만 당시에는 그렇지 않았다. 1948년에는 약 80퍼센트의 남성이 흡연자였다.[5] 의사들도 예외가 아니었다. 그레이엄 박사도 골초였다. 어딜 가든 자욱한 담배 연기가 흡연하지 않는 사람들을 에워쌌다. 1940년대의 담배는 오늘날의 휴대폰처럼 아주 흔한 물건이었다. 당시 폐암 발병률의 증가 이유는 배기가스에서 나오는 오염물질과 새로운 도로, 공장, 석탄에서 나오는 타르 때문이라는 것이 유력한 가설이었다. 흡연이 폐암의 원인이라는 가설은 설득력이 없었다. 1930년대 스코틀랜드 의사인 레녹스 존스턴Lennox Johnston은 처음으로 니코틴을 중독 물질로 간주하고 흡연 금지를 제안했지만, 사람들은 시대를 너무 앞서간 그를 비웃었다.

1950년 5월 권위 있는 학술지《JAMA》는 와인더와 그레이엄의 중

대한 연구 "기관지 암종의 병인 요소로서의 담배 흡연: 684건의 입증된 사례 연구"를 발표했다.[6] 현대적 시각으로는 그 결과가 너무 명백해 보인다. 연구자들은 흡연을 더 오래, 많이 할수록 폐암에 걸릴 확률이 높아진다고 밝혔다. 건강 상태의 변화가 뚜렷하게 관찰됐다. 그들이 연구한 표본에서 한 번도 흡연을 한 적 없는 환자들은 2퍼센트뿐이었다. 흡연과 암의 연관성의 정도는 통계적 편향만 반영하기에는 너무 강했다.

1950년 9월 와인더와 그레이엄처럼 두 명의 영국 연구자 리처드 돌Richard Doll과 오스틴 브래드포드 힐Austin Bradford Hill 박사는《영국의학저널》에 흡연과 폐암의 강한 연관성을 발견했다는 보고서를 발표했다.[7] 하지만 당시에는 국민들과 정부, 심지어 많은 의사들도 이 중요한 연구 결과들을 무시했다. 연구 책임자 중 한 명이었던 그레이엄 박사도 계속 담배를 피웠다. 그는 마침내 1952년에 담배를 끊었다.[8] 그러나 그레이엄 박사가 이후 와인더에게 쓴 글에 따르면, 때는 이미 늦었다. 폐암을 치료하기 위해 의사로서의 삶을 모두 바쳤던 그레이엄 박사는 결국 1957년 폐암으로 사망했다.

많은 의사들이 흡연을 하고 있었고 그들을 찾는 것이 쉬웠기 때문에 돌과 힐 박사는 의사들이 좋은 연구 대상이 되겠다고 판단했다. 연구자들은 초기 연구 결과를 더 자세히 확인하기 위해 4만 명의 남성과 여성 의사들을 추적 관찰했다. 영국 의사들을 대상으로 한 이 연구는 50년간 지속됐다(1951~2001년). 연구를 시작한 지 몇 년 만에 담배를 많이 피우는 사람들에게 보이는 명백한 패턴이 발견되었다. 1954년 돌과 힐은《영국의학저널》에 흡연과 폐암 사이의 인과관계를 입증하는 논문을 발표했다. 이것은 중대한 발표였지만 당시에 이를 보도한 기자들은 몇 명 되지 않았고 TV에서 보도한 기자들은 이 소식을 전하면서도 카메라 앞에서 담배를 피우고 있었다. 당시 영국의 보건부 장관이었던 이안 맥클레오드Iain Macleod는 이 연구 결과를 발표하기 위해 기자 회견을 열었다. 하지만 질의응답을 하는 동안에도 줄담배를 피웠다.[9]

시간이 흐름에 따라 영국 의사들을 대상으로 한 연구는 흡연과 심혈관계 질환, 폐기종, 각종 암과의 명확한 연관성을 밝혀냈다. 그리고 다른 독립적으로 진행된 보고서들도 같은 결과를 발표했다. 이 모든 연구 결과로 의료 행위와 대중의 인식이 극적으로 변했을 것 같지만, 사실은 그렇지 않았다. 언스트 와인더와 리처드 돌, 브래드포드 힐 모두 수십 년 동안 회의와 적대감을 견뎌야 했다.[10] 40년이 지난 1994년에도 담배 회사들은 여전히 의회에 나와 니코틴은 중독성이 없고 흡연은 암을 유발하지 않는다고 증언했다.

일상적인 환경 노출에서 오는 명백한 위험요인의 증거가 바로 눈앞에 있을 때가 있다. 하지만 편견이나 맹점 때문에 이를 놓치기 쉽다. 오늘날 여러 증거들은 트라우마에 대한 노출이 비슷한 맹점이라는 사실을 가리킨다. 흡연과 마찬가지로 수십 년 동안 드러나지 않은 건강을 위협하는 요소다. 그리고 어린 시절에 경험한 트라우마는 건강에 영향을 미치는 또 다른 숨은 요인이다.

> 어린 시절에 경험한 트라우마는 건강에 영향을 미치는 또 다른 숨은 요인이다.

트라우마를 담배 연기나 화학물질처럼 환경적 노출로 여기는 것이 이상하게 들릴지도 모른다. 하지만 독성이란 화학물질이 될 수도 있고 혹은 사람이나 상황이 될 수도 있다. 정신적 외상을 초래하는 사건들은 우리를 극심한 감정적 고통에 노출시켜 대처 능력을 발휘하지 못하게 하며 죽음의 공포로 몰아넣는다. 성인들은 전쟁 지역이나 심각한 사고, 성폭행 등을 통해 트라우마에 노출될 수 있지만, 앞으로 함께 살펴볼 것처럼 어린이들은 수십 년 후에 반향을 일으키는 아동기의 부정적 경험에서 발생하는 '독성 스트레스toxic stress'에 민감하다.

1985년 빈센트 펠리티Vincent Felitti 박사는 캘리포니아 샌디에이고 카이저 병원의 비만 프로그램에서 중도 하차하는 사람들이 왜 이렇게 많은지 이유를 알 수 없었다. 환자들이 이 프로그램에 참여할 때는 모두가 감량에 성공한 듯 보였다. 고도 비만 환자들 중에서는 45킬로그램 이상을 감량하는 사람도 있었다. 그러다가 체중 감량에 가속도가 붙으면 프로그램에 참여했던 환자의 거의 절반이 나오지 않았다. 체중은 언제든지 다시 늘어날 수 있었다. 펠리티 박사와 동료들은 당혹스러웠다. 참가자들은 모두 카이저 병원을 통해 건강보험을 적용받는 등 많은 혜택을 누렸다. 그리고 대부분이 중산층의 대학 교육을 받은 백인이었다.

원인을 알아내기 위해 펠리티 박사는 환자들과 면담을 하기 시작했다. 그는 모든 환자들에게 병력에 대한 몇 가지 질문을 던졌는데 그러다가 우연히 예상치 못한 퍼즐을 발견하게 됐다. 한 환자와 면담을 하던 중 그는 "몇 살 때 성생활을 시작하게 되었습니까?"라고 물어야 했는데, 말이 잘못 나와서 "체중이 몇 킬로그램일 때 성생활을 시작하게 되었습니까?"라고 물었다. 그 여성은 "18킬로그램이요."라고 답했다.

그는 그녀의 답을 듣고 혼란스러웠던 감정을 회상했다. 여성이 울음을 터뜨리자 그는 그제야 자신이 어떤 질문을 한 것인지 이해했다.[11]

당시 아동 성적 학대는 펠리티 박사가 환자에게 항상 확인하는 질문이 아니었다. 대부분의 의사들처럼 그는 아동 성적 학대는 드문 사건이라고 생각했다. 게다가 환자가 완전히 다른 이유로 병원에 방문했는데 느닷없이 물어보는 것은 당혹스러운 일이라고 여겼다. 그러나 이후 몇 명의 환자들이 과거 정신적 외상을 초래할 정도의 사건에 대해 이야기하는 것을 듣고, 펠리티 박사와 팀원들은 모든 환자에게 이에 대해 더 체계적으로 질문하기로 했다. 결과는 충격적이었다. 고도 비만 환자들의 절반 이상이 어린 시절 트라우마를 경험했다고 밝혔던 것이다. 펠리티 박사는 이것이 결코 우연의 일치일 리 없다고 생각했다.

고도 비만 환자들의 절반 이상이 어린 시절 트라우마를 경험했다고 밝혔던 것이다.

1980년대에는 세상 모든 사람이 체중은 식단과 운동에 달려 있다고 믿었다. 어린 시절 엄마가 보던 제인 폰다 피트니스 비디오가 기억난다. 모든 사람들이 체중을 줄이기 위해 근육이 타 들어가는 느낌을 느끼고 싶어 했다. 그렇다면 도대체 트라우마가 비만과 무슨 관계가 있었을까? 펠리티 박사는 학회에서 그가 발견한 초기 연구 결과를 발표하고 논의해보기로 결정했다. 그의 연구는 궁극적으로 건강의 새로운 시대를 열어줄 내용이었지만 동료 의사들은 그가 처음 연구 결과를 발표했을 때 미심쩍어하거나 큰소리로 웃기도 했다.[12] 하지만 한 명의 핵심 인물은 그의 연구에 주목했다. 질병통제예방센터CDC의 로버트 안다Robert Anda

박사는 펠리티 박사의 연구에 관심을 보였다. 그는 정신 건강과 비만 사이의 연관성에 대해 더 자세히 알고 싶었다.

펠리티 박사와 안다 박사는 함께 어딘가 이상해 보이는 이 연관성을 입증하기 위해 대규모의 아동기 부정적 경험ACE 연구를 계획했다. 그들은 카이저 보험이 있는 1만 3,494명의 성인에게 설문조사지를 보냈다. 피험자들은 약 75퍼센트가 대학 교육을 받은 50대 중반의 백인이었다. 이 설문조사에 정확히 9,508명(71퍼센트)이 응답했는데, 설문조사 연구로는 아주 훌륭한 응답률이었다. 응답자의 인구통계 자료는 응답하지 않은 사람들과 비슷했다.

참가자들은 어린 시절 부모의 별거 혹은 이혼, 감정적·신체적·성적 학대, 가정 폭력, 약물 관련 문제 혹은 정신 질환이 있는 부모를 둔 것 같은 부정적인 경험에 노출된 적 있는지에 대한 일련의 질문에 답했다. 질문지에는 "부모가 자주 혹은 매우 자주 욕을 하거나 모욕적인 말을 하거나 기를 죽였는가?", "당신의 어머니(혹은 새어머니)가 밀쳐지거나 뺨을 맞거나 던진 물건에 맞은 적 있는가?", "가족 구성원 중 감옥에 간 사람이 있는가?" 등의 질문이 포함되어 있다. 10가지 주요 질문에서 '그렇다'고 답한 수가 참가자의 ACE 점수다(당신의 점수를 알고 싶다면 http://acestoohigh.com/got-your-ace-score/에서 확인해볼 수 있다).

펠리티 박사와 안다 박사는 어린 시절의 트라우마가 흔하게 일어나는 일임을 입증했다. 그들의 연구에 따르면 전체 응답자의 절반은 한 가지 이상의 아동기 부정적 경험을, 4분의 1은 두 가지 이상의 아동기 부정적 경험을 겪었다. 어린 시절의 부정적 경험은 유방암과 마찬가지로 여성에게 두 배 더 흔히 일어났다.[13] 다섯 명 중 한 명은 특정한 종류의 부정적 경험을 보고했는데, 그것은 바로 성적 학대다. 펠리티 박사의 초기 연구에서 밝혀졌듯이 어린 시절의 트라우마 경험은 고도 비만의 확률을 상당히 증가시킨다.[14] 비만한 모든 사람들이 어린 시절에 트라우마를 경험하지는 않지만 어린 시절의 부정적 경험은 비만한 성인으로 성장할 수 있는 숨은 위험요인이다.

그리고 그것은 비만 외 다른 질병들도 유발한다. ACE 연구는 흡연 연구 때와 마찬가지로 비만뿐만 아니라 모든 주요 사망 원인에 대한 명확한 용량-반응 혹은 의사들이 '단계적 패턴'이라고 부르는 현상을 발견했다. ACE에 더 많이 노출될수록 건강에 미치는 영향은 더 컸다. 이것이 바로 역학자들이 주목하는 이유다. 간단히 말하면 어린 시절 트라우마에 노출되면 성인이 됐을 때 거의 모든 질병의 위험성이 증가한다. 암, 만성 폐쇄성 폐 질환COPD, 심장병, 폐와 간의 질병, 성 매개 감염 등 말 그대로 거의 모든 질병이다.[15] 어린 시절 트라우마가 없는 환자들과 비교했을 때 ACE 점수가 4점 이상인 환자들은 알코올중독의 위험이 네 배, 약물 사용 위험이 10배 높았다.[16] 일반적으로 의사들은 중독에 대한 생물학적 성향이나 '중독되기 쉬운 성격'에 대해 이야기하지만 트라우마에 대한 환경적 노출이 주요 위험요인으로 보인다.

어린 시절 트라우마에 노출되면 성인이 됐을 때 거의 모든 질병의 위험성이 증가한다.

어렸을 때 부모님이 '이상한 행동'을 하는 새 할머니로부터 나를 보호하던 것을 기억한다. 즐거운 마음으로 할머니 집에 갔다가도 할머니 눈빛이 돌변하는 순간 우리는 서둘러 그 집에서 나오곤 했다. 할머니는 술을 마시지 않을 때는 정말 사랑스러웠지만 술만 마시면 끔찍한 사람으로 변했다. 한 몸에 완전히 다른 두 명의 사람이 숨어 있었다. 내가 아직 수영을 못할 때였는데도 깊은 수영장에 빠진 공을 꺼내야 한다며 나를 다이빙대에서 뛰어내리라고 한 적도 있다. 어린 시절 나는 할머니에게 무슨 문제가 생긴 건지 궁금했다. 하지만 지금의 나는 그녀에게 '무슨 일이 있었던 것인지' 궁금해진다.

수많은 후속 연구들을 통해 어린 시절의 부정적인 정서 경험이 성인이 되었을 때 생리적 변화를 일으킨다는 것이 입증됐다. 한 연구에 따르면 여섯 개 이상의 ACE를 경험한 환자들은 ACE를 전혀 경험하지 않은 환자들보다 평균적으로 13년 일찍 폐암을 진단받았다.[17] 나는 특히 이 통계 자료에 더 눈길이 갔는데, 폐암이 결국 할머니를 죽게 만든 원인이었기 때문이다. 흡연의 위험성 증가가 한몫을 하지만 그것이 이 연구 결과를 충분히 설명하지는 못한다. 또 다른 생리학적 과정이 영향을 미치고 있다. 많은 연구들이 같은 이야기를 하고 있는데, 제대로 해결하지 못한 ACE는 사람들의 삶을 몇 년씩 단축시킨다.

트라우마가 건강에 미치는 영향의 중심에는 '독성 스트레스'가 있다. 독성 스트레스는 우리 몸이 견딜 수 있는 한계점을 넘어서는 '극심하고, 장기적이며, 반복되는' 스트레스를 의미한다.[18] 하버드 발달아동센터에 따르면, 보호자(성인)와의 관계가 적절하게 존재하지 않을 때 아이에게 지속적으로 스트레스 시스템이 활성화되면서 신체에 안 좋은 영향이 가해진다. 성인도 참전용사가 외상 후 스트레스 장애를 겪는 것처럼 불행한 사건을 경험할 수 있지만, 그것의 영향력은 성장하는 신체에 더 증폭된다. 만약 어린 시절의 트라우마에 노출된 후 이를 치료하지 않고 방치하면 삶을 나쁜 쪽으로 변화시킬 수 있는 지속적인 후유증을 일으킨다.

어린 시절의 트라우마는 보통 이야기하는 것이 금기시되곤 한다. 그런 이유로 대부분의 사람들에게 트라우마는 소파 쿠션 밑 보이지 않게 숨겨놓는 퍼즐 조각 같은 것이다. 하지만 그 조각은 우리 건강에 너무 중요한 역할을 한다. 이러한 ACE의 장기적인 영향력을 고려해볼 때, 의대에서 당연히 ACE에 대해 배우리라고 생각할 수도 있지만 나는 가족 문제로 트라우마를 겪은 후 트라우마가 건강에 미치는 잠재적 효과를 연구하던 변호사 친구를 통해 펠리티의 연구를 처음 접했다. 나는 그의 연구를 읽으면서 안도감과 충격을 함께 느꼈다. 병원에서 보던 일상적인 의학 미스터리에 대한 이유를 찾았다는 데서 안도감을 느꼈고, 의대부터 펠로우십, 이후에 이어지는 교육을 받는 10년 동안 한 번도 ACE에 대해 들어본 적 없었다는 사실에 충격을 받았다. 어쩌면 누군가는 ACE에 대해 언급했을 수도 있지만 내가 이해할 수 있는 범위를 넘어섰기 때문에 그 주제에 집중하지 않았던 건지도 모른다. 여러 면에서 나는 획기적인 흡연 연구가 진행될 당시에 비웃고 있던 의사들, 바로 그들과 다름없었다. 화려한 최신 의학적 발견은 읽고 있지만 내가 보는 모든 사람들에게 영향을 미치는 크고 중요한 이야기는 놓치고 있었다.

이 장의 처음에 등장했던 클로에를 살펴보자. 클로에의 화려한 겉모습 아래에는 몇십 년 전의 트라우마가 있었다. 캘리포니아에서 어린 시절을 보낸 클로에와 남동생 세바스찬은 함께 앞마당에서 놀다가 길가로 공을 잡으러 쫓아갔다. 늦은 오후의 태양 아래서 그들은 하늘색 폭스바겐 버스가 모퉁이를 도는 것을 보지 못했다. 부모님이 세바스찬의 죽음은 그녀의 잘못이 아니라고 말했지만 그녀는 자신을 용서할 수 없었다. 당시 클로에는 고작 여덟 살이었지만 동생의 죽음에 책임감을 느꼈다.

아빠가 떠난 후 클로에는 배우인 엄마가 우울한 자신의 모습을 외부에 조심스럽게 감추는 것을 지켜보았다. 엄마는 술을 많이 마시고 의사가 허리 통증 때문에 처방해준 약을 남용했지만 항상 카메라 앞에서는 활기찬 미소를 지었다. 매혹적인 클로에의 엄마는 유명한 남자친구들을 줄줄이 만났는데, 특히 그중 한 명은 화면에서는 매력적인 배우였지만 카메라 뒤에서는 성범죄자였다. 그가 클로에를 처음 학대했을 때 그녀는 고작 열두 살이었다. 그녀는 너무 수치스러워서 엄마에게 아무 말도 하지 못했다. 게다가 엄마에게 말하면 그가 무슨 짓을 할지도 모른다는 생각에 두려웠다. 두 사람의 언성이 높아질 때 그가 엄마를 때리거나 밀치는 것을 자주 목격했기 때문이다. 그해 여름 클로에는 수영장에 빠져 죽으려 했다. 정원사가 그녀를 건져 심폐소생술을 했다. 엄마는 한 번도 클로에를 병원에 데려가지 않았다. 아마도 두려움 때문인지 클로에를 따로 불러 그 행동을 질책했다. 세월이 흐르면서 클로에는 사만사에게 자신의 고통과 알코올중독을 잘 숨겼다. 세 살 많은 언니로서 클로에는 자라는 동안 자신이 사만사의 보호자라고 여겼다. 하지만 이제 상황이 바뀌었다.

잡지에 실린 클로에의 사진을 보면 절대 그녀의 ACE 점수가 7점이라는 사실을 눈치채지 못할 것이다. 아동기 부정적 경험이 우리에게 얼마나 교묘히 영향을 미치는지를 잘 보여주는 예다. 어린 시절 트라우마가 없는 사람과 비교해서 클로에는 성인이 되어 자살을 시도할 위험이 30퍼센트 이상 높았다. 10대 시절에는 그 위험성이 51배나 높았다. 자살 위험은 우울증이나 약물 사용의 문제보다 훨씬 심각하다. 안다 박사와 펠리티 박사가 2001년《JAMA》에 발표한 후속 연구에 따르면, ACE 점수가 1점 올라갈 때마다 자살 시도의 위험성은 60퍼센트씩 증가한다. 그들은 ACE와 자살 위험성 사이의 연관성이 너무 뚜렷하고 분명하기 때문에 역학에서는 흡연과 폐암 연구를 제외하면 이렇게 강한 연관성을 찾아보기 힘들 정도라고 설명한다.[19]

클로에가 그날 약을 과다복용한 것은 갑자기 일어난 일이 아니었다. 어쩌면 지금 이렇게 생각하는 사람도 있을 것이다. '그럼 트라우마나 어린 시절의 불행한 경험이 있는 나는 이제 어떻게 해야 하는 거지?'

그래서 여기 모든 사람을 위한, 특히 ACE 점수가 높은 사람들에게 도움이 되는 교훈이 있다. 불행한 경험이나 트라우마의 숨은 요인을 제대로 다루기 위해서 우리는 타인과 자신을 위한 연민compassion을 어떻게 키울 수 있을지 고민해야 한다. 타임머신이 발명될 때까지 우리는 불행한 경험을 안고 살아가는 법을 배워야 한다. 많은 사람들이 과거를 카펫 아래

> 불행한 경험이나 트라우마의 숨은 요인을 제대로 다루기 위해서 우리는 타인과 자신을 위한 연민을 어떻게 키울 수 있을지 고민해야 한다.

에 숨겨두고 앞으로 나아가려 한다. 클로에처럼 어린 시절에 평범함을 갈구하는 마음과 두려움 때문에 선택하는 방법이다. 이 접근 방식의 문제는 관련 증상들이 예상치 못한 순간에 드러나 우리 자신뿐만 아니라 우리가 사랑하는 사람들을 갑작스레 공격할 수 있다는 것이다. 연구 결과에 따르면 트라우마를 억압하면 만성 스트레스 반응이 높아지고, 불안, 우울 증상이 악화된다.[20]

좋은 소식은 우리가 할 수 있는 일이 훨씬 많다는 것이다. 우선 자기 관리와 자기 연민으로 시작해보자. 자기 관리는 치유에 아주 중요한 역할을 한다. 직관에 어긋나는 말처럼 들리지만 더 나은 부모나 배우자가 되기 위해서는 자신의 정서적 행복, 스트레스 수준, 관계부터 먼저 돌아봐야 한다. 화가 나려 할 때 당신만의 위험신호와 패턴에 주의를 기울인다. 화를 가라앉히기 위해 한 발짝 물러서거나 주의를 다른 곳으로 돌린다. 그들의 행동을 바로잡으려 하기 전에 아이나 파트너와 먼저 가까워지는 연습을 한다. 모두가 진정된 후에 행동에 대해 이야기하는 것이 좋다.

우리 자신에 대한 연민이 있어야만 치유가 일어난다. 성인이라면 전체론적 동양 의학에서 유래한 '마음챙김' 기법이 자기 연민을 키우는 데 도움이 된다. 명상처럼 마음챙김 훈련은 현재 이 순간에 집중하고 긍정적인 사고 패턴을 작동시킨다. 인지적 재해석, 즉 끔찍한 상황을 재구성하는 것은 스트레스 반응을 감소시키고 강렬한 감정이 들 때 더 잘 대처하게 도와준다고 한다.[21] 정신 질환에 대한 자신의 경험을 용기 있게 이야기한 연구자인 마샤 리네한Marsha Linehan 박사가 만든 변증법적 행

동 치료DBT 같은 치료법들은 대처 능력을 키우고 수용의 과정을 통해 감정적 기복을 완화시켜준다.[22]

절대 괜찮아지지 않을 경험이나 상실을 안고 사는 법을 배우려면 시간이 필요하다. 몇 년이 걸릴 때도 있다. 그러나 아무리 오래 걸리더라도 그 여정에는 희망이 있다. "상처는 당신에게 빛이 들어오는 곳이다." 라는 루미(페르시아의 시인이자 이슬람 법학자—옮긴이)의 말은 어느 정도 사실이다.[23] 역경이 긍정적인 힘으로 작용할 수 있다는 것이 연구로 밝혀졌다. 심리학자 리처드 테데스키Richard Tedeschi와 로렌스 칼훈Lawrence Calhoun의 연구는 역경이 새로운 삶의 기회를 보고, 타인과의 연민과 연결감을 형성하며, 자신의 힘을 발견하고, 삶의 깊은 의미를 찾는 등 중요한 방식으로 사람들에게 힘을 부여한다는 것을 잘 보여준다.[24] 트라우마가 있는 삶에서 개인적인 의미를 찾는 시도는 정신적 고통을 덜어주고 관계의 만족도가 커지며 신체적 건강을 더 좋게 만든다.[25] 이러한 단순한 회복력을 뛰어넘는 현상을 외상 후 성장post-traumatic growth이라고 부른다.

이러한 성장을 위한 해결책에 큰 비용을 들이지 않아도 된다. 과거의 고통스러운 경험에 대해 글을 쓰는 것만으로도 면역 기능을 향상할 수 있다. 논문처럼 긴 글을 쓸 필요 없이 주제에 맞는 간략한 글을 쓰는 것만으로도 충분하다. 제임스 페니베이커James Pennebaker와 재니스 키콜트-

트라우마가 있는 삶에서 개인적인 의미를 찾는 시도는 정신적 고통을 덜어주고 관계의 만족도가 커지며 신체적 건강을 더 좋게 만든다.

글래서Janice Kiecolt-Glaser, 로널드 글래서Ronald Glaser가 1988년에 진행한 유명한 연구에서 50명의 대학생들에게 트라우마 경험이나 매일 주어지는 주제에 대해 글을 쓰게 했다. 트라우마 경험에 대해 쓰라고 요청받은 학생들은 다른 사람들에게 자세히 얘기하지 않을 법한 인생에서 가장 충격적이고 속상한 경험들에 대해 썼다. 지침에는 '중요한 것은 당신의 가장 깊은 곳에 있는 감정과 생각에 대해 쓰는 것'이라고 적혀 있었다. 글쓰기는 하루에 약 20분씩 4일 연속으로 진행됐다. 피험자들은 연구의 목적을 모르고, 연구자들은 피험자들의 상태를 알지 못한 상태에서 실험이 이루어졌다.

그리고 연구자들은 기다렸다. 6주 후 트라우마에 대해 썼던 학생들은 기분이 더 좋아졌고 주관적인 고통이 감소했으며 학생의료센터에 방문하는 횟수가 줄어들었고 면역 기능의 혈청 지표가 개선됐다. 즉, 전반적으로 그들의 자율신경계가 더 안정되었다.[26] 후속 연구에 따르면 3일 동안 15분씩만 글을 써도 연령, 성별, 사회계층, 문화, 성격 유형과 관계없이 이런 이점을 누릴 수 있었다. 부정적인 경험이 어떻게 자신을 한 사람으로서 성장하게 도와주었는지 이해하기 위해 글을 쓴 참가자들이 정신과 신체 건강에서 가장 큰 효과를 얻었다.[27] 또한 이런 연구들은 실직이나 암 진단, 사랑하는 사람의 죽음과 같은 인생의 힘든 사건을 겪은 사람들에게도 글쓰기가 도움이 된다고 알려준다. 창의적 글쓰기도 이와 비슷한 효

부정적인 경험이 어떻게 자신을 한 사람으로서 성장하게 도와주었는지 이해하기 위해 글을 쓴 참가자들이 정신과 신체 건강에서 가장 큰 효과를 얻었다.

과를 주는데, 그래서 어린이들과 청소년들에게는 트라우마 경험을 극복하도록 도와주는 도구로 글쓰기가 활용되고 있다.[28] 트라우마 경험에 대한 표현적 글쓰기는 많은 사람들에게 저비용의 예방 해결책이 될 수 있다.

과거는 바꿀 수 없지만
공감, 연민, 정서적 연결을 통해
과거가 현재에 부정적인 영향을
끼치지 않도록 예방할 수는 있다.

우리는 꼭 혼자 트라우마를 극복할 필요가 없다. 사실 트라우마를 해결하는 효과적인 방법은 앞서 언급했던 오키나와 사람들 그리고 친밀한 유대관계와 연관성이 있다. 많은 연구들이 어린 시절의 부정적인 사건이나 성인이 되어 겪는 독성 스트레스를 완화하는 가장 좋은 방법으로 이해와 지지가 있는 관계를 형성하는 것을 꼽는다. 관계나 사회적 유대감은 우리의 정신 건강에, 따라서 신체 건강에도 결정적인 차이를 만든다. 과거는 바꿀 수 없지만 공감, 연민, 정서적 연결을 통해 과거가 현재에 부정적인 영향을 끼치지 않도록 예방할 수는 있다. 거울 뉴런이 그 이유를 설명하는 데 도움이 된다.

인간으로서 우리는 신체와 함께 늙지 않는 영원한 자아의식을 발달시킨다. 내가 일곱 살이나 여덟 살쯤 되었을 때 나의 할머니 투투는 70대에 접어들었는데, 어느 날 밤 나에게 마음은 아직 내 나이였을 때와 같은 느낌이라고 말해준 적 있다. 당시에 나는 말도 안 되는 얘기라고 생각했는데, 몇십 년이 흐르고 난 지금은 할머니의 말이 이해된다. 비록 37조 개의 세포가 몇 번이고 스스로 바뀌고 대체되었지만 나는 여전히 나다.

자아의식을 가지려면 우선 '타인'에 대한 이해가 있어야만 한다. 우리 뇌는 언제 그런 기술을 개발할까? 1970년대 발달심리학자인 뷸라 암스테르담Beulah Amsterdam은 태어난 지 3개월에서 2년이 된 88명의 아이들을 거울 앞에 앉혔다. 암스테르담은 모든 아이들의 코에 립스틱을 묻혔다. 한 살 미만의 아이들은 거울 속에 우스꽝스러운 친구가 한 명 앉아 있다고 생각하는 것 같았다. 그들은 코에 묻은 얼룩을 닦으려고 하지 않았다. 하지만 두 살이 된 아이들은 대부분 '거울 영상 인지 능력'을 보였고 거울에 비친 모습을 보자 자신의 코를 만졌다.[29]

자신과 타인을 구별하는 것은 역지사지 능력과 연민을 발달시키고 비밀을 지키는 데 도움이 된다. 이것이 바로 심리학자들이 '마음 이론'이라고 칭하는 능력이다. 이 능력을 시험할 때는 반창고 상자에 맛있는 초콜릿 한 조각을 넣어둔 다음, 아이에게 상자를 열어서 보여주고 이 방에 들어오는 다른 사람은 이 상자 안에 무엇이 들었을 거라고 생각하는지 물어본다. 마음 이론이 발달한 아이는 "반창고요."라고 대답하고 그렇지 않은 아이는 "초콜릿이요."라고 대답할 것이다. 한 단계 더 나아가면 예쁜 선물 상자 안에 플라스틱으로 된 바퀴벌레 장난감을 넣어둔다. 세 살짜리 아이들은 보통 잘 이해하지 못하지만 다섯 살만 되어도 대부분의 아이들은 이것이 아주 재미있는 장난이라고 생각한다.[30] 다른 사람들이 우리와 세상을 다르게 볼 수도 있다는 것을 알면 유머 감각이 생긴다.

또한 이 능력은 공감empathy에서 연민compassion으로 발전하여 우리가 어떤 상황을 담담하게 받아들일 수 있게 도와준다. 연민과 다르게 공감은 필터 없이 온전히 타인의 고통을 강렬하게 느끼는 것이다. 또한 아이들이 '너'와 '나'라는 감각을 완전히 익히기 전에 발달한다. 나의 두 살짜리 아들인 제이가 놀이터에서 넘어지자 가장 친한 친구인 루이스와 피어슨도 함께 울기 시작했다. 예일대 심리학 교수 폴 블룸Paul Bloom이 진행한 연구에 따르면 아기들도 빠르면 태어난 지 3개월 만에 공감을 보인다.[31]

일반적인 뇌의 발달에 따라 아이가 다섯 살쯤이 되면 누군가가 다치거나 슬픈 일이 발생하더라도 자신이 함께 무너지지 않는다는 것을 알게 된다. 이런 인식과 개인의식의 결합 덕분에 우리는 친구들을 위로하고 그들에게 필요한 도움을 줄 수 있다. 이것이 다른 사람이 느끼는 감정을 온전히 느끼는 '공감'과 다른 사람의 감정 상태를 인지하고 그것을 완화해주려고 하는 '연민'의 차이다. 이것은 단지 의미만 다른 것이 아니다. 영상 검사에 따르면 공감과 연민을 발휘할 때 각각 다른 부위의 뇌가 활성화된다.[32]

인간은 정서적 유대를 위해 자신과 타인에 대한 감각을 갖고 있지만, 거울 뉴런이라고 부르는 뇌세포들을 통해 다른 사람들과 신경학상으로도 연결되어 있다.[33] 친구가 커피잔을 잡으려고 손을 뻗는 모습을 볼 때 마치 당신이 커피잔을 향해 손을 뻗는 것처럼 당신의 뇌 운동 피질 부분이 활성화된다. 이 신경 반사를 통해 우리는 다른 사람의 의도를 직관적으로 이해하고 친구에게 설탕을 건네준다. 거울 뉴런은 춤을 출 때처럼 우리가 다른 사람의 움직임을 모방하도록 한다. 흥미롭게도 두 사람의 행동이 더 잘 일치할수록 서로 더 협조적이라고 느낀다(어쩌면 이것이 일제히 행진하는 군사 훈련의 심리적 영향력을 설명할 수도 있다).[34] 다른 거울 뉴런 연구들에 따르면 누군가가 웃거나 고통을 경험하거나 폭력적으로 행동하는 것을 본 후에도 우리 뇌는 비슷하게 모방하는 반응을 보였다. 우리 주변 세상을 정신적으로 모방하고 다른 사람의 입장에서 생각하는 것은 마음이 가진 놀라운 능력이다.

그렇긴 하지만 우리가 다른 사람의 경험을 정신적으로 받아들일 때 보통 그것을 행동으로 옮기지는 않는다. 발달된 뇌의 다른 부위가 생각과 관련된 활동을 억제하기 때문에 우리는 다른 사람의 행동을 나 자신의 행동과 분리할 수 있다. 연구자들은 운동 틱과 음성 틱을 유발하는 운동 장애인 투렛 증후군과 같은 억제 장애를 연구하면서 이 사실을 발견했다. 운동보조영역SMA이라고 알려진 뇌의 한 부분이 경두개 자기자극법TMS을 통해 자극되면 투렛 증후군이 없는 사람들이 마치 장애가 있는 것처럼 다른 사람의 행동을 무의식중에 모방한다. 운동보조영역은 연구자들이 거울 뉴런을 발견한 뇌의 한 부분이다.[35] 다른 사람의 행동과 내 행동 사이의 상호작용은 강한 유대감을 형성한다.

생리학적으로 다른 사람과 여과되지 않은 방식으로 공명하는 일은 서로 지지하는 관계에서 도움이 된다. 대화 요법이 효과적인 이유 중 하나가 바로 이 때문이다. 하지만 반대로 완충 장치가 없거나 부정적인 관계에서는 버거운 일이 될 수 있다. 이것이 만약 오래 지속되면 번아웃이나 독성 스트레스가

공감은 연민으로 가는
관문에 있으며
연민은 성장과 치유를 위해
활용할 수 있는 높은 수준의
심리 기술이다.

발생한다. 공감의 어두운 면이다. 왜 공감 능력이 더 큰 사람들일수록 번아웃을 겪을 확률이 높은지 이해할 수 있는 대목이다.[36]

다행히도 연민은 공감과는 다른 부위의 뇌를 활용하기 때문에 다른 사람의 입장을 전체적인 시각에서 보게 해준다. 연구에 따르면 공감은 연민으로 가는 관문에 있으며 연민은 성장과 치유를 위해 활용할 수 있는 높은 수준의 심리 기술이다. 우리가 트라우마로 고통받았더라도 타인에게 연민을 보이고, 그들을 돕는 행동을 통해 우리 자신의 트라우마를 치유할 수도 있다. 많은 연구들이 지지 집단이나 인지 행동 치료 같은 대화 치료가 치유에 도움이 된다고 하는 것도 이와 같은 맥락이다. 이런 그룹들은 단지 분출하는 데 그치지 않고(분출은 오히려 사람들의 기분을 더 나빠지게 한다) 과거의 경험을 재구성하고 개인의 성장을 발견하는 기술을 함께 연습한다.[37] 게다가 외로움을 덜 느끼고 사람들과 유대감을 더 형성하도록 해준다.

가장 좋은 점은 연민이 연민을 낳는다는 것이다. 연민을 발휘함으로써 서로의 스트레스를 완화하고 역경에 대처할 수 있게 도와주며 서로의 성장에 힘을 북돋아줄 수 있다.

내가 2000년대 초 정신의학 교육을 받기 시작했을 무렵 트라우마를 위한 치료는 대부분 환자의 문제를 고치는 것에 중점을 두었다. 나는 이것이 너무 비판적으로 느껴졌다. 트라우마의 후속 효과는 곧잘 화를 내거나 감정 통제가 안 되는 등의 다루기 힘든 행동을 하게 만든다.[38] 트라우마에 노출된 뇌는 과도한 '투쟁-도피 반응'을 보이는데 이것은 안전하지 않은 상황에서 생존에 필요한 아주 적절한 반응이다. 빠르게 행동하기 위해 원시적 뇌인 편도체(흔히 '도마뱀 뇌'라고도 부른다)가 책임을 지고 더 합리적이지만 느린 피질을 우회한다. 신경영상연구는 ACE를 가진 환자들에서 편도체와 배외측 전전두피질DLPFC 그리고 관련 '실행 센터' 간의 소통이 적게 나타난다는 것을 밝혀냈다.[39] 문제는 과활성화된 편도체는 일상적인 감정들을 관리하는 데 소질이 없다는 것이다. 파리가 날아갈 때마다 바로 기관총을 꺼내 든다.

정서 조절 능력 저하는 경계선 성격 장애에서 흔히 나타난다. 어떤 표본에서는 이 진단을 받은 사람 네 명 중 세 명이 어린 시절의 트라우마를 경험했다.[40] 특히 어린 시절의 성적 학대는 중요한 위험요인이다.[41] 내가 응급실에서 본 환자 중 가장 불안함을 호소하던 환자도 경계선 성격 장애를 진단받았다. 그녀는 끔찍한 어린 시절을 보낸 아름다운 여성이었다. 문제는 한 사람에게 꼬리표를 붙이는 것은 이미 고통받는 사람에게 더 큰 오명을 씌울 수 있다는 것이다.[42]

다행히도 긍정적인 새로운 패러다임이 등장했다. 트라우마를 감안한 치료법trauma-informed care, TIC으로 알려진 이 방법은 사람들에게 더 깊은 이해와 지지를 제공한다. 근본적으로 우리 자신과 타인에게 "너에게 무슨 문제가 있는 거야?"라고 묻는 방식에서 "너에게 무슨 일이 일어났던 거야?"라고 묻게 된 것이다. 훨씬 사려 깊은 접근 방식이다. 이런 근본적인 사고방식의 변화는 트라우마를 경험한 사람들을 품위 있는 방식으로 대함으로써 변화를 이뤄낼 기회를 제공한다.[43] 그리고 이것은 꼭 대화 치료에만 국한되지 않는다. 그림이나 퀼트, 글, 시, 조각품, 뮤지컬, 요가 등을 통해 당신의 감정을 표현할 수도 있다.

트라우마를 감안한 대응 훈련은 법 집행 기관에 종사하는 사람들에게도 진행되고 있다. 훈련 참가자들은 과민한 경계 반응, 무감각, 환각의 재발, 메스꺼움, 떨림, 불안감 같은 트라우마의 증상을 알아보는 법을 배운다.[44] 이 훈련이 중요한 이유는 트라우마는 우리 모두에게 일어날 수 있는 흔한 환경적 노출이며(법 집행관들도 포함하여), 진료실에서부터 학교, 직장, 교도소까지 다양한 곳에서 징후가 나타나기 때문이다. 우리가 만나는 사람들이 얼마나 트라우마와 ACE를 흔히 경험하는지 인식할수록 우리는 서로를 더 지지하고 치유해줄 수 있다.

클로에는 오래전 겪은 트라우마 때문에 그날 응급실까지 실려 오게 되었다. 그녀는 어린 시절에 자신의 상처를 애써 감추고 많은 사람들에게 둘러싸여 있었지만 여전히 외로웠다. 마치 그녀가 하루에 담배를 세 갑씩 피우는데도 의사나 여동생은 그 사실을 몰랐던 것과 마찬가지다. 타인을 보살피는 것은 우리 모두가 가진 막대한 능력이다. 어린아이에게는 자신을 믿어주고 이해해주며 존중해주는 안정적이고 다정한 어른이 한 명만 있어도 세상이 달라진다. 아이에게 너는 중요한 존재라고 말해줄 누군가가 필요하다. 어쩌면 당신이 지금 누군가에게 그 한 사람일지 모른다. 비록 클로에는 많은 것을 누리는 듯 보였지만 어린 시절의 클로에는 한 번도 그런 도움을 받지 못했다.

어린아이에게는 자신을 믿어주고 이해해주며 존중해주는 안정적이고 다정한 어른이 한 명만 있어도 세상이 달라진다.

그래서 나는 다른 클로에들이 최상의 치료를 받을 수 있도록 돕고 싶다는 마음이 더 간절해졌다. 의사들이 환자를 문진할 때 흡연 여부를 가장 먼저 확인하듯이, 의사와 진료소에서 환자들의 ACE 점수를 통해 숨은 요인이 있는지 확인할 방법을 찾아야 한다. ACE 점수와 천식, 뇌졸중, 당뇨, 심장병, 심장마비의 위험성 사이의 관계를 고려했을 때, ACE는 병력에 아주 중요한 부분이다.[45] 캘리포니아 북부의 나딘 퍼크 해리스Nadine Burke Harris 박사 같은 선구적인 소아과 전문의들은 이미 ACE 여부를 확인하고 진료를 하고 있다. 하지만 많은 내과 의사들은 이 확인 절차가 얼마나 쉬운지 모르고 있다. 환자들은 껄끄럽고 상세한 얘기를 하지 않고 간단한 질문 10가지가 적힌 체크리스트에 답하면 되고, 복잡한 결과 대신 간단한 수치로 결과를 확인할 수 있다.[46] 이렇게 하면 의사들은 10분간의 짧은 진료 시간에 판도라의 상자를 열어야 하거나 환자를 다시 공포에 몰아넣을까 봐 걱정하지 않아도 된다.

아동기 부정적 경험의 노출과 성인 건강 사이의 분명한 관계는 정신과 신체 사이의 깊은 연관성을 보여준다. 모든 사람은 자신이 태어난 환경을 선택할 수 없고 질병의 위험에 처하게 하는 숨은 환경적 스트레스 요인을 갖고 있다. 그러나 이해와 연민, TIC를 통한 지원이 마련된다면 수치심을 완화하고 외상 후 성장을 이룰 수 있게 도울 수 있다. 우리는 일상생활을 이어가는 개인들이지만 또 한편으로는 인간으로서 근본적인 유대감을 공유한다. 서로 유대감을 쌓고 지지해줄 수 있는 우리의 능력은 건강을 위한 진정한 토대가 된다. 건강의 본질적 요소들은 스트레스에 대한 숨겨진 요인의 역할과 그들이 신체와 정신 건강에 미치는 영향을 인식하는 것에서부터 시작한다.

활용

건강한 환경 조성하기

트라우마를 경험한 적 있다면, 자신과 타인을 위한 연민을 어떻게 키울 수 있을지 생각해보자. 당신을 치유하는 데 어떤 활동이 도움을 주었는가? 역경을 잘 극복할 수 있게 도와줄 몇 가지 방법을 소개하려 한다.

- 트라우마를 경험하는 것은 아주 흔한 일이라는 사실을 명심하자. 만약 당신이 ACE를 경험했다면, 당신과 같은 상황의 사람들이 많다는 것을 기억하자. ACE 검사에서 10명 중 아홉 명은 한 가지 이상의 ACE를 경험했다.
- 트라우마를 경험했거나 충격적인 상실감(사랑하는 사람의 죽음 등)을 겪었다면, 지지 집단에 가입하는 것을 고려해보자. 트라우마에 중점을 둔 글쓰기 워크숍에 참여하는 것도 좋은 방법이다. 비슷한 경험을 가진 사람들과 유대감을 쌓는 일은 삶의 의미를 빨리 되찾는 데 도움이 된다.
- 순환 고리를 끊기 위해서는 예방이 중요하다. 당신의 정서적 안녕을 가장 우선시하자. 강한 분노가 일어나려 할 때는 그 상황을 떠나버린다.
- 만약 감당하기 힘들다고 느껴지면, 의사나 정신 건강 전문의에게 도움을 요청하자. 우리 모두는 가끔 특별한 도움이 필요할 때가 있다. 가능하다면 위기의 상황이 오기 전에 의사를 찾아가 본다. 도움을 청할 때 트라우마를 감안한 치료TIC에 대해 물어보자.

Part 2

건강의 본질적 요소

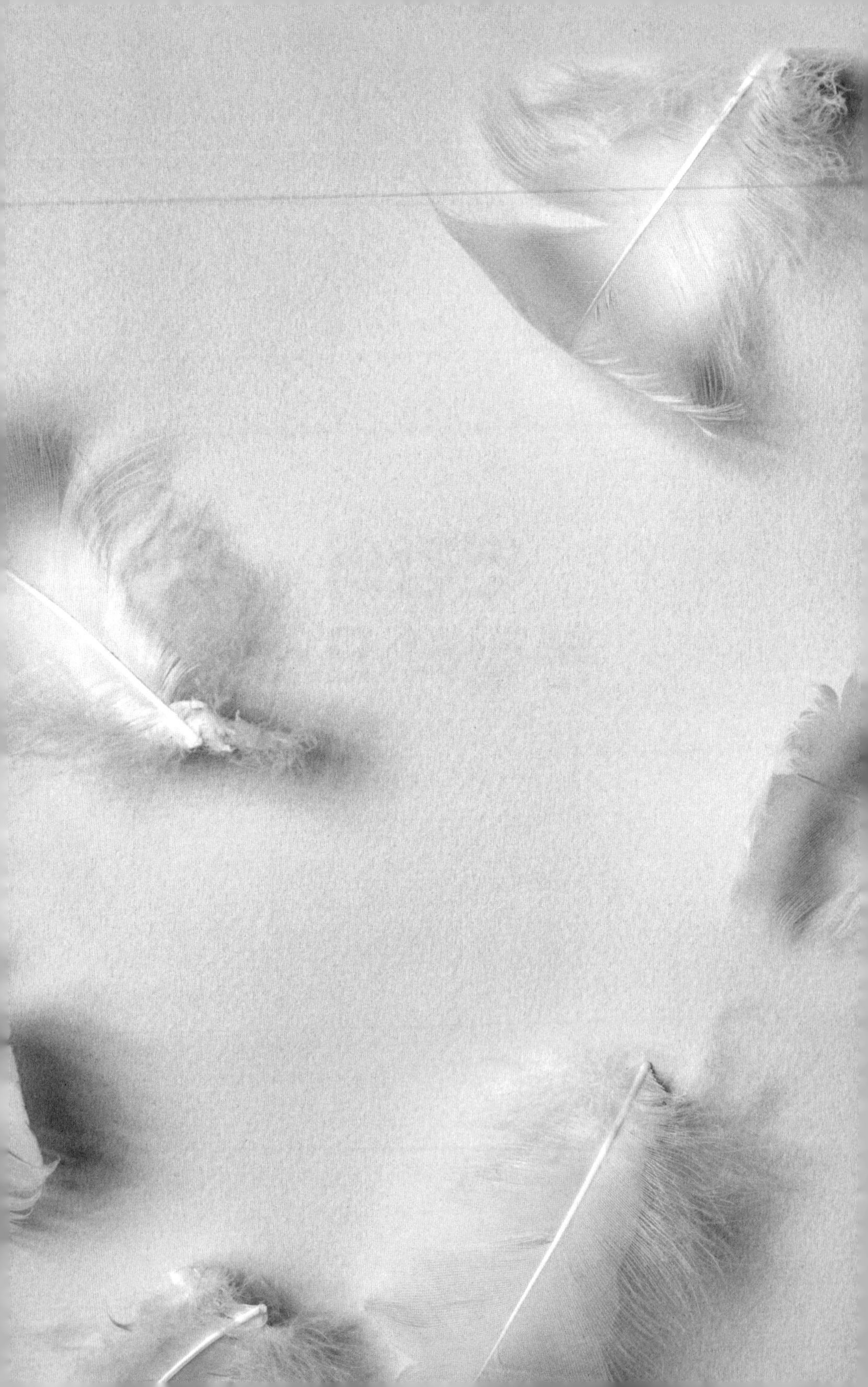

Chapter 9

개인의 건강

몸과 마음의 연결고리 찾기

Chapter 9

개인의 건강

어려움은 새로운 생각을 하는 것이 아닌 낡은 생각에서 벗어나는 데 있다.

— 존 메이너드 케인스

2월의 어느 날 아침, 응급실에서 근무하는 도중 전화를 한 통 받았다. 전화 반대편에서는 고함소리가 들렸다. 대학병원 응급실 주치의인 콜린 피터스가 "서둘러 오실 수 있으신가요? 신원 미상의 여성이 소란을 피우고 있어요. 조현병을 앓고 있는 것 같습니다."라고 말했다. 그는 잠시 멈추고 단호하게 말했다. "환자분, 다시 침대로 돌아가 주세요. 잠시 후에 제가 가겠습니다." 그는 다시 나에게 말했다. "아무래도 진정제를 투여해야 할 것 같은데, 선생님이 먼저 오셔서 환자를 확인해주세요."

바쁜 뉴욕시 병원 응급실의 정신과 의사로서 이것은 흔히 겪는 일이다. 신원을 알 수 있는 사람이나 알 수 없는 사람이 응급실에서 난동을 피우는 일은 거의 일상이다. 내 일은 그 난동의 이유를 밝혀내는 것이다. 전화 반대편에서 나를 기다리고 있는 것이 무엇인지 전혀 예측할 수 없다. 운이 좋을 때는 잠시 커피를 마시며 환자의 진료기록을 먼저 확인할 수도 있다. 그 사람이 통제 불가능한 행동을 하는 이유는 다양한데, 환자의 진료기록에서 가장 많은 단서를 찾을 수 있기 때문이다. 그녀가 과거에 정신 질환을 진단받은 적 있는가? 만약 그렇다면, 그 진단이 지금 그녀의 난동을 설명하는 데 도움이 되는가? 심각한 정신 질환을 가진 사람들에게 행동의 변화를 일으키는 다른 의학적 문제들이 발생할 수도 있다는 사실을 염두에 두는 것이 중요하다. 의학적 진단과 정신의학적 진단을 구분하는 것이 나의 전문 분야다.

하지만 그날은 지체할 시간도 없었고 미리 검토할 진료기록도 없었다. 나는 마시던 커피를 내려놓고 서둘러 이동했다. 응급실에서 호출이 오면 신분증을 찍을 때 들리는 익숙한 찰칵찰칵 소리를 들으며 목적지에 도착하기 전까지 여러 개의 문을 지나가야 한다. 밝은 형광등이 켜진 응급 병동은 A 구역부터 E 구역까지 복잡하게 나뉘어 있는데, 의사가 와서 진찰할 때까지 환자가 얼마나 안전하게 오래 기다릴 수 있는지에 따라 분류된다.

대부분의 경우 큰 문제 없이 이 방식에 따라 응급실이 운영된다. 모든 환자가 다 중요하지만, 그들을 진찰할 의사들과 간호사들이 너무 부족하다. A 구역은 외상 구역이다. 뼈가 부서지거나 오토바이 사고를 당하거나 어딘가에 찔린 환자들이 있다. B 구역에는 당장 사망하지는 않지만 중요한 의학적 문제가 있는 환자들이 온다. 또한 설명할 수 없는 행동 변화로 판단 중인 환자들이 대기하는 곳이기도 했다. 응급실은 마치 개척시대의 미국 서부 지역 같기도 하다. 지금까지 나는 천장을 뜯거나 들것을 확 뒤집고 바닥에 오줌을 싸거나 발가벗고 춤을 추는 등 별의별 환자들을 경험했다. 이런 이유로 예상치 못한 일에 대비하기 위해 B 구역 입구에는 보안요원들이 몇 명 대기하고 있다.

B 구역의 문이 활짝 열리자 고함소리가 들렸다. 갈색 곱슬머리에 거무스름한 피부의 60대 정도로 보이는 한 여성이 간호사 카운터 앞에 서 있었다. 그녀는 환자복을 제대로 입지 않아 등 쪽의 맨살이 그대로 드러난 상태였다. 그녀는 카운터를 주먹으로 쾅쾅 내리쳤다. 내가 다가가자 불안해하며 나를 향해 몸을 돌렸다. 눈을 부릅뜨고 "서비스가 왜 이렇게 엉망이야? 포코노스로 가는 버스는 어디 있어!"라고 소리쳤다. 다른 환자의 가족이 옆을 지나가자 그녀는 그의 팔을 잡아당긴 다음 "저 좀 도와주세요!"라고 외쳤다. 놀란 남성이 자리를 떠나자 그녀는 흐느껴 울기 시작했다. 190센티미터의 덩치 큰 보안요원이 몸집이 작은 그녀를 들것으로 조심히 안내했다. 그녀는 곧바로 다시 일어나 다른 환자가 누워 있는 침대로 올라가려 했다. 보안요원이 다시 그녀를 가로막았다. 그녀는 잠깐 가만히 있더니 옷을 벗기 위해 앞뒤로 몸을 마구 흔들었다.

나는 담당 의사인 피터스 박사를 찾았다. "내가 만나보길 바란 환자가 저분이시죠?" 내가 말했다. 의대생 시절부터 그를 알고 있었는데, 그는 아주 유능한 의사였고 응급실에 적합한 실력을 갖추고 있었다. "저 환자에 대해 아는 정보는요?" 내가 물었다. "정보가 별로 없어요." 그가 고개를 저으며 말했다. "우리가 알기로는 새로운 환자예요." 그가 한 말의 의미는 그 환자가 우리 병원에 한 번도 방문한 적 없거나 진료기록을 검색할 때 사용한 환자의 정보가 잘못됐다는 것이다. 미국에서는 같은 도시 내에서도 병원들이 의료기록을 공유하지 않는다. 그녀에게 신분증이 없었기 때문에 간호사는 그녀를 시스템에 '신원 미상 1, 나이 123'이라고 등록했다.

그날 아침 응급실에서 그녀는 마침내 자신의 이름이 애나라고 말했다. 생일이 언제인지 물어봤을 때 그녀는 "애나."라고 답했다. 어떤 건강상 문제가 있는지 물었을 때 그녀는 "애나라고!"라고 소리쳤다. 구급차 기록을 통해 나는 그녀가 아주 추운 오전 5시 3분에 목욕용 가운과 슬리퍼 차림으로 길거리를 떠돌고 있다가 발견됐다는 사실을 알아냈다. 그녀를 보고 걱정한 시민이 119에 신고했던 것이다. 구급팀이 그녀에게 다가가자 외설적인 말을 내뱉기 시작했다. 그녀는 신분증을 갖고 있지 않았다. 구급차 기록에는 그녀의 혼란스러운 상태를 설명하기 위해 '정신 상태 변화'를 의미하는 AMS라고 휘갈겨 쓴 글자 외에는 별다른 정보가 없었다. 우리가 더 많은 질문을 하자 그녀는 낮은 목소리로 속삭이며 다른 곳을 응시했다.

우리는 지난 몇 시간 동안 일어난 일 외에는 그녀의 행동에 대한 단서가 전혀 없었다. 환자를 돕고 싶은 의사로서 이것은 마치 영화의 마지막 부분만을 보고 전체 줄거리를 알아내야 하는 상황과 비슷했다. 내가 호출을 받았을 때 피터스 박사는 이미 여러 검사를 진행했는데, 진료차트에 기록할 만한 것은 없었다. 바이탈은 이상이 없었고 초기 신체검사도 특별한 문제가 없어 보였고 감염의 명확한 증거도 없었다. 혈중 알코올 검사도 음성이었고 소변 약물 검사도 마찬가지였다. 정신 상태 변화의 원인들을 더 많이 배제할수록 피터스 박사는 그녀가 정신 질환을 앓고 있다고 확신했다. 그녀가 소리를 치고 신분증이 없는 상태만 아니었다면 아마 애나는 친족 집으로 돌려보내졌을 것이다. 피터스 박사는 "그녀는 정신병을 앓고 있는 거예요. 아마 약을 끊어서 증상이 다시 심해진 것 같아요."라고 판단을 내렸다. 그는 자신의 진단을 확신하며 뇌 영상 촬영이 필요 없을 거라고 말했다.

병원에 있으면 발이 많은 이야기를 해줄 때가 있다. 내가 애나를 찬찬히 살펴볼 수 있을 정도로 그녀가 진정하고 난 후, 파란색 병원 슬리퍼를 벗기자 발렌티노 레드를 바른 그녀의 발톱이 보였다. 어디 벗겨진 부분도 없이 페디큐어는 완벽했으며 발톱은 정리한 후로 1밀리미터도 자라지 않은 상태였다. 정신 질환 증상은 보통 갑작스럽게 나타나지 않는다. 이렇게 관리받는 것을 신경 쓰지 않게 되는 며칠에서 몇 주간의 기간이 있다. 샤워를 하지 않고 머리도 엉킨 채 놔두며 더러운 옷을 입기도 한다. 무엇보다도 그렇게 되면 페디큐어를 받을 리가 없다. 그날 아침 응급실에서 애나는 우리가 묻는 질문을 거의 이해하지 못하고 대답하지도 못했지만, 그녀의 발은 지금 막 관리를 받고 나온 사람 같았다. 게다가 애나의 머리도 헝클어지긴 했지만 최근에 다듬은 듯 보였고 머리카락 뿌리 부분에는 흰 머리가 자란 흔적도 없었다. 자신의 생일이 언제인지도 말하지 못하던 이 여성은 최근에 스스로 관리를 받았거나 그게 아니라면 누군가가 그녀를 위해 관리를 해준 것이다.

의학의 목표는 누군가가 아플 때, 적절한 시간에, 적절한 장소에서,

적절한 치료를 받게 하는 것이다. 올바른 치료를 받기 위해서는 우선 정확한 진단이 내려져야 한다. 하지만 의사들도 실수를 한다. 그것도 매우 자주. 환자 10명 중 한두 명은 잘못된 진단을 받는다. 그리고 환자 10명 중 한 명은 의사의 실수로 사망한다. 부검 보고서에 따르면, 진단 실수로 미국에서 매년 4만에서 8만 명의 사망자가 발생하고 더 큰 피해와 장애가 발생한다고 한다.[1] 그것은 매년 80대에서 160대의 초대형 여객기가 추락하는 것과 같다.

의사들이 어떻게 그렇게 잘못된 판단을 할 수 있을까?

범인은 단지 나쁜 의사들이 아니다. 진단은 과학만큼이나 기술적이다. 수천 가지의 질병과 수백 가지의 증상만으로 모든 건강 문제의 원인을 정확히 찾아내는 일은 쉽지 않다.[2] 선의를 가진 의사들도 복잡한 의료 시스템을 다루면서 실수를 저지른다. 환자를 진단하는 과정에서 일어나는 여러 가지 사소한 실수가 치명적인 결과를 초래하는 것이다. 잘못된 각도에서 엑스레이를 찍거나 방사선 전문의가 한 부위를 제대로 살펴보지 못하고, 연구실에서 잘못된 메시지를 전달하고, 전문의가 보고서를 확인하지 못하는 실수가 발생한다. 《오리엔트 특급 살인》에서처럼 한 사람에게 책임을 묻기 힘들다. 일반적으로 이런 사고들이 보고되지 않기 때문에 연구원들은 우리 모두가 살면서 한 번은 진단을 놓치거나, 잘못된 진단을 받거나, 진단을 늦게 받는 경험을 했거나 하게 될 것이라고 평가한다.[3]

수천 가지의 질병과
수백 가지의 증상만으로
모든 건강 문제의 원인을
정확히 찾아내는 일은 쉽지 않다.

하지만 때론 더 심각한 이유로 진단에 문제가 생기기도 한다. 의사가 가진 잘못된 사고방식 때문에 오진이 내려지기도 하기 때문이다. 진단을 통해 의학 박사들과 서구 의학의 숨겨진 인식을 드러낸다. 어떤 오진은 의료적 진단과 정신과적 진단을 서로 밀접하게 연관된 체계로 보지 않고 두 가지를 별개로 보기 때문에 발생하기도 한다. 정신 질환이 있는 경우에 오진의 위험은 급등한다.

중증 정신 질환을 앓는 사람들은 질이 낮은 의료서비스를 받고, 중증 정신 질환을 앓지 않는 사람들보다 평균적으로 28.5년 일찍 사망할 위험이 있다고 한다.[4] 이 두 가지 사실은 연관성이 있다. 일단 환자가 '정신 질환'의 범주로 분류되고 나면, 의사는 모든 새로운 증상을 정신 질환 때문이라고 판단하는 경우가 많다. 즉, 어떤 증상이 비정신과적인 이유에서 발생했을 거라는 가능성 자체를 배제해버린다. 이것이 더 위험한 이유는 중증 정신 질환을 앓는 사람들은 심장병, 폐 문제, 감염, 당뇨, 뇌졸중의 위험이 두 배에서 세 배 더 높기 때문이다.[5]

오래전부터 조현병을 앓고 조지 클루니의 아이를 임신하고 있다는 만성 과대망상을 앓던 다정한 50대 여성 클라우디아의 이야기가 떠오른다. 어느 날 밤 그녀는 숨을 헐떡거리며 응급실을 찾았다. 처음 진단했던 응급실 의사는 그녀가 악화된 망상 때문에 불안한 것일 뿐 의학상으로는 아무 이상이 없다고 말하며 그녀를 집으로 돌려보내려 했다. 하지만 그녀가 떠나기 전, 정신과 의사는 흉부 엑스레이를 처방했고 그 결과 클라우디아가 폐렴에 걸렸다는 것을 확인했다. 훌륭한 의사들을 만나도 이런 일은 항상 일어날 수 있다. 하지만 환자들은 끔찍한 결과를 맞는다.

암이 있는데 발견하지 못하고, 감염이 일어났는데도 이를 치료하지 못할 수도 있다.

가장 심각한 경우는 정신 질환 자체가 오진이고 실제로는 다른 질병의 증상인데, 그 행동의 원인을 정신 질환으로 오해할 때다. 문제는 정신 상태 변화(혹은 섬망)의 원인이 수없이 많고 복잡하다는 것이다. 1만 가지 정도의 진단 가능한 의학적 문제들 중 많은 질병들이 정신 질환으로 보일 수 있는 행동 변화나 모호한 신체 통증과 함께 나타날 수 있다. 섬망의 잠재적 원인으로는 암, 낙상, 심장 질환, 대사 장애, 내분비성 질환, 자가면역 상태, 장 질환, 비타민 결핍, 우발적 중독, 요로감염증 등이 있다. 게다가 정신 질환을 입증하는 혈액 검사는 없기 때문에 조현병 같은 진단이 잘못되었다는 것을 입증하기는 훨씬 더 어렵다.

행동 변화를 보이는 환자를 진단하기 위해 실시하는 초기 정밀검사는 철저하게 이뤄지지만 그것이 완전하지만은 않다. 보통 응급실은 복잡한 근본 원인을 알아내기 위해 한 번의 검사를 한 뒤에 다시 시도하기는 힘든 상황이다. 목표는 '100만 달러짜리 검사'를 하지 않고(과도한 검사는 의사의 추론에 추가적인 이점이 없고 환자에게 잠재적 피해를 줄 수 있기 때문에) 정확한 진단을 내리기에 충분한 임상 검사를 진행하는 것이다. 이것이 지금 애나가 처한 상황이었다. 추가로 진행하는 검사의 이점이 잠재적 피해보다 더 클 것인가?

그래도 나는 페디큐어를 받은 그녀의 발을 보고 나서 애나의 근본적인 진단에 새로운 의문을 품었다. 나는 피터스 박사를 찾으러 갔다. 그는 컴퓨터로 진료기록을 입력하고 있었다. 나는 애나의 검사 결과에 몇 가지 모순이 발견됐기 때문에 그녀가 정신 질환을 앓는 것이 맞는지 확신할 수 없다고 얘기했다. 나는 뇌 영상 촬영을 해봐야 한다고 판단했다. 내가 말을 하는 동안 옆으로 여러 명의 새로운 환자들이 줄줄이 들어왔고 피터스 박사는 긴장한 듯 보였다. 그는 자신의 첫 판단을 고수했다. "제 생각에는 불필요한 방사선, 시간, 돈을 들이는 것 같아요. 환자를 정신의학과로 입원시킬게요." 나는 자문 의사로서 온 것이기에 반대 의견을 피력하는 것 말고는 할 수 있는 일이 없었다. 병원의 정신 건강 병동에 들어가기 위해 대기하는 환자가 너무 많아서 애나는 응급실의 들것에서 하룻밤을 지내야 했다.

그러고 나서 나는 다른 환자들을 보느라 정신이 없었지만 그 발가락의 미스터리가 머릿속을 떠나지 않았다. 나는 항상 나 자신에게 묻는 질문을 던졌다. '내가 무엇을 놓치고 있는 것일까?' 나는 내가 정상적인 생활을 하지 못하게 됐을 때 다른 사람이 나를 위해 원인을 찾아주길 바라는 마음으로 환자에게서 간과한 것이 무엇일지 고민했다.

그때 누군가가 애나를 찾아왔다. 미로 같은 문을 여러 개 지나자 애나의 침대 옆에서 회색 정장을 입은 30대의 한 여성이 평화로운 얼굴을 한 애나의 손을 잡고 있었다. 알렉산드라가 자신을 애나의 딸이라고 소개하기 전에 이미 나는 그녀가 애나와 무척 닮았다고 생각했다. "너무 걱정했어요." 그녀가 말했다. 119에 신고한 애나의 이웃이 알렉산드라가 아침 뉴스 프로듀서로 근무하는 방송을 찾아 그녀에게 소식을 전해주었다고 했다. 하지만 그녀는 구급차가 어느 병원으로 갔는지는 알지 못했다. 알렉산드라는 엄마를 찾기 위해 도시에 있는 모든 응급실에 전화를 해 '아나스타시아 워싱턴'이 있는지 물어보았지만 어디서도 그녀를 찾을 수 없었다. 수도 없이 전화를 끊고 다시 기다리길 반복하다 마침내 우리 병원에 그녀의 인상착의와 일치하는 신원불명의 환자가 있다는 소식을 들었다. 한 시간도 안 되어 그녀는 가족사진을 들고 엄마의 침대 옆에 서 있었다.

알렉산드라는 엄마의 손을 내려놓고 내 옆으로 다가왔다. "걱정돼요." 그녀는 속삭였다. "엄마가 너무 혼란스러워해요. 제가 도착했을 때 저를 보고 할머니 이름을 부르더라고요." 알렉산드라가 엄마를 마지막으로 본 것은 사흘 전이었고, 그때는 전혀 이상한 점을 발견하지 못했다고 했다. 애나는 손자인 테오를 유치원에서 집으로 데리고 와서 매주 월요일마다 늘 그랬듯 마카로니 앤드 치즈를 만들어주었다. 그녀는 간호사로 일하다가 은퇴했고 남편이 4년 전에 세상을 떠난 후로 홀로 살고 있었다. 알렉산드라는 엄마가 과거에 정신 질환이나 치매를 앓은 적이 없다고도 말했는데, 그렇다면 의학적으로 지금 갑작스럽게 정신 질환이 발생할 확률은 아주 낮았다. 알렉산드라의 말에 따르면 애나는 와인 한두 잔 정도밖에 술도 잘 마시지 않기 때문에 알코올로 인한 증상도 아닌 것 같았다.

나는 애나가 최근에 몸이 안 좋다고 한 적이 있는지 물어보았다. "지난 며칠 동안 몸이 좀 안 좋다고 얘기한 것 같아요." 알렉산드라가 말했다. "지난 몇 주 동안 엄마가 지쳐 보이긴 했는데, 그건 지난달에 플로리다에 있는 이모가 돌아가셔서 그럴 거예요. 이모랑 엄마는 매일 대화를 나누실 정도로 친하셨거든요."

나는 깜짝 놀랐다. 사랑하는 사람의 죽음과 같은 스트레스를 유발하는 사건은 감염에 취약하게 만들 수 있다. 스트레스 반응은 몇 주 안에 코르티솔 수치를 높이고 면역 기능을 손상시킨다. 알렉산드라에게 막연히 바이러스로 인한 증상처럼 보였던 것이 훨씬 심각한 병으로 진행됐을 수도 있었다. 나는 또 다른 진료기록을 입력하고 있는 피터스 박사를 찾았다. "지금 당장 신경학 고문을 호출해야 할 것 같아요." 새로운 정보를 들은 그는 곧바로 수화기를 들었다. 우리는 여전히 애나의 병명은 알 수 없었지만 조현병이 아닌 것만은 분명했다.

서양 의학에서는 정신과 신체 사이의 문제가 계속되고 있다. 비록 정신은 뇌의 부산물로 여겨지지만, 정신의학은 역사적으로 의학계에서 '제외'되어 왔다. 정신 질환을 앓는 환자들과 그렇지 않은 환자들의 병원과 진료소를 분리하는 것이나 보험 회사에서 정신 질환에 대해서는 보험료를 동등하게 지불하지 않는 것에서도 잘 드러난다. 정신 건강 관리에 있어서 환자들은 동등한 대우를 받지 못하고 있다.

정신 건강은 시술 전공들에 비해 배상받기 힘들기 때문에 미국의 많은 병원들이 정신의학 병상 수를 줄이고 있는 추세다(대신 순환기내과나 정형외과처럼 수익성이 좋은 분야를 확장한다). 따라서 응급실에 들어온 환자가 정신의학과에 입원해야 하는 경우에는 독립적인 정신 병원으로 보내지는 경우가 많다. 독립적인 정신 병원에서는 의료서비스를 쉽게 이용하기 힘들고 추가적인 정밀 검사를 하지 못할 때가 많다. 이 같은 정신 건강 치료의 물리적,

정신 건강 관리에 있어서 환자들은 동등한 대우를 받지 못하고 있다.

재정적 구조는 의학계의 정신-신체 간의 분열을 강화한다.[6]

정신 건강과 신체 건강 사이의 인위적인 분리는 애나가 어떻게 잘못된 곳으로 보내질 뻔했는지 설명해준다. 또한 왜 그녀의 진짜 질병을 진단하지 못할 뻔했는지도 보여준다. 다행히도 우리는 애나에게 일어날 뻔한 실수를 바로잡았다. 병원과 의료 시스템에서 날마다 강화되고 있는 정신-신체 이분법의 더 깊은 비극은 바로 이것이다. 만약 분리 자체가 해롭고 잘못된 것이라면? 의학적인 진단과 정신의학적인 진단을 분리하는 대신 한발 물러나서 정신과 신체가 어떻게 근본적으로 '연결되어' 있는지 살펴보면 어떨까? 숨은 요인들이 어떻게 신체와 정신에 영향을 미치는지 우리가 아는 것을 활용하여 개인과 집단 건강을 더 효과적으로 다루면 어떨까?

의학적인 진단과 정신의학적인 진단을 분리하는 대신 한발 물러나서 정신과 신체가 어떻게 근본적으로 '연결되어' 있는지 살펴보면 어떨까?

신체 건강과 정신 건강, 숨은 요인들은 개인과 집단 건강을 지지하는 세 개의 다리와도 같다(그림 참조). 이것은 간단한 개념과 간단한 이미지지만, 나에게는 획기적으로 다가왔다. 생체의학과 대부분의 훈련 교육은 거의 신체에만 중점을 두고 있다. 정신 건강과 신체 건강 사이의 연관성을 보면 우리가 지금까지 이야기했던 모든 것들이 훨씬 이해가 잘 된다. 우리는 왜 이렇게 많은 숨은 요인들을 놓쳤을까? 정신 건강이 신체 건강과 연관되어 있다는 사실을 인식하지 못하면 우리 눈앞에 바로 있는 것도 놓칠 수밖에 없다. 관계부터 직장, 학교, 동네, 서로를 대하는 태도, 부정적 경험까지 우리가

신체 건강과 정신 건강, 숨은 요인들의 관계

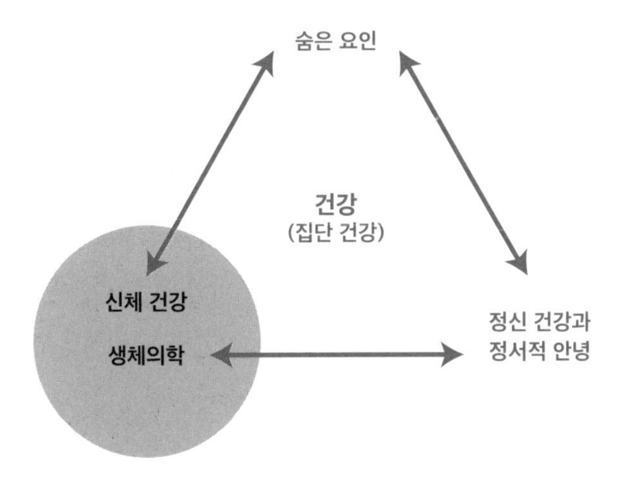

지금껏 이 책에서 살펴본 것처럼, 숨은 요인들과 건강 악화 사이에는 보통 스트레스라는 것이 존재한다. 그리고 특히 애나가 여동생이자 가장 친한 친구를 잃은 것 같은 극심한 스트레스는 건강에 심각한 영향을 미칠 수 있다.

그렇다면 정신과 세포를 연결하는 구조는 무엇일까? 스트레스와 질병을 연결하는 주요 원인은 '염증'이다.[7] 스트레스가 생기면 신경 면역 기능에 변화가 일어나면서 전신 염증을 촉진한다. 염증을 그대로 방치하면 질병으로 이어질 수 있다.[8] 만성 스트레스에서 분비되는 전염증성 사이토카인은 일반적인 염증 상태를 야기한다.[9] 제4장에서 살펴본 실비의 경우처럼 스트레스 반응에서 나오는 전염증성 사이토카인은 사람들을 침대에 기어들어가 쉬고 싶게 하는 등의 '아플 때 나오는 행동'

을 하게 만든다. 하지만 스트레스가 오래 지속되거나 이를 무시한다면 염증을 증가시켜 감염, 제2형 당뇨병, 골다공증, 심장마비, 뇌졸중, 암, 정신 질환 같은 각종 질병의 위험이 커지게 된다. 장기간의 스트레스는 그것 자체로도 건강 악화의 독립적인 위험요인이다.[10]

스트레스는 다양한 신체 조직에서 혈류와 치유의 과정에 영향을 준다. 예를 들면 학생들의 경우 시험 기간보다 여름 방학(스트레스가 적은 시기)에 베인 상처가 며칠 더 빨리 낫는다.[11] 이와 비슷하게 서로 적대적인 커플보다 서로에게 힘이 되는 커플의 상처가 더 빨리 낫는다.[12] 하지만 스트레스가 건강에 미치는 극적인 영향을 고려했을 때 상처가 치유되는 시간은 빙산의 일각에 불과하다.

어린 시절에 다정한 양육자가 완화해주지 못한 과도한 스트레스나 지속적인 스트레스는 후생유전학적 변화를 통해 유전자의 발현뿐만 아니라 발달하는 뇌 회로의 구조도 변화시킨다.[13] 이것은 수십 년 후에 나타날 잠재적인 건강 문제를 의미하기도 한다.[14] 한 연구에서 스트레스가 많은 가정환경에서 사는 9세 소년과 안정적이고 보살핌을 받는 환경에서 사는 9세 소년을 관찰했다. 스트레스가 많은 가정은 혹독한 양육 방식, 부모의 낮은 교육수준, 지속적인 재정적 부담의 특징을 보였다. 연구진은 환경적 스트레스를 많이 받으며 사는 아이들은 더 안정적인 가정에서 사는 아이들보다 텔로미어의 길이가 40퍼센트 더 짧다는 것을 발견했다.[15] 앞서 언급했듯이, 텔로미어의 길이가 짧을수록 수명

> 텔로미어의 길이가 짧을수록 수명이 단축되고 다양한 질병에 걸릴 확률이 높아진다.

이 단축되고 다양한 질병에 걸릴 확률이 높아진다. 게다가 고려해야 할 중요한 사실은 고함에 자주 노출되는 스트레스는 체벌만큼이나 아이의 건강에 해롭다는 것이다.[16]

아이가 부모와 장기간 떨어져 있음으로써 받는 스트레스는 수년이 지나 성인이 되었을 때 질병에 걸릴 위험을 초래한다. 어린 시절에 부모가 헤어진 사람들에게서 높은 염증성 C-반응성 단백 수치가 발견된 바 있다.[17] 한편, 부모와 같이 사랑하는 사람과 껴안는 동안 항신경염증성을 띠는 옥시토신 혹은 '사랑 호르몬'은 두 배로 증가하는 것으로 나타났다.[18] 만약 사랑이 자연이 만든 항염증제라면, 사랑의 존재나 부재가 우리 건강에 왜 이렇게 큰 영향을 미치는지 이해가 된다. 그리고 왜 토끼들을 쓰다듬어주었을 때 변화가 일어났는지도 이해할 수 있다.

여기가 바로 염증이 문제를 일으키는 부분이다. 염증 과정은 뇌를 포함한 모든 신체 기관에서 일어나는데 여러 연구 결과에 따르면 염증은 많은 정신 질환들 또한 유발한다. 우리가 이것을 알 수 있는 이유는 프로작(우울증, 불안감, 강박 장애), 리튬(조울증), 할돌(정신증) 같은 정신 질환 약물이 부분적으로 항염증제 역할을 한다는 명확한 증거가 있기 때문이다.[19]

정신과 신체 건강의 관계는 '닭이 먼저냐 달걀이 먼저냐'의 문제처럼 느껴질 때가 많다. 이를테면 크론병이나 루푸스 같은 염증성 자가면역 장애는 정신적 스트레스와 함

만약 사랑이 자연이 만든
항염증제라면,
사랑의 존재나 부재가
우리 건강에 왜 이렇게
큰 영향을 미치는지 이해가 된다.

께 격발하는데, 이것이 잘 통제되지 않을 때 결국 기분에 영향을 준다. 베기라는 이름의 환자는 평소보다 더 슬퍼질 때 크론 발작이 일어난다는 것을 깨달았다. 그러나 한 발짝 물러서서 공통적인 근본 원인을 염증으로 본다면 이를 더 쉽게 이해할 수 있다.

정신과 신체의 연관성을 고려해보면 정신의학적 증상들은 발견되지 않은 질병의 전조 증상일 때도 있다.[20] 정신 질환 이력이 없는 50대의 기업 변호사인 모린은 무관심, 절망, 불면증, 사회적 고립, 식욕 저하 등의 증상 때문에 정신과 치료를 받기 위해 입원했다. 우울증은 갑자기 발생했고 외래환자였던 모린은 일반적인 치료 방법으로 효과를 보지 못했다. 그녀의 주치의는 우울 증상을 가장 빠르고 효과적으로 완화하는 방법 중 하나인 전기 경련 요법ECT을 제안했다. 하지만 몇 번의 치료를 받은 후에도 여전히 증상은 전혀 나아질 기미가 보이지 않았다. 다른 이유가 있을 것이라고 감지하고 복부 영상을 찍었는데, 그때 췌장의 끝부분에 숨어 있는 종양을 발견했다. 우울증은 췌장암의 초기 경고 징후였다.

우리는 만성적인 스트레스가 만성적인 염증을 유발하고 정신과 신체 건강을 해칠 위험이 있다는 것을 안다. 이 스트레스는 가족, 친구와의 관계, 직장, 학교, 동네, 일상에서 직면하는 골치 아픈 일처럼 다양한 분야의 숨은 요인에서 발생한다. 스트레스를 여러 종류로 나눌 수 있는데, 한쪽에는 잠재적으로 긍정적인 스트레스(운동이나 아침에 일어나 움직이게 해주는 알람시계 같은 것)가 있다. 하지만 그 반대편에는 독성 스트레스도 있을 수 있다.

우리가 트라우마와 함께 살펴봤듯이 독성 스트레스는 견딜 만한 반응에서 심각하고 지속적이며 반복적인 생리학적 활성화로 인해 새로운 단계로 넘어간다.[21] 신체의 스트레스 시스템인 시상하부-뇌하수체-부신 축의 만성적인 활성화는 누적된 피해를 입히고, 이를 완화해주지 않으면 수명이 짧아질 수 있다. 그 결과는 우리가 랜디와 데이지, 실비, 애나에게서 본 것과 같다.

애나의 딸인 알렉산드라가 알려준 병력으로 우리는 MRI도 찍었다. 애나의 상황을 모른 채 현재 증상만을 보면 정신 질환처럼 보였지만, 딸이 알려준 정보로 명백한 모순이 드러났다. 그녀는 과거에 정신 질환을 앓은 적이 없었다. 그녀의 증상들은 인생의 후반에 갑자기 나타났다. 이런 흔치 않은 증상과 최근에 그녀가 아팠고 심각한 사회적 스트레스 요인이 있었다는 사실을 고려하면 어딘가가 감염되었을 확률이 훨씬 높았다. 열이 감염의 일반적인 신호지만 뇌의 대뇌피질에 염증이 있는 노인들에게는 발열이 잘 나타나지 않는다.

애나의 MRI에는 50세 이상의 사람들에게 더 흔한 뇌염의 일종인 단순 헤르페스 뇌염HSE과 일치하는 측두엽 이상이 나타났다. 요추 천자(척추 천자)로 진단을 확인해야 했다. 요추 천자를 일찍 시행하지 않은 이유는 환자에게 긴 바늘을 찔러넣어야 하므로 불편함을 주고, 두통이나 출혈, 그보다 더 심각한 위험을 수반하기 때문이다. 의학에서는 검사를 시행하기 위한 타당한 이유가 있어야 하며 잠재적으로 얻을 수 있는 이점이 위험성보다 커야 한다. 게다가 응급실에 도착했을 때 애나는 두통이나 경부 강직이 없었다. 모호한 증상이 나타나는 단순 헤르페스 뇌염의 가장 큰 문제는 만약 치료하지 않은 채 방치하면 감염된 사람 네 명 중 세 명은 사망에 이른다는 것이다. 치료받지 않고 생존하더라도 네 명 중 한 명은 심각한 신경 손상을 입는다.[22] 그러나 애나와 같이 항바이러스 약물인 아시클로버를 일찍 복용한 환자들은 회복할 가능성이 높다.

애나는 그렇게 신경과에 입원했다. 정맥 내 항바이러스 치료를 받으며 병세가 호전되었다. 애나는 원래 자신의 모습으로 돌아오고 있었다. 몇 주 후 퇴원해도 될 만큼 회복이 되었을 때, 애나는 기운은 없었지만 더 명료하게 생각하고 손자를 다시 볼 수 있다는 사실에 기뻐했다. 나는 휠체어를 타고 병실을 떠날 준비를 하는 애나와 알렉산드라를 발견했다. 작별 인사를 하기 위해 그들을 불렀다. 애나는 나를 바라보며 "저를 아시나요?"라고 물었다. 그녀는 병원에 입원한 첫 주에 대한 기억이 전혀 없는 듯했다. 알렉산드라가 나를 응급실에서 만난 의사라고 소개하자 애나는 말없이 나를 한참 바라봤다. 긴 침묵 끝에 그녀는 나를 보고 환하게 웃으며 내 손을 꼭 잡았다. 나는 그녀의 이야기가 얼마나 다르게 끝날 수 있었는지 생각했다.

정신과 신체 건강 사이의 연관성을 고려하지 않는 것은 모른 척하기에는 너무 흔히 일어나며 심각한 결과를 초래하는 문제다. 이는 잘못된 진단을 유도할 뿐만 아니라 환자들과 가족, 일반 대중이 가지고 있는 정신 질환에 대한 부정적인 인식을 더 강화시킨다. 우리는 보통 신경과 전문의가 내리는 뇌의 진단은 누구에게나 일어날 수 있는, 개인과 관계없는 하나의 질환으로 본다. 이를테면 "앤디가 파킨슨병에 걸렸어." 혹은 "메릴은 알츠하이머병을 앓고 있어."라고 말하지 "앤디는 파킨슨병이야." 혹은 "메릴은 알츠하이머병이야."라고 하지 않는다. 하지만 정신과 전문의가 내리는 정신과 관련된 진단은 인격이나 정체성에 관한 가혹한 평가처럼 느껴질 때가 많다. 흔히 "루는 정신분열증이야." 혹은 "잭은 자폐아야."라고 말한다. 하지만 더 정확한 표현은 "루는 정신분열증을 갖고 살고 있어." 혹은 "잭은 자폐증을 갖고 있어."이다.

> 정신과 신체 건강 사이의 연관성을 고려하지 않는 것은 모른 척하기에는 너무 흔히 일어나며 심각한 결과를 초래하는 문제다.
> 이는 잘못된 진단을 유도할 뿐만 아니라 환자들과 가족, 일반 대중이 가지고 있는 정신 질환에 대한 부정적인 인식을 더 강화시킨다.

정신 질환을 설명하는 언어들은 그 질병을 앓는 사람에 대한 배려를 쉽게 잊어버리게 만든다. 또한 이런 낙인은 사람들이 정신과 전문의를 찾길 꺼리게 만든다. 정신과 수련의 시절 나는 환자의 우울증을 판단하기 위해 외과 층의 호출을 받고 내려갔다. 환자의 남동생이 나를 보자마자 발끈 화를 내며 대체 누나가 왜 '정신과 의사'를 만나야 하냐고 했을 때 나는 당황할 수밖에 없었다. 그는 외과 진료 팀이 나를 호출한 것에 대해 화를 냈다. 내가 만약 피부과 의사였다면 그런 반응을 보이지 않았으리라 생각한다. 이제 나는 정신적 고통을 겪는 사람들에게 주어지는 잘못된 인식을 바꾸는 것이 내 역할의 일부임을 이해한다. 정신적 고통은 병원에 만연하다. 연구 결과에 따르면 종합 병원에 입원한 네 명 중 한 명은 정신 질환 증상을 갖고 있다.[23]

서양 의학이 정신과 신체 사이의 연관성을 서서히 인식하는 단계라면, 동양 의학은 오래전부터 그것의 중요성을 강조해왔다. 많은 동양의 관습에서 질병은 에너지의 불균형에서 오는 것이라고 여겨졌다. 생명력을 신체 건강의 한 부분으로 여겼다. 인도 의학과 아유르베다(고대 인도의 전통 의학—옮긴이) 치유법에서 프라나prana는 보편적인 우주 에너지를 설명하는 용어다. 중국에서는 이 생명력을 '기'라고 부른다. 기원전 500년부터 기는 중국 전통 의학의 중심이었다. 인간과 그를 둘러싼 환경에는 건강을 위해 균형을 이뤄야 하는 에너지가 있다는 개념이다. 사람은 경험을 통해 자신을 둘러싼 환경과 끊임없이 에너지를 주고받는다. 신체에만 중점을 두는 서양 의학에서는 이런 관점을 터무니없는 것으로 치부하는 경우가 많다.

나는 의대를 다니던 시절 중국 전통 의학에 관한 세미나에 참석한 적 있다. 회의적인 마음으로 강연을 들었다. 흥미로운 내용이긴 했지만 설득력 있는 주장이라고 생각하지 않았다. 그 의사는 아픈 환자들의 에너지 불균형을 바로잡는 것이 얼마나 중요한지 설명했다. 2000년대 초반 당시 나는 이것이 기이한 내용이라고 생각했다. 나에게는 서양 의학의 인간 생리학과 동양 의학의 오래된 이론과 실천을 결합할 수 있는 틀이 구축되어 있지 않았다.

하지만 바로 이 지점이 모든 것이 흥미로워지는 부분이다. 근거가 뒷받침된 많은 과학 연구들이 명상으로 호흡과 심박수를 일치시키는 것과 같이 정신과 신체를 하나로 모으는 운동들이 면역 기능을 향상시키고 질병과 사망의 위험을 감소시킨다는 결과를 보여주고 있다. 설득력 있는 한 연구에 따르면 사람의 에너지 흐름을 바꾸는 것, 혹은 서양 의학에서는 스트레스를 줄이고 연민을 키운다고 표현하는 것은 신체 전체의 미세한 조직에 긍정적인 영향을 미친다.[24] 이제 우리는 신체 내 염증을 나타내는 중요한 지표인 C-반응성 단백이 스트레스에 대한 반응으로 간에서 생성된다는 것을 알고 있다.[25] 그렇다, 바로 간이다. 서양의 의사들에게 터무니없게 들렸던 동양 의학은 사실 신경면역체계를 반영하는 것일 수도 있었다. 하지만 그것을 이해하지 못했기 때문에 중요한 내용이라고 생각하지 않았다. 서양 의학에서 우리는 이제 막 자율적이고 내분비적인 기능을 통해 신경체계와 면역체계 사이의 양방향 소통을 이해하는 흥미로운 새 시대를 맞이하고 있다.

건강이 좋지 않은 상태는 정신-신체의 연결성, 스트레스, 숨은 요인들의 스트레스에서 시작된다는 사실을 인식하고 나면 더 나은 건강을 향해 가는 새로운 길이 보인다. 이 길에 놓인 방법들 대부분은 값비싼 사후 치료가 아니라 무료로 예방할 수 있는 것들이다. 정서적 안녕을 강화하면 개인적으로 아픔을 경험하거나 위기를 맞이했을 때 스트레스를 완화시킬 수 있다. 스트레스를 완화하는 방법은 우리 손안에 있다.

> 건강이 좋지 않은 상태는 정신-신체의 연결성, 스트레스, 숨은 요인들의 스트레스에서 시작된다는 사실을 인식하고 나면 더 나은 건강을 향해 가는 새로운 길이 보인다.

나는 시작 부분에서 이 책이 "더 건강하게 먹고, 더 많이 자고, 운동하라!"는 흔한 조언을 하는 자기계발서와는 다를 것이라고 약속했다. 여기서 당신이 건강을 증진하기 위해 개인적으로 취할 수 있는 행동 몇 가지를 제시하려 한다. 정신이 신체에 얼마나 중요한지 알고 있는 지금, 건강한 정신을 기르기 위해서는 일상적인 행동들이 뒷받침되어야 한다.

우선 자신의 고통과 아픔에서 정신과 신체 간의 관계를 살펴보는 것으로 시작할 수 있다. 새로운 정신 혹은 신체 증상이 나타날 때 가장 먼저 스스로의 상태를 들여다보자. 갑자기 머리가 아프거나 허리나 배, 다리 등에 통증이 느껴질 때 잠시 멈추고 그 고통 외에 당신의 몸 상태는 어떤지 살펴보고 당신의 생활에 어떤 일이 발생했는지 생각해보자. 통증 같은 증상들은 어떤 근본적인 문제의 위험신호다. 그 문제는 아마 정신 건강과 관련이 있을지도 모른다. 이렇게 자문해보자. "스트레스로 긴장감을 느끼고 있나? 만약 그렇다면, 신체 어느 부위에서 느끼고 있는가?", "잠을 푹 자지 못했거나 요즘 운동을 못했나?", "건강하지 않은 음식들을 스트레스 때문에 과하게 섭취했는가?" 만약 그렇다면, 원래의 궤도로 돌아오고 휴식을 하기 위해 어떤 행동을 취해야 하는가? 물론 증상이 지속해서 나타난다면 검사를 위해 병원을 찾아야 한다. 하지만 먼저 몸의 건강과 관련된 마음 상태를 알아본 후, 그에 따른 변화를 시도해보고 증상이 완화되는지 살펴본다.

애나처럼 당신을 무너뜨릴 수 있는 극심한 스트레스에 직면했다면, 작은 문제가 큰 문제로 발전하지 않게 즉시 스트레스를 줄이기 위해 할 수 있는 조치를 취한다(그 순간에는 쉽지 않다는 것을 받아들이자.) 내 가족이 중환자실에 있었을 때 나는 몇 가지 교훈을 얻었다. 쉽지 않지만 그 기간에 짧더라도 자기 자신을 돌볼 수 있는 휴식 시간을 가져야 한다(낮잠을 자거나 짧은 산책을 다녀오거나 친구에게 전화를 걸어도 좋고, 마음을 전환할 수 있는 가장 효과적인 일을 한다). 당신이 너무 지친 상태가 되지 않도록 다른 사람에게 도움을 요청할 수 있어야 한다. 그러면 훨씬 건강한 상태로 앞으로 닥칠 일에 대처할 수 있을 것이다.

> 몸을 보호하는 또 다른 방법은 부정적인 스트레스의 기준 수치를 낮추는 것이다.

몸을 보호하는 또 다른 방법은 부정적인 스트레스의 기준 수치를 낮추는 것이다. 이것의 목적은 가능한 한 최상의 정신 상태를 만들어 극심한 스트레스가 당신을 뒤흔들 때 균형을 더 잘 유지하도록 하기 위함이다. 규칙적인 수면(하루에 일곱 시간 이상)을 취하고 운동하는 것 외에도 친구와 만나서 커피를 마시거나(제3장을 참고하자) 정기적인 지지 집단 모임에 참석하거나(제10장을 참고하자) 글로 기록하는 등(제5장을 참고하자) 개인적으로 스트레스를 감소시키는 다양한 방법이 있다.

또한 명상과 마음챙김을 통해 회복탄력성을 키울 수도 있다. 스트레스가 심한 날 명상을 짧게 하는 것만으로도 마음을 가다듬는 데 도움이 된다. 수많은 연구 결과들이 명상을 하는 사람이 명상을 하지 않는 사람에 비해 스트레스 호르몬 수치가 훨씬 낮다는 것을 보여주었다 명상은 뇌의 가소성을 증가시키고 질병의 진행 속도를 늦춘다. 5년간 진행된 한 연구에서 심장 질환 고위험군인 흑인 남성과 여성들을 추적 관찰했다. 하루에 두 번씩 20분간의 초월명상(참가자들은 눈을 감은 채 한 가지 만트라를 반복하여 외며 집중한다)을 실행한 사람들은 단순한 건강 교육을 받은 집단의 사람들과 비교해 심장마비, 뇌졸중, 기타 사망 원인의

위험이 48퍼센트 감소한 것으로 나타났다.[26]

명상은 인생의 여러 힘든 어려움으로부터 빨리 회복하도록 도와준다. 위스콘신대의 리처드 데이비슨Richard Davidson 교수와 동료들이 진행한 한 연구에 따르면, 불교 승려들처럼 오랫동안 명상을 한 사람들의 두뇌를 분석한 결과 이들은 힘든 시기를 잘 극복할 수 있도록 하는 회복탄력성이 매우 발달한 것으로 밝혀졌다.[27] 다행히도 우리는 머리를 밀고 침묵의 서약을 하지 않아도 된다. 신경 영상 연구에 따르면 하루에 30분씩 2주 동안 자애명상과 연민명상을 하고 나자 이타심과 정서 조절에 관여하는 뇌 영역의 활성화가 증가했다고 한다.[28]

마음챙김 습관들은 사실상 언제 어디서나 기를 수 있다. 이를 시작할 몇 가지 방법은 다음과 같다. 헤드폰 없이 산책을 하며(혹은 라디오를 끄고 운전을 한다) 주변에 보이는 것들에 집중한다. 저녁 식사를 마치고 나는 아이들과 그저 우리 눈에 보이는 사물들에 대해 이야기하며 집 근처 산책을 즐긴다. 가끔은 잠시 멈춰서 지금 이 순간에 좋은 것 세 가지를 발견하기도 한다. 예를 들면 햇빛이 나뭇잎 뒷면을 내리쬐는 모습, 뺨에 닿는 바람의 느낌, 내가 밟고 있는 단단한 땅의 느낌 등이다. 집안일을 하면서도 마음챙김 연습을 할 수 있다. 설거지를 하는 동안 손에 닿는 따뜻한 물이나 비누거품, 손에 들린 유리잔의 무게, 접시에서 끽하고 나는 소리 등에 집중해보자. 만약 마음이 다른 곳으로 흘러간다면 다시 주의를 현재로 데려오기 위해 발가락을 꼼지락꼼지락 움직이자. '지금 여기에 있기'를 연습해보자.

감사함을 표하는 것도 기분을 북돋우고 스트레스를 감소시킨다.[29]

지금의 당신이 있기까지 당신을 도와주고 믿어준 고마운 사람들을 떠올려보자. 잠시 시간을 내어 누군가에게 편지를 쓰면서 그 사람이 당신에게 어떤 의미인지 말해보자. 이미 가진 것에 감사하는 마음을 갖고 나머지는 모두 내려놓자. 어차피 당신에게 필요한 것이 아니다. 당신을 더 나은 존재로 만드는 정신적 스승들을 떠올려보자. 정신적 스승은 다양한 모습으로 존재한다(나에게는 세 아들이다). 그들에게 감사를 표현하자. 또한 누군가를 기쁘게 해주고 다른 사람들에게 이유 없는 친절한 행동을 베풀 수도 있다. 동료에게 커피 한잔을 사주거나 줄을 서는 동안 급해 보이는 누군가를 당신 앞에 세워주거나 친구에게 아름다운 꽃을 선물해보자. 이런 행동은 마음속에 감사함을 채워주고 세상의 슬픔 중 일부를 사라지게 해준다.

감사하는 마음과 더불어 경외감을 느끼는 것도 중요하다. 자연은 우주에서 우리의 위치를 일깨워주고 서로 연결되어 있다는 느낌을 떠올리게 해준다. 제6장에서 살펴보았듯이 자연은 인간의 면역 기능을 강화한다. 등산이나 달리기를 하거나 자전거를 타러 나가보자. 혹은 근처 강이나 바다로 나가 잔물결이나 파도의 아름다움과 경관을 감상하는 것도 좋다. 맑게 갠 밤에 별자리를 관찰하며 오리온자리나 북두칠성을 찾아보자. 아이나 반려동물과 시간을 보내며 그들이 세상을 탐색하는 모습을 바라보자. 숨을 크게 들이쉬고 뱉으며 긴장을 풀고 그 모든 것의 신비로움에 미소를 지어보자.

스트레스를 해소할 수 있는 어린 시절의 즐거움을 떠올려보자. 무지개를 보거나 공벌레를 살짝 찔러보거나 빗물 웅덩이에 뛰어들어본다.

어떤 상황에 대해 더 해롭거나 스트레스가 많다고 꼬리표를 붙일수록 그 상황이 야기하는 독성은 더 강해진다.

어릴 때 즐겨했던 일을 해보자. 낙서를 하거나 체커, 레고, 벽에 공 던지기 등을 해본다. 할로윈 의상을 입어볼 수도 있다. 나는 스키볼 게임을 하거나 오후에 놀이공원 가는 것을 좋아한다. 친구와 함께 춤을 추러 가는 것도 좋다(재미있을 뿐만 아니라 더 오래 살게 해준다는 연구 결과도 있다).[30] 당신이 가볍게 즐길 수 있고 스트레스를 해소할 수 있는 일을 해보자.

위에서 제시한 제안 대부분이 세상과 우리의 위치에 대한 긍정적인 마음가짐에 기반하고 있다는 사실을 눈치챘을 것이다. 이는 우연이 아니다. 여기에 아주 놀라운 사실이 있다. '스트레스에 대한 스트레스'는 자기충족적 예언이라는 것이 입증되었다. 당신은 세상의 수동적인 참여자가 아니다. 우리는 끊임없이 상황을 평가하고 이에 어떻게 대응할지 결정한다. 우리의 놀라운 두뇌는 지금 뛰어야 할지, 멈춰야 할지, 커피를 계속 홀짝여야 할지를 10억분의 1초 만에 결정하게 한다. 스트레스를 받는 사건을 위협(부정적)으로 인식하느냐 도전(긍정적)으로 인식하느냐에 따라 신체 반응이 달라질 수 있다. 어떤 상황에 대해 더 해롭거나 스트레스가 많다고 꼬리표를 붙일수록 그 상황이 야기하는 독성은 더 강해진다.

몇 가지 놀라운 연구 결과는 심한 스트레스와 '스트레스에 대한 두려움'이 얼마나 위험한 조합인지 보여준다. 엘리사 에펠Elissa Epel 박사는 만성적으로 아픈 아이들을 돌보는 엄마들에게 미치는 스트레스의 생물학적 영향을 연구했다. 그녀는 스트레스가 적은 여성들에 비해 '인지하는 스트레스' 수치가 높은 여성들의 세포 노화를 관찰하기 위한 연구를 설계했다. 그녀의 연구팀은 알려진 만성 질환이 없고(즉, 건강한 상태) 대부분이 30대 후반인 여성 58명을 모집했다. 결과는 충격적이었다. '인지하고 있는 만성 스트레스' 수치가 높은 여성들은 스트레스 수치가 낮은 여성들과 비교했을 때 평균 10년 정도 짧은 수명 표지를 갖고 있었다. 다시 말해, 가장 스트레스를 많이 받는다고 느끼는 엄마들의 수명 표지가 열 살 더 많은 사람의 길이만큼 줄어든 것이다.[31] 그들의 DNA는 건강할 수 있는 세월의 흐름을 빨리 앞당겼다.

즉, 우리가 스트레스를 어떻게 인식하느냐가 스트레스의 경험 자체보다 훨씬 더 중요하다는 얘기다. 한 연구팀은 미국국립건강면담조사의 데이터를 활용하여 많은 스트레스를 보고하면서 스트레스가 자신의 건강을 해칠까 봐 만성적으로 걱정하는 사람들을 집중적으로 살펴봤다(미국인 10명 중 네 명은 스트레스로 잠을 설친다고 한다). 스트레스의 영향을 걱정하는 사람들은 많은 스트레스를 경험하지만 그 영향을 부정적으로 인지하지 않는 사람들에 비해 조기 사망 위험이 43퍼센트 증가했다. 이상하게도 스트레스의 수치는 높지만 스트레스에 대한 두려움의 수치가 낮은 사람들이 가장 사망할 위험이 적었다. 이들은 도전을 즐기는 사람들이다.

스트레스의 수치는 높지만 스트레스에 대한 두려움의 수치가 낮은 사람들이 가장 사망할 위험이 적었다.

추가 연구에 따르면 매년 2만 231명의 사람들이 스트레스와 스트레스에 대한 우려로 사망하는데, 이것은 미국 내 13번째로 높은 주요 사망 원인이라고 한다. 스탠퍼드대 심리학자이자 스트레스 연구자인 켈리 맥고니걸Kelly McGonigal 박사는 스트레스에 대한 두려움으로 사망하는 사람들이 피부암, HIV/AIDS, 살인으로 사망하는 사람들보다 더 많을 수 있다고 지적한다.[32] 또한 참가자들을 18년 동안 추적한 대규모 연구에 따르면 '스트레스는 건강에 큰 영향을 미친다'고 보고한 사람들은 '스트레스는 건강에 아무 영향을 미치지 않는다'고 보고한 사람들에 비해 심장마비의 위험이 두 배 높았다.[33] 스트레스는 침대 밑에 숨은 괴물과 비슷하다. 괴물을 두려워하는 사람에게는 괴물이 끔찍한 악몽이 된다. 하지만 당신이 괴물의 존재를 믿지 않으면 그는 아무 문제도 일으키지 않는다. 그에게 쿠키를 쥐여주면 당신과 친구가 될지도 모른다.

제8장에서 살펴본 것처럼, 역경을 긍정적인 시각으로 재구성하는 능력은 스트레스를 완화하는 데 중요한 역할을 한다. 객관적인 스트레스는 사람들이 어떻게 느끼는지와 관계없이 영향을 미친다는 자료가 있지만(캐나다 얼음 폭풍 연구에서 전기 없이 생활한 날의 수는 엄마의 주관적인 스트레스 수준과 관계없이 아기들의 후성유전학적 변화를 예측했다) 긍정적인 해석은 확실히 스트레스의 독성을 완화해준다. 현실을 직시하자. 가족으로서의 의무부터 직장, 뉴스 헤드라인까지 스트레스는 삶의 모든 방면에서 날아온다. 하지만 원더우먼의 금빛 팔찌처럼 긍정적인 자세는 스트

> 현실은 정신과 신체는 생리학적으로 서로 연결되어 있고 우리가 이제 막 이해하기 시작한 방식들처럼 숨은 요인에 의해 영향을 받는다.

레스를 빗나가게 하고 당신을 전사처럼 더 용감해지게 해줄 것이다.

인위적으로 정신과 신체를 분리하는 서양 의학의 방식은 건강의 전체적인 그림을 보고 관련된 숨은 요인들을 다루는 데 방해가 된다. 다행히도 애나는 행복한 결말을 맞았지만, 우리가 진단을 놓쳐서 초대형 여객기에 타야 했던 수많은 애나들이 있다. 현실은 정신과 신체는 생리학적으로 서로 연결되어 있고 우리가 이제 막 이해하기 시작한 방식들처럼 숨은 요인에 의해 영향을 받는다는 것이다. 스트레스가 어떻게 정신과 신체 기능에 영향을 주는지에 대해 알게 되었으니, 이제 이를 건강을 지키는 데 활용할 수 있다. 이는 1948년 세계보건기구가 발표한 건강의 정의를 떠오르게 한다. 세계보건기구는 건강을 '단순히 질병이 없고 허약하지 않은 상태를 의미하는 것이 아니라 육체적, 정신적, 사회적 안녕이 완전한 상태'로 정의했다.[34]

2000년대 중반, 세계보건기구는 의사, 공중보건 지도자, 보건 정책 입법자들과 함께 '정신 건강 없이는 건강도 없다'는 것을 사람들에게 알리는 글로벌 캠페인을 시작하면서 이를 널리 퍼뜨렸다.[35] 이 캠페인은 치료받지 못한 정신 질환이 신체 건강에 미치는 막대한 피해를 보여주는 방식으로 정신적인 증상과 신체적인 증상 사이의 실질적인 상호작용의 필요성을 강조한다.[36] 다음 장에서 살펴볼 내용처럼 이 캠페인이 성공하기 위해서는 당신의 도움이 절대적으로 필요하다. 우리는 숨은 요인들을 함께 고민함으로써 집단 건강을 증진시킬 수 있다.

Chapter 10

집단의 건강

불친절함에 맞서 자신의 목소리를 내는 법

Chapter 10

집단의 건강

인류의 위대함은 사람 자체가 아닌 사람다운 것에 있다.

— 마하트마 간디

1978년이었다. 냉전이 한참일 당시, 미국의 상원의원 테드 케네디 Ted Kennedy는 현재 카자흐스탄이 된 구소련의 눈 덮인 일레 알라타우 산맥에서 알마아타로 가는 비행기에 몸을 실었다. 세계보건기구는 정치적 분열을 넘어 긴급한 문제를 논의하고자 전례 없이 케네디와 같은 세계 리더들을 한데 초청했다. 9월, 6일이 넘는 기간 동안 레닌컨벤션센터에서 '협력과 봉사의 정신'으로 일차보건의료Primary Health Care에 관한 국제회의를 진행했다.[1] 핵전쟁의 위협 속에서도 지도자들은 정치적 차이를 내려놓고 세계 인류에 집중했다.[2]

살해당한 대통령과 살해당한 법무부 장관의 형제가 참여했다는 것은 중요한 상징성을 담고 있다. 테드 케네디 형제들의 암살 사건은 케네디 가족들뿐만 아니라 미국 전체에 집단적인 트라우마를 초래했다.[3]

알마아타 선언은 개인 및 집단의 정신 건강에 대한 유사한 공격을 어떻게 대응해야 할지 고심하기 위한 것이었다. 처음으로 여러 정부 단체들이 모여 건강은 단지 질병이나 아픔에 관한 것만은 아니라는 사실에 합의했다. 지도자들은 건강의 정의에 정신 건강과 우리의 전반적인 사회적 안녕을 반드시 포함해야 한다고 선언했다.

알마아타 지도자들은 건강을 재정의하는 데에서 만족하지 않았다. 지침이 필요했다. 건강은 사회적 맥락에서 비롯된다. 좋지 않은 건강의 근원이 사회적 환경에 있다면, 건강을 개선하기 위한 해결책도 그곳에 있다. 그들은 모든 사람이 의료서비스에 참여할 '권리와 의무'를 가지고 있다면 어떨지 고민했다. 의료 전문가들뿐만 아니라 개인들도 같은 시민들에게 예방 치료를 제공할 수 있다면? 그렇게 우리 모두가 서로의 건강 증진에 도움이 된다는 믿음으로 집단 건강을 위한 획기적인 세계적 조치가 취해졌다.

건강은
사회적 맥락에서 비롯된다.
좋지 않은 건강의 근원이
사회적 환경에 있다면,
건강을 개선하기 위한
해결책도 그곳에 있다.

지금까지 우리는 숨은 요인들을 나타내는 고리를 살펴보면서, 어떻게 서로 간의 긍정적인 연결 관계가 가정과 우리 동네에서부터 시작되는지 알아보았다. 어린 소녀가 가정에서 신체적으로, 심리적으로 안전하다고 느낄 때 아이는 마음이 편안해진다. 아이의 두뇌는 더 명랑하고 창의적으로 된다. 일상생활에서 그녀는 부정적인 스트레스를 덜 겪기 때문에 코르티솔 수치와 염증 수치가 낮아진다. 따라서 아이가 성장하면서 질병을 키울 위험성이 줄어든다. 질병이 발생해도 그녀는 더 잘 대처할 수 있다. 안전함을 느끼는 것이 건강의 핵심요소다.

좋은 사회적 연결의 긍정적인 이점은 한 아이에서 끝나는 것이 아니다. 개인 차원에서 일어나는 일 즉, 한 사람의 정서적 안녕과 가치는 기하급수적인 효과를 낼 수 있다. 따뜻한 마음과 응원은 아이의 기운을 북돋아준다. 애정과 존중을 받고 있다고 느끼는 아이는 학교에서, 우정 관계에서, 공동체에서 더 활발하게 자신의 의견을 내며 참여한다. 아이는 다른 사람을 보살피며 다른 사람도 자신을 보살펴줄 것이라고 믿는다. 아이가 성장하면, 그녀는 자신의 아이도 이런 믿음을 갖도록 보살핀다. 그리고 이런 이점을 누리는 사람은 단지 그녀의 아이뿐만이 아니다. 모든 사람이 그 이점을 누린다. 안정적인 아이는 이제 안정적인 여성이 되어 그녀가 받은 지지와 믿음을 타인에게 돌려주기 때문이다. 그녀는 가정에서뿐만 아니라 직장이나 공동체에서도 다른 사람들이 안전함을 느끼도록 도울 것이다.

듣기 좋은 우화라고 생각될 수도 있지만, 이것은 사실 번영하는 사회의 필수적인 부분이다. 우리가 지금 논의하고 있는 것과 알마아타 선언의 취지는 개인(나)이나 공동체(우리)를 초월한다. 이것은 소속감, 보호, 목적의식을 형성하는 개인과 공동체 사이에서 양방향으로 일어나는 역동적인 협동 관계다. 서로 간의 유대관계로 형성된 네트워크는 공동 집단의 안전망을 만든다. 당신의 집과 나의 집에서 시작되지만 결국 우리 모두에게 긍정적인 결과를 가져오는 것이다.

집단 건강은 마틴 루서 킹이 '사랑의 공동체Beloved Community'라고 불렀던 것과 비슷하다. 이해와 선의로 모든 사람들은 정서적 안녕과 그것이 가져다주는 평화를 누릴 수 있고 세상의 부를 나눌 수 있다. 사랑의 공동체에서 마틴 루서 킹은 "빈곤과 굶주림, 노숙은 용인되지 않는다. 인간의 품위에 대한 국제 표준이 이를 허용하지 않을 것이기 때문이다."라고 말했다. 모든 사람이 부족함 없게 하는 것은 우리 모두의 책임이다. 사랑의 공동체는 '사람들이 자기중심적이지 않고 타인을 생각하는' 곳이며 낯선 사람을 기꺼이 돕고 반대의 견해를 가진 두 사람이 친구가 될 수 있는 곳이다.[4] 그는 만약 많은 사람들이 갈등을 평화롭게 해결하기로 한다면 사랑의 공동체는 현실적으로 가능한 곳이 될 것으로 믿었다. 마틴 루서 킹의 이상은 아직 실현되지 못했지만, 대다수의 우리가 적극적으로 약속한다면 얼마든지 달성할 수 있다. 이것은 몇 명의 사람들로부터 시작될 것이다.

알마아타 선언은 마틴 루서 킹이 꿈꿨던 사랑의 공동체에 희미한 빛이 되었다. 세상이 분열되는 것 같았던 1978년, 회의 참석자들은 인류 모두의 건강이 좋아지기 위해서는 병원이나 진료소 밖의 집단행동이 필요하다는 것을 알았다. 알마아타 선언의 목표를 실현하기 위해서는 모든 시민이(바로 당신과 내가) 공동체의 건강에서 자신이 할 수 있는 리더십 역할을 인식해야 했다. 이 모임은 '모든 정부와 보건산업 관련 종사자, 공동체들이 전 세계 사람들의 건강을 보호하고 증진시키기 위한' 즉각적인 조치를 취하길 촉구했다.[5] 그들은 집단 건강을 위한 청사진을 고안했다.

알마아타와 국경을 맞대고 있던 당시, 개발도상국이었던 중국에서 시행된 '맨발의 의사들'이라는 프로그램은 이런 건강의 새 비전을 보여주는 좋은 예가 됐다. 이 프로그램은 더 나은 건강을 위해서는 더 많은 돈이 아니라 더 혁신적인 모델이 필요하다는 점을 보여주었다. 맨발의 의사들은 '의료서비스의 이동task shifting'을 선도했다. 고도로 훈련된 의료 전문가들이 모든 의료적 처치를 제공하기보다는 일부 업무를 지역사회 노동자들에게 넘겨준 것이다. 서양 의학에서는 치료가 오로지 진료소와 병원에 있는 의사들에게 달려 있었다. 하지만 중국의 인구 분포를 고려하면 이와는 다른 접근 방식이 필요했다.

1950년대 중국에서 대부분 의사들은 도시에 살고 있었지만, 인구의 대부분은 시골에 분포되어 있었다. 보건의료의 요구를 충족하기 위해 정부는 지역 농민들을 모집하여 1차 치료와 응급처치 수업을 듣게 했다.[6] 수업은 여성과 어린이의 건강에 중점을 두었다. 참가자들은 손 씻기 같은 면역과 위생 관련 지식을 배웠다. 100만 명의 맨발의 의사들이 환자들과 함께 현장에서 일했다. 여러 가지 성공적인 사례가 많았는데, 그중에서도 '빅 벨리big belly'라고 알려진 달팽이 유충에 의해 전염되는 민물 기생충 감염 혹은 말라리아에 이어 세계에서 두 번째로 흔한 기생병인 주혈흡충병의 발생을 상당히 감소시켰다. 현장 조사에 따르면 중국에서 보고된 1,000만 건의 초기 사례가 240만 건으로 줄어들었다.[7] 맨발의 의사 한 명이 한 번에 시카고와 휴스턴, 샌디에이고, 피닉스를 합한 인구만큼의 사람들을 주혈흡충병으로부터 보호했다.[8]

맨발의 의사 프로그램은 저렴한 비용으로 일군 성과로 필요한 곳에 즉각적인 도움을 제공하고 세계적으로 의료서비스를 개선하기 위한 모델 역할이 될 수 있었다. 심지어 의료서비스의 접근성이 심하게 제한적인 국가에서도 활용할 수 있는 모델이었다. 알마아타 회담에 참석한 지도자들도 이를 알고 있었다.[9]

하지만 카자흐스탄에서 특별한 회담이 열린 지 40년이 지난 지금 이 글을 쓰고 있는데, 공중보건을 공부한 사람이 아니라면 알마아타 선언이나 맨발의 의사 프로그램에 대해 들어본 사람은 아마 아무도 없을 것이다. 심지어 의사인 나도 이제껏 들어본 적이 없었다. 세계 건강의 획기적인 사건인 이 선언은 마치 바닷가에서 떠내려가길 기다리는 유리병 속 편지처럼 표류하고 있었다. 이 밝은 비전을 염두에 두고 어떻게 하면 그곳에 도달할 수 있을까? 사랑의 공동체를 만들고 집단 건강을 증진하려면 어떤 방법이 필요할까?

알마아타의 원칙과 맨발의 의사 같은 프로그램들은 오늘날 서구화된 의학과 협력하면 쉽게 활용할 수 있다. 하지만 그렇게 하려면 먼저 생각을 바꿔야 한다. 현재 치료는 의사들의 손에 집중되어 있다. 만약 진정으로 인류의 건강이 개선되길 바란다면 병원 밖에서 생각할 필요가 있다. 특히 의료서비스에 대한 수요가 기존의 의료자원을 훨씬 능가하는 상황에서는 소수의 전문가가 지역사회의 수많은 훈련된 구성원들에게 책무를 나눠주는 해결책이 기회가 될 수 있다. 아직 시범 단계지만 여러 업무 전환 프로그램들은 벌써 놀라운 결과를 보여주고 있다.

임산부 건강을 예로 들어보자. 매일 전 세계 800명의 여성들에게 임신은 사형선고나 다름없다.[10] 많은 여성들이 출산 전후에 필요한 기본 검사를 받지 못한다. 임신 중 적절한 의료서비스를 받지 못하면, 치료

가능한 질병이 악화되어 사망으로 이어질 수 있다. 임신과 출산과 관련된 합병증으로 전 세계적으로 2분에 한 명씩 목숨을 잃는다. 미국에서는 매일 출산으로 두 명의 여성이 사망하고 140명이 사망에 가까워진다.[11] 가장 비극적인 부분은 임산부 사망의 대부분이 예방이 가능하다는 사실이다.[12]

'에브리 마더 카운츠Every Mother Counts, EMC'라는 비영리단체는 세계 모든 곳의 모든 산모가 더 안전하게 임신과 출산을 하는 것을 목표로 한다. 이 단체는 인권운동가 크리스티 털링턴 번즈Christy Turlington Burns가 설립했다. 그녀는 딸을 낳으면서 심각한 합병증을 경험한 후에 공중보건학 석사 학위를 따고 자신의 지식과 플랫폼을 활용하여 엄마들을(그리고 가족들을) 돕기로 결심했다. 엄마가 죽고 나면 남은 아이들과 배우자, 친구들은 비탄에 빠진다. 이 단체는 변화가 가장 필요한 지역사회에 임산부 관리를 지원하도록 돕는다.

전 세계 많은 여성들이 임신, 출산, 산후 기간 동안 전문적인 치료를 받지 못한다. 보통 진료소들이 너무 멀거나 자금이나 직원, 자원 등이 부족하다. 그 공백을 메우기 위해 EMC는 의료서비스가 부족한 지역사회에 산파, 간호사, 의료계 종사자들을 교육시켜 현재 아주 소수의 의사들이 하고 있는 많은 업무를 안전히 수행할 수 있도록 프로그램을 제공한다. 그들의 목표는 가장 필요한 임신과 출산 분야에 숙련된 간호인들을 훈련시킴으로써 막을 수 있는 죽음과 질병을 줄이기 위해 합병증을 발견하고 치료하는 것이다.

그 결과 산파와 출산도우미들이 산모의 건강 상태를 극적으로 개선시켰다. 2017년 《코크란 리뷰Cochrane review》에 따르면, 전통적인 조산사와 둘라(임산부에게 조언을 해주는 출산 경험이 있는 여자—옮긴이) 같은 사람들이 산모를 지속적으로 도와줄 때 분만 시간을 단축하고, 자연분만 가능성을 높이며 진통제 사용과 제왕절개 횟수를 감소시킨다.[13] 출산 중에 산모를 응원하는 누군가가 있다는 사실만으로도 산모는 마음이 놓인다. 비교적 저비용이고 부작용이 없음에도 불구하고 서양에서는 출산하는 동안 의사 외에 옆에서 도와주는 사람을 들이는 경우가 드물다. 세계보건기구가 추천하는 산파 관리 모델은 산모를 온전한 한 사람으로 바라보고 연민과 호의를 갖고 대하는데, 이는 산모의 건강을 더욱 개선시킨다.[14] 또한 조산사와 전통적인 출산도우미는 대개 그들의 지역사회에서 온 사람들이기 때문에 더 신뢰할 수 있고 문화적으로 능숙하게 산모와 아이를 돌봐줄 수 있다.

더 많은 지원이 병원과 진료소에서 지역사회로 옮겨간다면, 더 많은 의료 종사자들이 교육받을 수 있고, 저비용으로 의료진 부족 문제를 해결할 수 있으며, 가장 필요로 하는 곳에 진료 자원을 제공할 수 있을 것이다. 즉, 더 많은 엄마와 아이, 가족들이 건강하게 지낼 수 있다. 1997년 《JAMA》에 발표된 한 연구는 어느 농촌 공동체에서 이루어진 태아기와 유아기에 가정 방문을 하는 단순한 프로그램이 가져온 놀라운 결과를 보여주었다. 엄마들은 90퍼센트가 백인이었고 그중 절반이 미혼이거나 19세 미만이었다. 일반적인 아동보건진료소를 방문하던 대조군과 비교해서 정기적으로 가정에서 산전 관리를 받은 산모들이 더 건강하고 알코올이나 담배, 다른 약물을 사용할 확률이 더 낮았다.[15]

그중 가장 놀라운 결과는 무엇이었을까? 공동체의 가정 방문은 여성들이 낳은 아이들이 15세가 되었을 때 저지를 수 있는 범죄 행위를 현저하게 감소시켰다. 그 아이들은 가출하거나 구속되거나 범죄를 저지르거나 집행유예를 어길 가능성이 훨씬 낮았다.[16] 후속 연구들은 지역사회 예방이 효과적이라는 증거를 명확히 보여준다. 하지만 이런 결과를 보기 위해서는 지역사회의 건강이라는 상당히 오랜 시간이 걸리는 일에 먼저 투자해야 한다. 미국의 정치인들은 '범죄에 강경하게 대응하는 것'에 대해 항상 이야기한다. 하지만 그보다 우리는 '이제 막 엄마가 된 여성들에게 더 온화해야' 할 필요가 있다. 산모들에게 더 폭넓은 공동체와 가정 지원을 제공하는 일은 이번 세대뿐만 아니라 다음 세대까지도 영향을 미칠 것이다.

정신 건강의 옹호자들도 비슷한 공동체 케어 모델을 채택했다. 2018년 국민 다섯 명 중 한 명은(미국과 영국) 어떤 형태로든 정신 질환의 영향을 받았다. 미국에서는 그 수가 4,470만 명에 이른다.[17] 아이들은 특히 증가하는 우울증과 자살률을 보였다.[18] 가장 안타까운 점은 정신 질환을 앓는 성인들과 아이들의 절반이 치료를 받지 않으며, 세계적으로 매년 자살로 80만 명이 삶을 포기한다는 것이다.[19] 그 이유는 정신 질환에 대한 인식이 부정적이고 정신 건강 문제를 다룰 방안이 부족하기 때문이다.

이런 상황을 더 악화시키는 요인으로는 정신 건강의 중요성이 신체 건강보다 뒤로 밀려나 있다는 점을 꼽을 수 있다. 2018년 세계보건기구에 따르면 세계적인 보조금의 1퍼센트만이 정신 건강을 다루는 데 쓰

세계적으로 우울증이
질병과 장애의 주요 원인이라는
사실을 상기시켜보자.

였다.[20] 세계적으로 우울증이 질병과 장애의 주요 원인이라는 사실을 상기시켜보자.[21] 이는 매년 1조 달러의 생산성 손실을 초래한다.[22] 세계보건기구는 정신 질환의 유병률(13퍼센트)이 심장 질환(10퍼센트), 암(5퍼센트), 당뇨(1퍼센트)보다 세계 건강에 더 큰 위협이라고 밝혔다.[23] 정신 건강 치료에 대한 투자는 궁극적으로 높은 사회적 비용을 상쇄하지만, 2018년 미국의 32개 주는 여전히 정신 건강 보험에 대해 동등한 보장을 하지 않았다.[24] 이 모든 데이터가 우리를 낙담하게 만들지만 희망을 가질 이유도 존재한다. 하지만 그러기 위해서는 당신과 나의 참여가 필요하다.

미국에서는 정신 건강 서비스에 대한 수요가 이용 가능한 자원을 넘어서고 있다. 정신 건강 분야에서 일하는 나는 정신과 의사나 심리상담사를 만나기 위해 예약을 하는 것이 얼마나 힘들고 비싼지 잘 안다. 지금 당장 위기에 처했는데, 전문 의료인을 만나려고 3주씩 기다리기란 불가능하다. 게다가 애초에 위기를 예방하는 것이 더 낫지 않겠는가? 뉴욕 최고의 정신의학 관계자인 게리 벨킨Gary Belkin 박사는 계속해서 모든 의료서비스와 자원을 진료소나 병원에만 집중시키는 것은 어리석다고 말했다. "인생과 정신 건강의 99.99퍼센트는 병원 밖에서 일어난다."[25]

이때 '멘탈 헬스 퍼스트 에이드Mental Health First Aid' 같은 프로그램들이 등장했다. 앞서 소개한 에브리 마더 카운츠처럼 멘탈 헬스 퍼스트에이드는 변화를 일으키기 위해 의료계에 종사하지 않는 사람들을 교육한다. 선생님, 부모님, 이웃, 경찰관, 소방관, 사무원, 지역사회 지도자들이 진행 중인 문제를 안전하게 해결하기 위해 초기에 도움을 주거나 위기에 처한 누군가를 도울 수 있다.

멘탈 헬스 퍼스트 에이드는 심폐소생술 수업을 듣는 것과 비슷하다. 당신이 한 생명을 구할 수 있는 것이다. 여덟 시간짜리 수업에서(보통 하루에 네 시간씩 이틀 동안 진행된다) 참가자들은 불안, 우울증, 자살 충동, 약물 과다 복용 같은 정신 건강과 관련된 문제들을 인식하고 대응하는 방법을 배운다. 이렇게 새로운 개념의 응급처치법을 널리 알리고 교육하기 위해 전국행동건강협의회는 가수 레이디 가가와 그녀의 엄마인 신시아 저마노타가 더 친절하고 용감한 세상을 만들고 젊은 사람들에게 힘을 실어주기 위해 설립한 단체인 '본 디스 웨이 재단Born This Way Foundation'과 파트너십을 맺었다.[26] 지금까지 미국에서는 미셸 오바마, 닥터 오즈, 패트릭 케네디를 포함한 100만 명 이상의 사람들이 수업을 들었다. 당신도 이 대열에 합류해보는 것은 어떨까?

에브리 마더 카운츠와 멘탈 헬스 퍼스트 에이드(본 디스 웨이의 도움과 함께)는 서로를 돌봐주는 것이 우리의 임무라는 알마아타의 정신을 계승하고 있다. 벨킨 박사와 그의 팀은 도시의 부족한 정신 건강서비스 문제를 해결하기 위해 유치원, 교회, 노인복지관, 커뮤니티 프로그램, 교도소에 있는 비전문가들을 교육하는 '스라이브 NYCThrive NYC'라는 프로그램을 만들었다. 당뇨 관리와 영양 관리를 도와주는 비슷한 프로그램들도 생기고 있다.

이렇게 개선을 위한 프로그램들도 생겨났지만 알마아타 선언과 업무 분담 프로그램, 숨은 요인들 뒤에 있는 방대한 잠재력은 여전히 발휘되지 않은 채 남아 있다. 우리가 서로를 돌보고 이웃을 돕는 것이 이렇게 힘들다는 사실이 담고 있는 근본적인 메시지는 무엇인가? 우리는 무엇을 놓치고 있는가? 서로 도움을 주고받을 수 있는 방법은 무엇일까? 앞서 언급했듯이 집단 건강은 개인과 공동체 사이의 양방향 과정이다. 그리고 집단 건강의 핵심은 '견고한 신뢰의 관계'다.

하지만 타인을 신뢰하기란 힘든 일이다. 신뢰할 수 없는 타당한 이유가 있다고 느낄 때는 더욱더 쉽지 않다. 사람들 간의 차이가 방해로 작용한다. 우리는 생각이 비슷한 사람들끼리 모여 '우리 대 나머지 사람들'이라는 태도로 주변에 벽을 쌓는다. 들끓는 갈등이 신뢰와 호의를 무너뜨린다.

우리는 누군가 의도적으로 문제를 일으킬 거라는 두려움과 불신을 느낀다면 아무리 함께하는 것이 최선책일지라도 그들과 협력하지 않으려는 경향을 보인다. 경제학에서 이런 행동을 연구한 것이 '죄수의 딜레마'다. 죄수의 딜레마는 합리적 이기주의(그가 나에게 무슨 행동을 하기 전에 내가 그 사람에게 먼저 행하는 것)가 어떻게 역효과를 낳는지 잘 보여준다. 하지만 당신이 성공하기 위해서는 파트너들을 믿고 협력해야 한다. 만약 우리가 서로를 신뢰하고 함께 일할 수 있다면 모두가 이익을 얻을 것이다. 서로를 불신하면 모두가 큰 손해를 입을

집단 건강은 개인과 공동체 사이의 양방향 과정이다. 그리고 집단 건강의 핵심은 '견고한 신뢰의 관계'다.

것이다. 초기 문명부터 인간 사회의 기초는 협동이었다. 당연히 신뢰도 건강의 기초 토대다. 즉, 우리가 지금 상황을 바꾸지 않는 한 인간은 곤경에서 벗어날 수 없다는 의미다.

타인에 대한 신뢰도가 떨어진다는 것은 모두에게 유익한 공동의 이익과 시설에 기꺼이 투자하려는 마음이 사라진다는 의미다. 학교, 공원, 도로, 다리, 도서관, 박물관, 소방서, 치안, 법원, 깨끗한 공기, 깨끗한 물, 의료서비스, 예술 등이 이에 포함된다. 신뢰가 있어야만 타인에 대한 투자가 곧 나에 대한 투자라는 사실을 알게 된다. 이것은 다른 국가에 투자할 때도 마찬가지다. 아프가니스탄에서 복무한 퇴역군인이 이야기한 것처럼, 군화를 신은 군인들이 철조망 울타리를 세우는 대신 새로운 학교들을 짓는 데 더 많은 시간을 투자했다고 상상해보자. 장기적으로 보면 테러리스트가 아닌 학자들을 낳았을지도 모른다. 만약 모두를 위한 공동의 이익과 시설에 투자하지 않는다면 인간은 길게 보았을 때 실패할 수밖에 없다.

1970년대에는 약 60퍼센트의 사람들이 "대부분의 다른 사람들을 신뢰할 수 있다."라는 말에 동의했다. 하지만 2000년에 이 말에 동의하는 사람들은 30퍼센트밖에 되지 않았다.[27] 2018년 에델만 신뢰도지표 조사는 미국 내에서 정부, NGO, 미디어 같은 여러 기관에 대한 신뢰도가 18년 만에 가장 급격히 하락했다고 밝혔다.[28] 신뢰는 사람들이 어떻게 행동하는지에 영향을 미치기 때문에 이렇게 급격한 신뢰도의 감소는 일상에 큰 영향을 준다. 다른 사람이 우리에게 의도적으로 해를 끼칠 수 있다고 지나치게 두려워한다면 긴장을 풀고 살기 힘들다.

주변 사람들을 믿지 못하고 두려워하면, 결국 지치게 되고 뇌도 그에 따라 변화한다. 마치 사자와 한집에서 사는 것과 같다. 원시적 뇌인 편도체가 활성화되고 나면 공포회로는 우리가 명확하게 사고하고 문제해결 능력을 발휘하지 못하게 한다. 뉴욕대의 웬디 스즈키Wendy Suzuki 박사 같은 신경과학자들은 우리가 매일 위협을 느낀다면 측두엽과 해마 같은 중요한 뇌의 부위의 부피가 감소하여 배우고, 창조하고, 상상하는 능력이 약화된다고 밝혔다(이것이 학교나 직장에서의 신뢰가 문제해결에 중요한 역할을 하는 이유다).[29]

인간이 불공정함에 분노하는 것은 어쩔 수 없는 일인지도 모른다. 한 연구에 따르면 사소한 일에 대한 보상으로 오이를 받은 원숭이들은 처음에 그것에 만족한다. 그러다가 어떤 한 마리가 포도를 받는 모습을 목격하면 상황은 달라진다. 운이 좋은 원숭이 한 마리가 포도를 받는 것을 보고 다른 원숭이들은 격분한다. 그들은 부당함에 분노하여 연구자에게 오이를 집어 던진다.[30](미리 경고하자면, 유치원에 바닐라 컵케이크를 많이 가져가고 초콜릿 컵케이크는 조금 가져가면 이와 비슷한 폭동이 일어난다.) 자신을 상대와 비교하고, 그 기대에 미치지 못하면 분노를 표출하는 것이다.

런던 정치경제대 명예교수 리처드 레이어드Richard Layard의 연구는 우리 사이의 줄어든 신뢰도와 불공정함이 주는 분노가 정신 건강에 얼마나 부정적인 영향을 미치는지 잘 보여준다. 인간은 행복할 때 더 이로운 행동을 할 수 있고 더 적극적으로 서로에게 관여한다. 갈등이 발생할 때 곧장 반응하지 않고 여유를 갖고 대응한다. 기분이 좋으면 문제해결 능력이 높아지고 신뢰, 집단 의존이 가능해진다. 반대로 행복하지 않거나 두려움을 느낄 때는 타인을 돌보거나 공동의 이익에 기여하지 않으려 한다. 그 감정을 해결하지 않고 내버려두면 더 악순환이 일어난다.

> 인간은 행복할 때
> 더 이로운 행동을 할 수 있고
> 더 적극적으로 서로에게 관여한다.

나는 집단 건강을 재건하기 위해 무엇을 할 수 있을지 고민하며 레이어드 교수와 대화를 나눴다.[31] 여든네 살의 레이어드 교수는 여전히 열린 사고와 젊음의 열정을 갖고 있었다. 쾌활한 태도와 정신 건강에 대한 혁신적인 접근 방식, 달라이 라마와 친밀한 관계로 유명한 그는 영국에서 '행복의 황제'라는 별명을 얻었다. 그의 연구는 우리가 인생에서 중요하게 생각해야 할 것이 무엇인지에 대한 큰 그림을 놓치고 있다는 사실을 보여준다.

개인 소득과 GDP가 상당히 높아졌음에도 인간은 50년 전보다 더 행복하지 않다.[32] 제2차 세계대전이 끝난 후부터 임상 우울증은 지속적으로 증가했다.[33] 제4장에서 언급했듯이 어느 정도의 돈은 건강과 웰빙에 도움이 된다. 그런 이유로 사람들을 극빈 상태에서 벗어나도록 돕는 것은 무척 중요하다. 하지만 어느 정도의 부를 쌓고 나면 그 이상을 추가로 번다고 해서 행복에 더 큰 이득이 되지 않는다. 영국에서는 소득의 변화는 행복의 변동에 겨우 1퍼센트를 차지할 뿐이고 어느 국가에서도 2퍼센트를 넘지 않았다.[34] 건강의 역설처럼 부의 역설도 존재한다. 우리의 소득이 두 배로 늘면 정서적 안녕은 감소한다.[35]

레이어드 교수는 우리가 이를 잘못 알고 돈에만 집중함으로써 "사람들이 소득이나 성적, 외모를 지나치게 걱정하며 경쟁하는 환경이 조성된다."고 밝혔다. 그는 우리가 돈을 더 많이 벌면 행복은 자연스레 따라올 것이라는 생각에 일을 더 열심히 하는 데만 집중하지 말고, 더 많은 행복과 정서적 안녕을 성취하는 데 관심을 가질 필요가 있다고 말한다.

행복은 형태가 없는 막연한 목표가 아니다. 기분이 좋은지(나쁜지) 묻는 것만으로도 모든 국가와 성별에 걸쳐 행복에 대해 신뢰도 있는 측정을 할 수 있다고 밝혀졌다. 또한 위스콘신-매디슨대의 리처드 데이비슨 박사가 진행한 연구에서는 다른 영역의 뇌에서 일어나는 전기 활동과 연관성을 보였다. 긍정적인 감정은 왼쪽 전두엽 피질에서, 부정적인 감정은 오른쪽 전두엽 피질에서 활성화됐다.[36] 그리고 인생에서 지속되는 즐거움은 우리가 서로에게 잘 대해줄 때만 발생한다.

내가 레이어드 교수에게 우리가 어떻게 서로 간의 신뢰와 상호 존중을 회복할 수 있을지 물어보자, 그는 "엄청난 문화의 변화가 필요하다."고 대답했다. 한 개인으로서 버거운 일처럼 들렸지만 그는 이를 성공시킬 만한 계획을 갖고 있었다. 그 계획에는 당신과 나, 달라이 라마의 협조가 필요하다.

세계적인 신뢰와 집단 건강을 구축하기 위해 우리가 카자흐스탄으로 비행기를 타고 날아가 회의장의 불편한 의자에 앉을 필요는 없다. 그저 각자의 식탁에 앉아 시작할 수 있다. 첫 단계는 스스로의 정서적 안녕에 집중함으로써(모순적이지 않은가?) 더 행복하고 친절한 세상에 기여하는 것이다.

레이어드 교수는 정서적 안녕을 위해 자신의 역할을 하고 있다. 2010년 그는 사회혁신가인 제프 멀건Geoff Mulgan과 교육자 앤서니 셀던Anthony Seldon, 달라이 라마와 함께 '액션 포 해피니스Action for Happiness'라는 프로젝트를 고안했다. 이 국제적 운동은 개인이(그러니까 당신과 내가) 단지 더 부유한 삶이 아닌 더 행복하고 배려하는 삶에 다시 집중하는 것을 목표로 한다. 그들은 심리학, 경제학, 교육학, 신경과학, 공학, 의학, 공공 정책 등 다양한 분야의 전문가들을 모아 개인과 사회의 정신적 안녕을 신장시키도록 돕는다. 앞서 소개한 문샷 포 휴머니티의 창립자인 모 가댓도 도움을 주고 있다. 세계적으로 수백만 명의 사람들이 여기에 동참하고 있다.

행복을 가장 빠르게 키우는 방법은 "행복해지고 싶다면 선한 일을 하라."는 격언처럼 긍정적인 행동을 취하는 것이다. 첫 번째 단계로 액션 포 해피니스의 웹 사이트에서 선을 위한 힘이 되겠다는 서약을 할 수 있다. 나도 참여했는데 이 서약은 다음과 같다. "나는 내 주변의 세상에 행복은 더 많이, 불행은 덜 일으키기 위해 노력할 것이다."[37] 이 서약에는 각자의 가정에서, 학교에서, 직장에서, 동네에서 더 행복한 세상에 기여할 수 있다는 믿음이 담겨 있다. 즉, 이 책에서 논의했던 모든 숨은 영역의 좋은 기회들이 우리를 기다리고 있음을 기억하는 일이다. 우리는 더 많은 연민을 갖고 사회적 신뢰를 쌓으며 살 수 있다.

액션 포 해피니스는 이미 인상적인 행보를 보인다. 지지자들로 구성된 큰 글로벌 공동체를 구축할 뿐만 아니라 창업자들은 치료 격차, 자살, 외로움을 해결하기 위해 시범적으로 영국에 정신 건강 프로그램을 개설했다. 영국에서는 2017년 수많은 사람들이 겪는 외로움 문제를 직접 해결하기 위해 '외로움 담당 장관Minister of Loneliness'을 임명했다. OECD도 최근 성공의 척도로 돈이 아닌 국내총행복Gross National Happiness, GNH 같은 행복 척도를 채택했다.

지역 차원에서 액션 포 해피니스는 '중요한 것 탐구하기'라는 8주짜리 수업을 개설했다. 이 수업은 일주일에 한 번씩 소그룹으로 만나 진행된다. 개인들이 직접 얼굴을 맞대고 이야기를 나누며 행동을 취하는 시간이다. 수업에서는 과학적 근거에 기반하여 역경과 고난, 관계, 직장이나 공동체 개선하기와 같은 주제들을 다룬다. 이곳에서 사람들은 자신의 경험을 공유하고 이웃에게 먼저 다가가거나 가게에서 줄을 서며 기다리는 동안 앞사람과 대화를 하는 등 그 주에 배운 내용을 어떻게 실천할 것인지 선택한다.[38] 사소한 행위가 엄청난 결과를 가져오기도 한다. 이 수업을 모두 수료한 사람들은 해고당한 후 재취업에 성공한 사람보다 더 큰 행복을 느낀다. 또한 그들은 타인에게 더 큰 연민과 신뢰를 가진다. 레이어드 교수와 대화를 나눈 후 나는 뉴욕에서 한 그룹을 열기로 자원했다. 당신도 당신이 있는 곳에서 시작할 수 있다.

결국 궁극적인 만족감은 직접 대면하는 인간관계에서 온다.

이 수업에서 나온 놀라운 아이디어 한 가지는 해피 카페 네트워크Happy Café Network로, 이미 영국, 캐나다, 코스타리카, 대만, 호주 등 세계 각지에서 이를 실행하고 있다. 카페는 웰빙을 개선하는 데 관심 있는 다른 사람들과 대화할 수 있는 환영의 장소로 지정된 곳을 말한다.[39] 커피숍이나 커뮤니티센터, 교회, 도서관, 학교 등 사람들이 이야기를 나누고, 영감을 받으며, 타인과 연결될 수 있는 모임 장소라면 어디든 가능하다. 목표는 당신이 그곳에 도착했을 때보다 더 나아진 기분으로 그곳을 떠나는 것이다. 레이어드는 결국 행복이란 이런 카페들이 장려하는 사회적 연결에서 비롯된다고 믿는다. 그는 "결국 궁극적인 만족감은 직접 대면하는 인간관계에서 온다."라고 말했다. 내 목소리에 귀를 기울이고 존중해주는 사람과 대화를 하면, 우리는 긴장을 풀고 신뢰와 긍정적인 인간관계를 쌓고 심리적인 안정감을 가질 수 있다.

당신이 '중요한 것 탐구하기' 수업, 해피 카페, 학부모들 모임, 그룹 테라피, 글쓰기 클럽, 합창단, 여성사업가 모임, 농구협회, 러닝클럽, 피트니스 수업 등 어느 곳에 참여하든 그룹 활동은 안전한 공간을 만들고 신뢰할 수 있는 관계의 폭을 확장하는 데 도움을 준다. 주변을 둘러보면, 타인과 연결감을 느끼고 심리적 안정감을 쌓으며 공유된 경험을 나눌 수 있는 다양한 형태의 모임이 있을 것이다. 나는 의대 오리엔테이션에서 우리의 희망과 두려움에 대해 얘기할 수 있는 10명 정도의 동기로 구성된 소그룹에 배정되었다. 첫 달에는 정규 커리큘럼의 일환으로 지도교수, 상급생과 함께 정기적으로 만났지만 이후에도 점심시간이나 저녁에 비공식적으로 만남을 이어갔다. 이 모임은 학교에 다니고 훈련을 받는 동안 나에게 중요한 부분을 차지했고 내가 의대를 사랑한 이유 중 하나였다.

집단은 의식 고취consciousness-raising라고 알려진 연대감을 키우도록 해준다. 이 기초 사상은 공민권 운동, 노동 조직화, 여성 해방 운동에 역사

유대감은 우리는 혼자가 아니라는 인식을 높여주고 당신이 무시당하거나 이상하다는 느낌을 받을 필요 없다는 사실을 확인시켜준다.

를 두고 있다.[40] 유대감은 우리는 혼자가 아니라는 인식을 높여주고 당신이 무시당하거나 이상하다는 느낌을 받을 필요 없다는 사실을 확인시켜준다. 진심 어린 대화는 '네 개의 A', 즉 인식awareness, 수용acceptance, 열중absorption, 행동action을 통해 참여자들에게 변화를 일으킨다. 이것은 대개 그룹 리더에 의해 촉진되는데, 특히 또 다른 A인 분노anger가 나타날 때 더 도움이 된다.

혼자 괴로워하는 것을 딛고 일어설 수 있게 해주는 집단은 우리가 분노를 삭이고 트라우마를 경험했음에도 타인에 대한 신뢰를 다시 쌓을 수 있도록 돕는다. 레이어드 교수는 오랜 세월을 통해 "분노는 좋은 결과로 이어지지 않지만 연대 의식은 중요하다."는 사실을 발견했다고 말한다. 만약 우리가 감정과 경험을 인정하기 위한 안식처를 만든다면, 아무리 감당하기 힘들고 심각한 감정이라도 정서적 안녕을 신장시키고 타인과 연대감을 조성하며 집단의 건강을 이룰 수 있다.

연대 의식을 얻기 위해서는 갈등해결 능력을 키워야 한다. 이때 신뢰는 차이점을 인정하고 의견 차이가 생겼을 때 평화롭게 해결하는 힘이 된다. 갈등은 국가와 가정의 일상에서 피할 수 없는 부분이다. 2세에서 12세의 아이들을 둔 부모 2,000명을 대상으로 한 설문조사에 따르면, 평균적인 가정은 매일 여섯 번씩 8분 이상 다툰다.[41] 정확히 동시에 똑같은 장난감을 가지고 놀고 싶어 하는 어린 아들 세 명을 둔 우리 집에서는 2초마다 싸움이 일어나는 것 같다. 하지만 나는 갈등해결 방법은 매일 연습을 해야 하는 귀중한 기술이라는 사실을 계속해서 떠올린다. 평생 동안 더 잘 해내기 위해 배우고 연습해야 한다.

마틴 루서 킹과 간디와 같은 다른 중재자들은 모든 사람에게 사랑이 깃든 사회를 만들기 위해 갈등을 해결하는 방법을 활용할 수 있다고 믿었다. 킹은 폭력이 '학습된 행동'이라고 생각했다. 또한 그는 서로의 차이점을 극복할 수 있는 해결책을 찾기 위해 우리 스스로가 훈련할 수 있다고 여겼다. 그는 "선택은 폭력과 비폭력 사이가 아니라 폭력과 부존재 사이에서 하는 것이다."라고 말했다. 평화 연구에 따르면, 폭력은 대개 갑자기 일어나지 않는다. 다루지 못한, 해결되지 못한 갈등이 폭발하여 큰 문제로 이어지는 것이다.

1990년대 후반 대학 졸업 후, 나는 워싱턴 D.C.에 살았다. 당시 돈이 너무 부족했던 내가 부릴 수 있는 최고의 사치는 살사소스와 양념을 무한정 뿌려 먹을 수 있는 부리또 패스트푸드점에서 외식을 하는 것이었다. 어느 날 밤, 친구들 몇 명과 함께 기자이자 훌륭한 평화학 스승인 콜만 맥카시Colman McCarthy가 가르치는 '폭력에 대한 해결책'이라는 무료 세미나를 듣게 되었다. 당시 워싱턴는 미국 내에서 '살인 수도'라는 평판을 받고 있었다. 모두 폭력이 빈번히 일어나는 동네에서 근무하거나 살았기 때문에 반복적으로 울리는 팡, 팡, 팡 하는 총소리를 들었다. 이 수업은 우리가 이런 상황에 어떻게 도움이 될 수 있을지 어렴풋이 이해하게 해주었다.

맥카시는 모두에게 영감을 주는 사람이었다. 그는 〈워싱턴 포스트〉

에서 테레사 수녀, 넬슨 만델라 같은 여러 노벨평화상 수상자들을 인터뷰하면서 오랜 경력을 쌓은 후, 1982년에 여러 공립 고등학교와 지역대학교, 커뮤니티 센터에서 평화와 갈등해결에 관한 수업을 하는 데 자신의 시간을 쏟겠다고 결심했다. 여든 살의 나이에도 활발한 강연을 이어나갔다. 그의 수업을 들은 지 20년도 더 지났지만 나는 여전히 너덜너덜해진 공책을 보며 우리 모두가 어떻게 평화와 기쁨을 위해 노력할 수 있을지 생각한다.

모든 사람이 갈등을 능숙하게 다룰 줄 안다면 세상이 어떻게 달라질지 상상해보자. 가정과 학교, 직장, 동네, 공동체, 국가의 모습이 얼마나 달라지겠는가? 앞으로 수십 년 동안 이 세상을 건강하게 지키려면 우리 모두의 힘이 필요하다. 지구는 지금 당장 심각한 환경 문제를 안고 있기 때문에 의견 차이는 잠시 내려두고 힘을 합쳐 문제를 해결해야 한다. 그리고 이는 가정에서부터 시작된다. 만약 타인이 우리를 지지해주고 갈등을 극복하기 위해 우리를 돕는다고 느낀다면 얼마나 마음이 편안할까? 이러한 형태의 심리적 신뢰는 공동체의 기초를 형성한다. 맥카시가 말했듯이, "평화주의자가 되는 것은 수동적인 태도를 의미하지 않는다. 그것은 중재자peacemaker가 되는 것을 의미한다."[42] 37년 동안 1만 명이 넘는 학생들이 들은 그의 세미나에서 그는 간디와 마틴 루서 킹에게 영감을 받은 주요 갈등해결 기술들을 설명한다. 그의 갈등해결 기술에 내 경험도 덧붙여 보았다.

1. 갈등에 이름을 붙인다. 놀랍게도 싸우는 사람들 네 명 중 세 명은

서로 다른 문제로 화를 낸다. 따라서 지금 당면한 실제 문제를 이해하고 그 문제를 더 잘 이해하는 데 필요한 정보들을 수집하자. 응급실에서 갈등이 발생할 때, 병원의 최고보안담당자는 "무슨 일이에요?"라고 물으면 서로 책임을 전가하고 싸움이 더 심해지기 때문에 그보다는 항상 "여기 무슨 문제가 있어요?"라고 물어야 한다고 가르쳐주었다.

2. 이것은 당신과 내가 싸우는 문제가 아니다. '당신과 나' 대 '문제'다. 미국을 예로 들자면 공화당 대 민주당의 문제가 아니라는 얘기다. 우리 모두가 공통된 의견을 찾는 것이 중요하다. 갈등해소는 부당한 시스템, 정책, 행위를 물리치는 것이지 사람들을 물리치는 것이 아니다.[43] 즉, 반대 세력에게 굴욕감을 주지 않고 함께 문제를 해결해야 한다. 마틴 루서 킹과 하원의원인 존 루이스John Lewis 같은 민권 지도자들도 만약 상대방이 문제를 무시하거나 토론에서 빠지려고 한다면, 도의심에 호소하는 설득을 통해 참여시킬 방법을 찾아야 한다고 가르쳤다.
3. 대화를 위한 중립 장소를 찾는다. 학교에서는 지명된 중재자가 있는 '평화의 방'이 될 수도 있고 가정에서는 갈등이 해결되는 '평화의 테이블'이 될 수도 있다. 우리 집에서는 미국 원주민 스타일로 바닥에 둘러앉아 서로의 얘기에 경청하는 시간을 갖는다. 핵심은 전투적인 태도에서 벗어나 더 이성적인 피질을 활용하는 것이다.
4. 말하기보다 더 많이 듣는다. 갈등이 고조될 때 사람들은 공정하

게 말할 기회가 있다는 느낌을 받아야 한다. 미국 원주민들의 전통인 '발언 막대기talking stick'를 활용하면 도움이 된다. 이 막대기를 들고 있는 사람만 발언을 할 수 있고 자기 생각을 다 얘기했다고 느낄 때까지 발언을 계속할 수 있다. 다른 사람들은 확인을 위한 질문만 할 수 있다. 흔히 자기 이야기를 할 여유가 있다는 것을 알고 나면 긴장 상태가 극적으로 감소한다(싸움이 일어나기 전에 이런 기본 규칙을 미리 정해놓는 것이 좋다).

5. 공동의 우려 사항과 요구 사항을 목록으로 기록한다. 문제를 함께 해결하는 것은 협동심을 쌓게 해준다. 이 과정에서 관용과 유머 같은 기술을 발휘하면 상대방의 좋은 점을 볼 가능성이 크다.
6. 한 가지의 사소하고 실행 가능한 행동부터 시작한다. 큰 문제를 해결하고자 한다면 먼저 처리하기 쉬운 문제부터 시작해 거기서 추진력을 얻도록 한다. 너무 많은 문제를 급하게 처리하려고 하면 실패로 끝나기 쉽다. 응급실에 있는 사회복지사가 가르쳐준 대로, 불합리한 요구를 하는 화가 난 사람에게 당신이 가지고 있지 않은 것을 줄 수는 없다고 정중히 상기시켜주자.
7. 용서를 실천한다. 용서는 옳고 그름의 문제와 다르다. 누군가의 행동에 동의하지 않아도 그 사람을 용서할 수 있다(루이스 하원 의원이 수십 년 전 인권 행진 중에 자신을 피투성이가 되도록 때린 남성의 사과를 받아들인 것이 떠오른다. 루이스는 그를 용서했을 뿐만 아니라 그 남성과 아들은 이후에 여러 차례 루이스를 만나러 가기도 했다).[44] 사람이 아닌 수단과 행동을 좋고 나쁨으로 규정하자. 복수

심을 내려놓으면 마음의 평화와 앞으로 나아갈 기회를 얻을 수 있다. 갈등해결의 궁극적인 목표는 우정과 이해 그리고 조화다. 그렇지 않으면 갈등의 악순환에서 벗어나지 못한다. 당신은 사람들이 실수를 만회할 기회를 주어야 한다.

8. 연민을 갖고 자기 자신을 대한다. 이 책의 메시지뿐만 아니라 맥카시와 킹, 간디, 레이어드 교수, 달라이 라마는 모두 같은 이야기를 하고 있다. 만약 당신이 자신의 정서적 안녕과 행복을 보살핀다면(그리고 숙면까지 더해진다면) 갈등을 훨씬 능숙하게 다루고 타인을 지지할 수 있을 것이다.[45]

인생은 이런 습관들이 내 몸에 자연스레 밸 때까지 기술들을 연습할 여러 가르침의 순간들을 줄 것이다. 그리고 그런 연습을 통해 주변에서 일어나는 부당한 일들을 목격하게 될 것이다. 당신에게 직접적으로 일어나는 일이 아니면 적절하게 대응하지 않을 수도 있다. 그리고 당신에게 일어나는 일일 때도 당신이 관여할 필요가 없다고 느낄 수도 있다. 하지만 일어서서 부당함을 외치는 것이야말로 사랑의 공동체에 꼭 필요한 일이다. 놀이터에서 놀고 있던 3학년짜리 한 소년이 자기 친구가 함께 공놀이를 하던 5학년 형들에게 "멍청이"라고 놀림받는 광경을 보았다. 소년은 형들에게 "그건 나쁜 말이에요."라고 말했다. 하지만 형들이 들은 척도 하지 않고 계속해서 친구를 놀리자 소년은 형들과 함께 온 어른들을 찾아가서 얘기했다. 그러자 어른들이 고마워하며 그 소년의 이야기를 듣고 문제를 해결해줬다. 그 아이의 용기 덕분에 큰 싸움

> 한 명의 용감한 사람이
> 부당함에 불을 비추면 우리는
> 더 이상 어둠 속에 있는 것이 아니다.

없이 다시 공놀이를 시작할 수 있었다.

우리 모두에게 놀이터에서, 학교에서, 직장에서 일어나는 불친절함에 맞서 목소리를 낼 용기가 있다면 어떨까? 문제를 해결하지 않고 방치하면 괴롭힘, 거짓말, 부정행위가 허용되는 것처럼 보이고 사회 조직의 끈이 끊어진다. 하지만 한 명의 용감한 사람이 부당함에 불을 비추면 우리는 더 이상 어둠 속에 있는 것이 아니다. 그리고 우리는 더 이상 혼자가 아니다. 목소리를 냄으로써 서로의 경험을 확인하게 되면 용기와 신뢰의 파급 효과가 발생한다. 서로를 위해 목소리를 내면서 집단 건강을 회복하고 강화할 수 있다.

나는 예상하지 못한 곳에서 이러한 목소리의 힘을 발견했다. 화장품 가게에서 메이크업을 받으면서였다. 2018년 2월, 프레젠테이션을 준비하다가 잠시 쉬기 위해 평소에 잘 사지 않던 립스틱을 사러 나갔다. 작은 베네피트 매장에서 한 직원에 나에게 메이크업 시연 대상자가 되어줄 수 있는지 물어보았다. 그 수습 직원은 어깨까지 오는 짙은 색 머리카락의 체구가 작은 젊은 여성이었다. 열정적이고 신중해 보이는 눈빛과 상대방을 안심시킬 정도의 차분한 태도를 가진 이 직원은 자신을 나디아라고 소개했다. 나는 할 일이 있었지만 나디아의 요청을 수락했다. 나는 스툴에 앉았는데도 그녀보다 키가 컸다. 수줍어 보이는 이 젊은 여성은 내가 눈을 감자 거의 말을 걸지 않으며 노련한 강사의 지시에 따라 부드럽게 내 얼굴에 브러시를 갖다 댔다. "좋아요! 좋아요! 그쪽에 좀 더 발라주세요. 저기도요. 훨씬 더 많이! 더요!"

나는 눈을 감은 채로 나디아에게 메이크업 아티스트가 되기 위해 공부하는 것들에 대해 물어봤다. 그러다가 그녀의 꿈은 언젠가 여성들이 자기 스스로를 강하고 아름답게 느끼게 해줄 뷰티샵을 여는 것이라는 말을 들었다. 메이크업은 힘을 실어줄 수 있는 데다가, 제2장에서 살펴본 것처럼 메이크업 아티스트의 손길은 유대감을 형성하고 이는 인간의 건강에 중요한 역할을 한다. 또 제3장에 나왔듯이 뷰티샵은 사회적 연결을 위한 중요한 장소가 되기도 한다.

대화를 하는 동안 나는 나디아가 뉴욕 토박이가 아니라는 인상을 받았는데, 나중에 그녀가 이라크의 작은 마을에서 자랐다는 사실을 알게 되었다. 메이크업 강사는 패션지 《글래머Glamour》에서 나디아의 교육을 후원해준다고 설명했다. 그는 이어서 "나디아는 노예였다가 탈출했어요."라고 말했다. 뭐라고? 나는 눈을 번쩍 떴다. "아말 클루니가 그녀의 변호사였어요." 나는 내 앞에 있는 이 조용한 젊은 여성이 어떻게 어둠 속에서 그녀의 목소리를 용감하게 냈는지 듣게 되었다. 다른 사람들이 수치심에 침묵하거나 목소리를 낼 수 없을 때 그녀가 그들을 위해 목소리를 냈다.

2014년 8월 3일 밤, 나디아 무라드가 스물한 살이었을 때 이슬람 무장 세력이 코초라는 그녀의 조용한 농가 마을을 습격했다. 여섯 명의 남자 형제들은 그날 밤 처형당했다. 나디아와 두 명의 여동생은 마을에 있던 다른 소녀들과 함께 인질로 잡힌 후 각자 노예로 팔려 갔다. 그녀는 활기차고 현명했던 엄마를 그날 이후로 보지 못했다. 예순한 살이었던 엄마는 노예로 팔리기에 나이가 너무 많다는 이유로 그날 사형당했다고 들었다. 그녀는 감금 상태에서 3개월 동안 반복적으로 강간과 고문을 당했다.[46] 탈출을 시도하다 실패하여 심하게 얻어맞고 집단 강간을 당하기도 했다. 가까스로 탈출에 성공해 안전해졌을 때 그녀는 조용히 있기보다는 자신의 이야기를 널리 알리기로 결심했다. 그녀는 여전히 노예로 남아 지속적인 성폭력을 당하는 수천 명의 여성들과 아이들을 돕는 것이 자신의 임무라고 느꼈다. 그러기 위해서는 개인적인 위험을 감수하고 '아주 고통스럽고 개인적인' 일을 얘기해야 한다는 것도 알았다.[47] 그래도 그녀는 목소리를 냈다. 그녀는 고국의 야지디족 사람들뿐만 아니라 세상의 수많은 전쟁과 성폭력 피해자들을 위한 대변인이 되겠다고 맹세했다.

나디아는 자신의 경험을 담아《마지막 소녀The Last Girl》라는 책을 펴냈다.[48] 변호사 아말 클루니Amal Clooney는 그녀를 생존자 대표로 초대하여 유엔에서 연설을 할 수 있도록 주선했다. 2017년 9월, 마침내 유엔은 이라크에서 야지디족에 대한 범죄를 수사할 수 있는 결의안을 통과시켰다.[49] 나디아는 전 세계 여성들에게 가해지고 있는 지속적인 폭력에 대한 인식을 높이고, 범죄를 저지른 자들에게 책임을 묻고, 생존자를 위한 정의를 실현하며, 대량학살로 피폐해진 공동체를 재건하기를 꿈꾼다. 그녀는 "우리는 인류를 우선시하고 정치적, 문화적 분열을 극복하기 위한 노력을 강화해야 합니다."라고 말했다. 우리는 "전쟁이 아니라 인류를 우선시" 해야 한다.[50] 나디아의 용감한 발언과 행동은 마틴 루서 킹이 강조하던 사랑의 공동체를 떠올리게 한다. 메이크업 강사가 나와 나디아의 사진을 찍어주었을 때 나는 그녀가 나에게 확고한 용기를 가르쳐준 스승이 되었다는 사실을 깨달았다.

반년이 흐르고 나는 노벨평화상 위원회가 2018년 수상자를 발표했다는 소식을 듣고 수상자를 검색해보았다. 화면에 뜬 사진에서 여전히 숭고함과 지혜가 느껴지는 눈빛을 한 여성이 나를 바라보고 있었다. 강간 생존자들을 돕고 고국의 분쟁을 고발하며 유엔에 정의를 촉구한 것으로 암살당할 뻔했지만 살아남은 콩고 민주공화국의 데니스 무퀘게 Denis Mukwege와 함께 두 번째 최연소 노벨평화상 수상자인 나디아의 얼굴이 보였다.[51] 전쟁의 무기로서 자행되는 성폭력을 멈추기 위해 두 사람 모두 두려워하지 않고 용감하게 목소리를 냈다.

> 신뢰 구축의 핵심은 우리가 자신의 정서적 안녕을 잘 돌봄으로써 갈등이 발생할 때 효과적으로 대응하고, 두려움 없이 소통하는 용기를 내는 것이다.

폭탄은 신념을 없앨 수 없지만 말에는 그럴 힘이 있다. 나디아는 자신의 이야기를 하는 이유가 그것이 수치심에 대항하는 최고의 무기이기 때문이라고 말한다.[52] 그녀의 용기는 수많은 사람들이 인권과 정의, 평화를 위해 목소리를 내도록 영감을 주었다. 그녀의 이야기가 당신에게도 영감이 되길 바란다. 콜만 맥카시가 말했듯이, "비폭력을 통해 평화를 도모하는 일은 우리 마음에서 폭탄을 없애는 것만큼이나 우리 세상에서 폭탄을 없애는 것이기도 하다."[53] 계속되는 분쟁에 대처하는 나디아의 용기를 통해 우리 모두 집단 건강에 한 걸음 더 가까워졌다.

이 책에서 살펴본 것처럼 건강은 주로 사회와 공동의 이익에 대한 투자에 달려 있다. 사람들 간의 신뢰 관계가 이를 한데 묶어준다. 신뢰 구축의 핵심은 우리가 자신의 정서적 안녕을 잘 돌봄으로써 갈등이 발생할 때 효과적으로 대응하고, 두려움 없이 소통하는 용기를 내는 것이다. 모두가 서로를 돌보고, 부당함에 맞서 목소리를 내며, 서로의 차이를 평화롭게 해결한다고 상상해보자. 조화로운 우리의 목소리가 외로움을 느끼는 사람들에게 닿고, 세상에 근본적인 선함이 존재한다는 사실을 상기시켜줄 것이다. 이런 선순환에서 개인의 행동은 모두를 위한 집단 건강을 증대시킨다. 사랑의 공동체는 우리 한 명, 한 명에서부터 시작된다. 나디아의 목소리만큼 당신의 목소리 또한 중요하다. 마지막 장에서 살펴볼 것처럼 당신의 일상적인 행동이 평화를 위한 파급 효과를 일으킬 수 있다.

결론

건강은 일상의 사소한 순간들 속에 숨어 있다

한 사람이 이상을 위해 일어설 때마다, 혹은 타인의 삶을 향상시키기 위해 행동할 때마다, 혹은 불의에 맞서 싸울 때마다 그는 아주 자그마한 희망의 잔물결을 일으킨다. 그리고 수백만의 다른 힘과 용기의 중심에서 파생된 물결들이 모여 가장 강력한 탄압과 저항의 벽마저 허물 수 있는 조류가 형성된다.

— 로버트 케네디

우리는 어떻게 하면 더 건강해질 수 있을까?

다시 처음으로 돌아가 우리가 건강과 행복을 어떻게 정의했는지 떠올려보자. 나는 흔히 들어보지 않은 방식으로 당신이 건강을 개선할 수 있게 힘을 실어주고 싶다고 말했다. 10단계 피트니스 계획이나 2주 식단 같은 것을 알려주지 않겠다고 약속했다. 건강은 이러한 빠른 해결책이나 단편적인 방법의 범위 밖에 있는 확장된 개념이기 때문이다. 게다가 혼자 케일만 먹는 것보다 훨씬 더 재밌다.

이 책에서 이야기한 다양한 임상 사례를 기억하고 건강의 숨은 요인들을 살펴보면서 의료서비스에 더 큰 비용을 투자하는 것만으로는 더 건강해질 수 없다는 것을 알게 됐길 바란다. 완전한 건강은 의료서비스만으로 이룰 수 없다. 만약 더 건강해지길 바란다면 건강을 더 넓고 객관적인 시각으로 바라봐야 한다.

흰 토끼들을 보살폈던 다정한 연구자 무리나 레비스끄를 떠올리면 알 수 있듯이, 건강은 단지 신체에서 일어나는 일이나 콜레스테롤 수치에 관한 것이 아니다. 진정한 건강은 신체 건강으로만 얻을 수 없으며 우리가 병원에 도착하기 훨씬 전부터 시작된다. 건강은 인간관계, 일, 교육, 목적의식, 주거, 동네 등에서 비롯된다. 또한 모든 사람을 대상으로 안전한 환경을 조성하는 정책들과 공정함에 관한 것이다.

건강은 우리가 아기를 안을 때, 형제자매에게 전화를 걸 때, 친구들과 볼링을 칠 때도 존재한다. 직장에서 회의를 할 때나 소파에서 책을 읽을 때, 화단에 튤립을 심을 때도 우리와 함께한다. 또한 부당함에 맞서 목소리를 내고 아이의 복지를 생각할 때도 존재한다. 혹은 옆 사람을 도와줄 때도 함께한다. 건강은 친절과 사랑, 존중, 안전이 주는 안락함에서 발견된다. 진정한 건강은 일상의 수많은 사소한 순간들 속에 숨어 있다.

> 건강은 인간관계, 일, 교육, 목적의식, 주거, 동네 등에서 비롯된다.

이 책에서 우리는 어떻게 사회가 우리의 한 부분으로서 정신 건강과 신체 건강에 강력한 영향을 미치는지 살펴봤다. 하지만 우리 자체가 사회를 형성하기도 한다. 이제 제1장에서 소개한 건강의 숨은 요인들은 절대 고정적이지 않다는 것이 명확해졌다. 오히려 그것은 상호작용을 하는 유기체에 가깝다. 우리 모두가 깨어 있는 매 순간 참여하고 영향을 미치고 있다. 심지어 우리가 떠나고 시간이 지난 후에도 우리의 영향력은 반향을 불러일으킨다.

아침에 현관문을 나설 때 배우자나 아이에게 하는 포옹이 그가 직장이나 학교에서 불쾌한 대화를 어떻게 처리하는지에 영향을 줄 수 있다. 이웃과 나누는 다정한 대화로 그녀는 출근길에 들린 커피숍 직원에게 더 친절하게 대할지도 모른다. 우리가 직원들에게 힘을 북돋아 주는 말을 하느냐, 비하하는 말을 하느냐에 따라 그녀가 야간 수업을 들을지 퇴근 후 TV 앞에서 쉴지 영향을 줄 수 있다. 또한 그녀가 퇴근 후 집에 도착해서 가족에게 어떻게 대하는지에 영향을 줄 수도 있으며 그것은 결국 그날 저녁 그녀 가족들의 스트레스 수치에 영향을 미친다. 궁극적으로 이런 작고 사소한 행동들이 모여 우리가 밤에 얼마나 숙면할 수 있는지가 결정된다. 숙면도 역시 건강에 영향을 준다. 그리고 다음 날 아침, 이 순환은 다시 시작된다.

이렇게 생각해보자. 우리가 일상에서 내리는 사소한 선택이 신체 건강에 도움이 되거나 해로움이 되는 방식으로 정서적 행복을 키우거나 스트레스를 가중시킨다. 정서적 안녕에 도움이 되는 결정을 반복적으로 하면, 살면서 어쩔 수 없이 겪는 부정적인 스트레스가 완화된다. 우리는 건강을 비축할 수도, 고갈시킬 수도 있다. 이것은 나비 효과와 비슷하다. 가장 작은 행동 변화도 훨씬 더 큰 사건의 결과에 영향을 미칠 수 있다. 사회적 승수 효과social multiplier effect의 여파다. 친근하게 건네는 "안녕하세요."라는 한 마디에 얼마나 큰 힘이 있는지 보여준다.

매일 사소해 보이는 선택과 경험이 상상했던 것보다 훨씬 더 웅장한 문화적 구조를 만들어낸다. 외부와 단절된 상태에서는 어떤 인간도 존재할 수 없다. 끊임없는 변화 속에서 우리의 모든 행위들은 개인의 건강뿐만 아니라 모두의 건강에 큰 영향을 미치는 눈에 보이지 않는 엄청난 파급 효과를 만들어낸다.

의사로서 신체와 정신 건강은 사회적 조건(숨은 요인들)에 깊은 영향을 받는다는 사실을 진즉에 알았으면 좋았겠다는 생각을 한다. 정서적 행복을 키워주고 스트레스를 줄여주는 친절하고 다정한 선택들은 많은 질병의 발병을 막거나 지연시키는 데 도움이 된다. 앞서 살펴본 것처럼 많은 연구 결과들이 독성 스트레스 및 장기적인 스트레스가 염증을 증가시키고 텔로미어의 길이를 단축시키며, 후성유전을 변형시켜 심장마비와 뇌졸중, 감염, 암, 당뇨, 정신 질환, 골다공증, 자가면역 장애, 조기 사망의 위험을 유발한다는 것을 보여준다. 부정적인 스트레스에 대한 완충제가 많을수록 질병이 생길 수 있는 상황에서도 더 건강해진다. 건강의 본질적 요소는 비록 죽음을 막아주지는 못해도 우리가 사는 동안 최대한 건강하게 살게 해준다.

우리가 일상에서 내리는 사소한 선택이 신체 건강에 도움이 되거나 해로움이 되는 방식으로 정서적 행복을 키우거나 스트레스를 가중시킨다.

파급 효과: 숨은 요인의 역학 모델

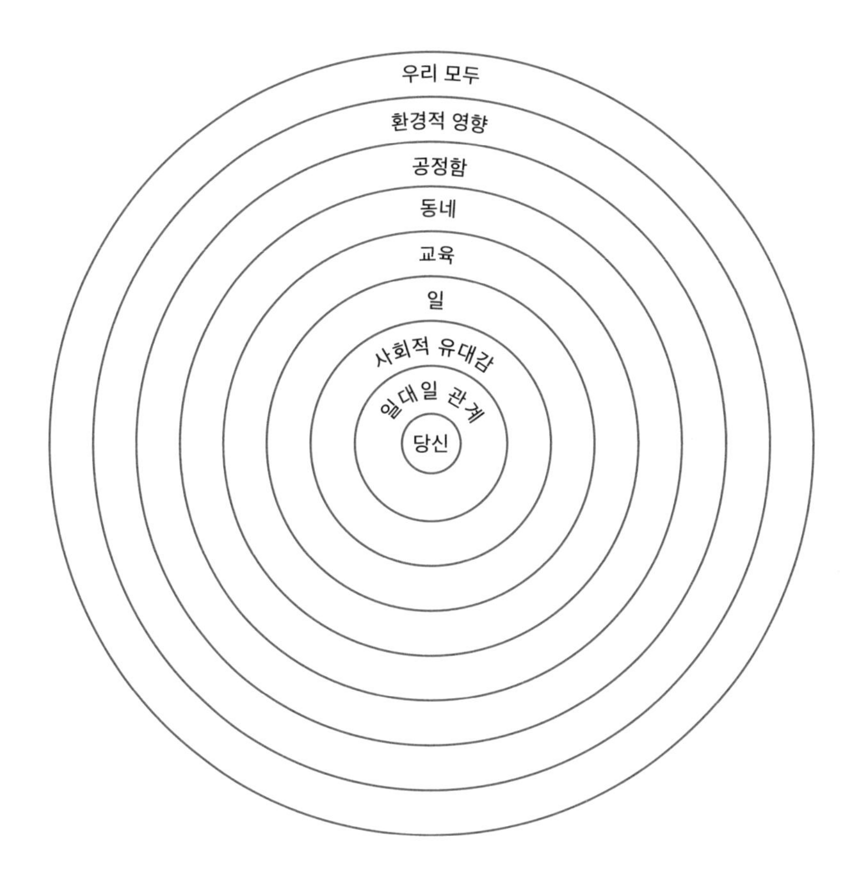

그리고 넓은 의미의 건강에서 문제가 되는 부분은 질병에 대한 민감성뿐만이 아니다. 만약 내가 나의 스트레스를 완화해줄 수 있는 방법들을 찾는다면(나는 다른 사람과 농구를 하거나 우리 동네에 더 많

> 건강의 본질적 요소는 비록 죽음을 막아주지는 못해도 우리가 사는 동안 최대한 건강하게 살게 해준다.

은 공원과 가로등을 설치하기 위해 투표하거나 내가 대우받고 싶은 방식으로 타인을 대함으로써 완충제를 만든다) 그것은 동시에 당신의 부정적인 스트레스를 해소시키고 집단 건강을 구축하는 일이기도 하기 때문이다. 이 역학 모델에서는 내가 이 세상에서 어떻게 행동하는지가 타인에게 영향을 미치고, 타인이 어떻게 행동하는지는 나에게 영향을 미친다. 따라서 정서적 건강은 개별이 아닌 집단으로 형성된다. 우리가 친절함을 베풀어야 하는 이유가 바로 여기에 있다. 우리의 영리한 두뇌가 우리만 노력하고 있다고 생각하게 만들 수 있지만, 사실은 모두가 함께 노력하는 것이다.

건강의 파급 효과가 어떻게 작용하는지 보기 위해 제1장에서 소개한 벨라를 다시 떠올려보자. 그녀는 췌장암을 진단받고 3년이 지난 후에도 즐거운 삶을 살고 있었다. 세포와 조직, 장기에서는 어떤 문제가 발생했지만, 생활 측면에서 그녀는 더 나아지고 있었다. 명확히 말하면 그녀의 삶은 완벽하지 않았다. 완벽한 삶을 사는 사람은 아무도 없을 것이다. 하지만 사회적 교류를 통해 얻은 중요한 완충제가 힘든 시기에 놓인 그녀를 보호해주었다. 진정한 건강은 질병이 생겼을 때 어떻게 살아가느냐로 판가름 난다.

벨라가 암을 진단받은 시기에 상황은 그리 좋지 않았다. 인생이 펀치를 연달아 날린 것 같았다. 그해 초, 그녀의 오랜 파트너인 그레타가 암벽 등반을 하다 사고로 목숨을 잃었다. 그들은 몇십 년 전 법대에서 처음 만났다. 항상 운동을 좋아하던 그레타는 경험이 많은 등반가였다. 9월의 어느 화창한 아침, 어째서인지 그녀의 옷에 매달린 안전벨트가 제대로 작동하지 않았고 고정된 고리가 뚝 끊어져버렸다. 그레타의 죽음은 감당하기 힘든 슬픔이었지만 벨라는 성인이 된 자기 아들 토비와 아버지, 여동생과 조카, 사촌들, 법대에서 만난 가까운 친구들, 직장 동료들의 도움으로 충격에서 벗어날 수 있었다. 그녀가 그들을 오랫동안 지켜주었듯이, 이런 관계를 쌓아온 오랜 세월이 벨라가 힘든 시기를 견딜 수 있게 해주었다.

> 정서적 건강은 개별이 아닌 집단으로 형성된다. 우리가 친절함을 베풀어야 하는 이유가 바로 여기에 있다.

다행히도 벨라는 그레타가 세상을 떠나기 훨씬 전부터 동네에 있는 커뮤니티 센터에서 활발한 활동을 하고 있었다. 그녀는 커뮤니티 센터가 이렇게 근처에 있고, 겨울에도 왔다 갔다 할 수 있도록 길이 환하고 잘 다듬어져 있어서 다행이라고 생각했다. 벨라는 그림과 글쓰기 수업에서 많은 친구들을 만났다. 그레타가 세상을 떠난 후 벨라는 글을 쓰면서 여전히 그레타와 연결되어 있음을 느꼈다. 벨라가 췌장암을 진단받고 치료를 받는 동안 그녀는 그림을 그리며 정신을 딴 곳에 집중할 수 있었다. 그녀의 긍정적인 태도와 다정함, 용기는 각자의 문제로 힘든 시기를 보내는 센터의 다른 사람들에게도 큰 영감이 되었다.

내가 병원에서 벨라를 보았을 때 그녀는 인기 많은 환자였다. 그녀는 항암 화학치료를 받으러 올 때 친구나 가족, 이웃과 함께할 때가 많았는데, 어느 날은 간호사들을 위해 사탕 목걸이를 가져왔다. 벨라가 방문한 날이면 간호사들은 다른 환자들한테도 더 쾌활하고 친절해졌다. 분명히 체력적으로 힘들었을 텐데 그녀는 불쾌한 일을 신나는 일처럼 보이게 만드는 재주가 있었다. 그녀는 암 환자 모임에서 활발하게 활동했고 아들인 토비의 도움으로 지역단체에서 암 환자 가족을 위한 지원 프로그램을 강화하도록 건의했다. 그녀는 한 번도 그레타의 죽음이나 암 진단을 바란 적은 없었지만, 이런 경험 후에도 삶과 영성에 대한 더 깊은 감사를 느꼈다. 또한 병원에서는 살날이 6개월 정도밖에 남지 않았다고 얘기했지만 그녀는 이런 예상을 뒤엎으며 나에게 영감을 주기도 했다.

내가 마지막으로 들은 소식은 벨라가 그녀를 진단했던 종양학자보다 더 오래 살았다는 것이다.

파급 효과를 보여주는 벨라의 이야기는 그녀의 숨은 요인들 간의 상호작용이 어떻게 역경 속에서도 건강을 증진시키는지 잘 보여준다. 벨라는 친절과 사랑, 도움을 주고받는 데 탁월했다. 그녀는 생기 있고 용감하며 따뜻한 사람이었다. 벨라는 그녀가 받은 도움을 아낌없이 세상에 돌려주며 타인을 위해 더 많은 화합과 안녕의 물결을 일으켰다.

어느 날 밤, 자기 전 세 아들에게 동화책을 읽어주는데, 당시 여섯 살이던 라이언이 나를 뚫어져라 바라보고 있었다. 나는 "하트는 사랑의 힘으로 우리를 치유할 수 있어요."라는 문장을 읽은 참이었다.[1] 라이언은 눈을 가리던 빨간 머리카락을 쓸어 올리며 그 책의 페이지를 더 자세히 보려고 몸을 기울였다. 알 수 없는 빨간 혹이 여기저기 난 채 침대에 누워 있던 아픈 소녀가 친구들이 방문한 후 웃으며 서 있는 그림이 그려져 있었다. 당시 라이언도 바이러스에 감염돼 머리부터 발끝까지 반점이 난 채로 침대에 누워 있었다. "엄마, 사랑이 내 몸에 난 발진을 없애주진 않을 거예요. 그냥 그럴 수가 없잖아요." 이제 내가 가만히 아이를 바라볼 수밖에 없었다.

사랑이 마법처럼 발진을 사라지게 하거나 부러진 뼈를 붙여주거나 암을 낫게 해주지는 않을 것이다. 하지만 연구에 따르면 사랑은 건강의 숨은 배경이며, 모든 신체는 자기만의 이야기를 들려준다고 한다. 숨은 요인들의 파급 효과를 살펴보며 이제 우리는 친절함과 유대감이 질병을 예방하고 아픈 정도를 감소시킨다는 것을 안다. 여기 놀라운 사실이 하나 더 있다. 좋은 인간관계를 맺고 공동체에 기여하며 타인에게 친절히 대하는 것에는 전혀 돈이 들지 않는다. 그리고 우리는 모두 자기 자신과 타인의 건강을 더 좋게 만들 능력을 갖고 있다. 하지만 그 능력을 발휘하려면 '의지'를 가져야 한다. 다정함과 공정함, 연민을 베푸는 사람들을 찾아보는 것만으로도 행동을 실천할 수 있는 영감이 된다.

뉴욕 그리니치빌리지의 나무가 늘어선 웨스트 12번가에는 잘 관리된 브라운스톤으로 지은 집 앞에 다양한 색상의 커다란 표지판이 놓여 있다. 표지판에는 손으로 직접 쓴 듯한 디자인으로 "우리가 하루에 한 번씩 자발적으로 친절한 행동을 한다면 세상을 올바른 방향으로 이끌 수 있습니다."라는 글이 적혀 있다. 나는 집에서 매일 이 표지판을 바라본다. 얼마 뒤 방송을 위해 기다리던 대기실에서 이 표지판이 포스터로도 제작된 것을 발견했다. 나는 우리 집 문 뒤에 이 포스터를 붙여놓고 집을 나설 때마다 그 문구를 읽는다.

이제 우리는 친절함과
유대감이 질병을 예방하고
아픈 정도를 감소시킨다는 것을 안다.

내가 이 책을 처음 쓰기 시작했을 때 나는 이 포스터를 제작한 아티스트인 마티 콘펠드Marty Kornfeld에게 만남을 요청했다. 당시 여덟 살이던 큰아들 맥스도 함께 갔다. 금발 머리에 다듬어진 회색 수염, 미니멀리스트다운 옷차림과 꾸밈없는 태도의 콘펠드는 그 문구가 엄마로부터 영감을 받은 것이라고 설명했다. 그녀는 콘펠드와 동생들에게 매일 자발적인 친절한 행동 두 가지씩을 실천하라고 했다. 그런 행동들을 과시할 필요는 없었다. 슈퍼에서 짐을 들고 가는 사람을 도와주거나 이웃에게 아침 인사를 건네거나 누군가에게 칭찬을 하는 것처럼 어떤 사소한 행동도 괜찮았다. 그저 다른 사람에게 배려의 마음을 전달할 수만 있으면 되었다. 만약 그가 임무를 완수하지 못한 채 집으로 돌아오면 엄마는 다시 그를 집 밖으로 내보냈다. 콘펠드는 우리 집에 걸어놓은 것과 같은 포스터를 우리에게 한 묶음 건네주고 사람들에게 나눠주라고 했다. 우리는 실천에 옮겼다. 나는 동료들에게 포스터를 나눠주었고 아이들은 학교 친구들에게 나눠주었다. 나중에는 포스터를 나눠주는 일이 재밌는 게임처럼 느껴졌다. 내가 몇 년 전에 대기실에서 발견한 포스터도 아마 이와 비슷한 방식으로 누군가가 놔두었던 것이리라. 마티 콘펠드는 자기만의 방식으로 긍정의 물결을 만들어내고 있었다.

그날 헤어지기 전, 콘펠드는 맥스에게 그림을 그릴 수 있는 물감 몇 가지를 챙겨주었다. 집으로 돌아온 맥스는 커다란 종이 한 장을 꺼낸 다음, 커다랗고 환한 해가 있는 아름다운 해변 풍경을 그렸다. 콘펠드가 준 물감에 파란색이 없어서 실망했지만, 맥스는 창의력을 발휘하여 해결책을 찾았다. 아이는 결국 자신이 꿈꾸던 그림을 그렸다. 맥스는 나에게 "바로 바다가 보이는 그림은 아니에요. 모래 언덕 뒤에 물이 있거든요."라고 말했다. 콘펠드의 선물과 맥스의 기발함은 파급 효과와 한 사람의 선한 행동이 어떻게 다른 사람의 상상력을 자극할 수 있는지 떠올리게 해주었다.

위대한 움직임은 대개 예상치 못한 곳에서 한 사람의 용기 있는 행동으로 시작된다. 1955년 앨라배마주 몽고메리에서 버스 앞자리에 앉아 있기로 결정한 로자 파크스의 선택은 수십 년이 지난 후에도 미국 전역에서 실현되고 있는 변화의 물결을 일으켰다(로자 파크스는 미국의 흑인 인권 운동가로, 앨라배마주 몽고메리에서 백인 승객에게 자리를 양보하라는 버스 운전사의 지시를 거부하여 경찰에 체포된다. 이후 그녀는 버스의 인종 분리에 항의하며 버스 보이콧을 하게 되고 이 사건은 더 큰 규모의 흑인 인권 운동으로 이어졌다.—옮긴이). 불의에 맞서고 현재 상황에 의문을 제기하는 일은 엄청난 용기가 필요하며 다른 사람들에게 그들은 혼자가 아니라는 신호를 보내는 행동이다. 제10장에서 살펴본 것처럼 개인의 긍정적인 결정은 다른 사람들이 행동하게끔 영감을 주고 서로 연결되어 있다는 유대감을 조성한다. 대형을 이루어 초원으로 날아오는 한 무리의 새들처럼 이런 유대감에서 개인보다 더 큰 네트워크가 형성된다. 모든 사람들은 일상에서 보여주는 친절과 불의에 맞서는 선택을 통해 의도하지 않게 건강에 관여하고 있다. 디팩 초프라Deepak Chopra는 "인류는 하나의 가족이다. '우리'와 '그들' 같은 개념은 없다."라고 말했다. 우리의 건강과 안녕은 일상의 사소한 순간마다 사람들 사이의 유대감을 강화하기 위해 노력하는 개인들에게 달려 있다.

매일 아침 벤자민 프랭클린은 "오늘은 내가 어떤 선한 일을 할 수 있을까?"라고 자문했다고 한다. 내 아들 맥스는 열 살 때 또 다른 학교에서 일어난 총기난사 사건에 대해 듣고 "엄마, 왜 세상은 조금 더 다정한 곳이 될 수 없는 거예요? 왜 그런 거예요?"라고 물었다. 사람들을 보호하고 학교를 안전한 곳으로 만들어줄 정책들도 도움이 되지만 이는 개인의 행동으로 시작할 수 있다. 모든 사람이 매일 친절함이나 미세 친절microkindnesses을 실천한다면 어떨까? 길을 잃은 사람이나 시끄럽게 우는 아이, 화가 난 고객들처럼 일상에서 마주치는 상황들에서 '이 상황에 친절함을 더하기 위해 내가 지금 할 수 있는 일은 무엇일까?'라고 생각해볼 수 있다. 가던 길을 멈추고 누군가에게 길을 알려주거나 포옹이나 미소를 지어주거나 가만히 얘기를 들어주는 행동이 될 수 있다. 인간의 가치를 지켜주는 작은 행동들은 공동체를 형성하고 신뢰를 키운다. 존중과 연민, 인내, 유머, 관대함을 갖는 행동은 행하는 사람에게도 받는 사람에게도 좋다. 이런 행동을 통해 우리는 우리의 건강뿐만 아니라 집단의 건강도 키울 수 있다. 미세 친절에는 위대한 힘이 있다.

다정하고 친절한 행동을 하기 위해서는 용기가 필요하다. 친절하다는 것은 소극적이거나 만만한 사람이 되어야 한다는 의미가 아니다. 특히 권력을 가진 남성들 중에는 친절을 약점으로 여기는 사람들도 있다. 그들은 예의라는 미명 아래 의미 있는 대화를 중단하려 할 수도 있지만 그것은 그들의 착각이다. 진정한 친

> 우리의 건강과 안녕은 일상의 사소한 순간마다 사람들 사이의 유대감을 강화하기 위해 노력하는 개인들에게 달려 있다.

절을 행동으로 옮기기 위해서는 다른 사람의 얘기를 들어주려는 강한 의지가 필요하다. 상대방이 하는 얘기가 마음에 들지 않아서 대화를 중단하는 것은 시민 담화가 아니다. 당신과 나의 의견이 다르더라도 서로의 이야기를 듣고 존중하는 대화를 나눌 수 있다. 사실 우리의 공동체와 가정, 국가에서 서로의 의견을 들을 수 있는 공간을 만드는 것은 아주 중요하다.

또한 친절은 우리의 분노와 타인의 분노를 인식하고 이를 긍정적인 행동과 협력으로 바꾸는 것을 의미한다. 타인의 고통과 트라우마를 바라보고 그것이 어디에서 발생했는지 이해하려는 것이다. 그들의 이야기를 들음으로써 타인의 경험을 존중하고 그 상황에 대한 해결책을 함께 고민할 수 있다. 놀라운 점은 지도자들이 우리의 이야기를 듣지 않을 때도 개인으로서 우리가 서로의 이야기를 들어줄 수 있다는 것이다. 우리 개인의 행동들은 주변 사람들에게 잔물결을 남긴다. 더 많은 사람들이 긍정의 물결을 일으킬수록 진폭은 더 커진다. 모두 함께 강력한 긍정적인 변화의 파도를 일으킬 수 있다.

사회가 건강의 한 부분 이상이라는 사실을 이해하고 나면, 건강을 개선하기 위해서는 흰 가운을 입은 의사나 화려한 학위, 누군가의 허락이 필요하지 않다는 게 명확해진다. 개인이 매일 미세 친절을 실천하고 "오늘 나는 어떤 선한 일을 할 수 있을까?"라고 묻는 것처럼, 기업과 조직들도 마찬가지다. 공동체를 세우고 신뢰 관계를 확장할 수 있는 수많은 기회가 있다. 밀스 온 휠스Meals on Wheels, 채리티: 워터charity: water, 아이스 버킷 챌린지, 비욘드 디프런스, 갓즈 러브 위 딜리버God's Love We

Deliver, 길다스 클럽Gilda's Club, 걸스 후 코드Girls Who Code, 본 디스 웨이 재단, 에브리 마더 카운츠, 스마트 걸스Smart Girls 등 변화를 일으키는 단체들의 이야기는 지지와 연결이 어떻게 역경 속에서도 건강을 증진시키는지 보여준다. 비영리적 프로그램이 아닌 구글, 월트 디즈니, 스타벅스, 벤앤제리스, 탐스, 파타고니아, 마이크로소프트, 이케아, 나이키, 워비 파커, 소울사이클, 레고 같은 수많은 기업들도 긍정적인 사회적 물결에 동참할 수 있다. 시간이 지나면 기업의 이름들은 바뀌겠지만 행동을 고취시키는 포용과 관용의 정신은 계속 남을 것이다. 의사나 병원뿐만 아니라 평범한 개인, 단체, 기업들도 전 세계의 건강을 개선시킬 수 있다. 우리는 함께 훨씬 더 잘할 수 있다.

대학을 졸업하고 네바다에 있는 고향 집에서 사는 동안 나는 워싱턴 D.C.에서 보건교육자로 일하는 1년짜리 아메리코AmeriCorp 프로그램에 지원했다가 합격했다. 이것은 나에게 큰 변화였다. 매주 월요일부터 목요일까지 무료 진료소에서 일하며 도시 전역에 외출할 수 없는 HIV/AIDS를 앓고 있는 사람들에게 식사를 배달했다. 그 과정에서 중병에 걸린 사람들이 가정에서 어떻게 생활하는지 직접 볼 수 있었다. 금요일에는 아메리코 팀과 함께 학교에서 진행하는 건강 교육부터 의료 기부와 공원 청소, 재난 지역에서 집을 다시 짓는 일까지 D.C. 지역에서 봉사활동을 했다. 다른 지역에 있는 사람들과 함께 일을 진행할 수도 있었다.

《와이어드》 잡지의 공동창업자인 케빈 켈리Kevin Kelly는 팀 페리스Tim Ferriss와의 인터뷰에서 모든 젊은이들에게는 자신이 사는 지역사회를 벗어나 보는 시간이 꼭 필요하다고 말했다.[2] 나는 부유하게 자라지는 않았지만 아메리코 경험을 통해 이 나라의 수도 안에서 일어나고 있는 극심한 빈곤과 불균형에 눈을 떴다. 전국 각지에서 다양한 배경을 가진 자원봉사자들과 함께 일하며 나는 나만의 생각과 싸우기 시작했다. 그때의 경험은 분명히 더 나은 의사가 되는 데 도움이 되었고 이 책을 쓰게 된 씨앗을 내 안에 심어주었다. 내가 참여한 아메리코 프로그램만 해도 워싱턴 AIDS 파트너십을 통해 20년 동안 12억 시간의 사회봉사 시간을 제공했다. 아메리코, 티치 포 아메리카Teach For America, 평화봉사단Peace Corp, 글로벌 건강 단체Global Health Corps, 시니어 단체Senior Corps 같은 프로그램에 대한 투자는 공동체와 관용, 이해를 구축한다. 풀브라이트 장학재단Fullbright Fellowship 같은 다른 문화 교류 프로그램과 마찬가지로, 그들은 더 친절하고 시민적인 사회를 위한 훈련장이며, 이제 우리는 그것이 건강의 근간임을 알고 있다.

샌디 훅 초등학교와 스톤맨 더글라스 고등학교 같은 학교들부터 파리, 올란도, 달라스, 라스베이거스, 샌버너디노, 피츠버그, 난민촌, 분열된 미국에 이르기까지 이 세상은 당신의 친절함과 이해심을 필요로 한다(저자가 언급한 지역과 학교는 모두 총기 난사 사건이 벌여졌던 곳이다.—옮긴이). 내가 이 책을 쓰는 동안에도 심적 고통을 느끼는 사람들과 장소는 기하급수적으로 늘고 있다. 불행하게도 스트레스 수치에 미치는 파급 효과는 부정적으로도 작용한다. 분노도 전염된다.

하지만 희망을 가질 만한 충분한 이유가 있다.

나는 엄마가 아이를 안아줄 때 희망을 본다. 한 소년이 놀이터에서 넘어진 다른 소년을 도와줄 때 희망을 본다. 한 젊은 여성이 방과 후 심화학습 프로그램에서 자원봉사를 할 때 희망을 본다. 한 무리의 10대 청소년들이 국가 정치에 참여할 때 희망을 본다. 여성들이 직장에서 희롱이나 차별을 용인하지 않을 때 희망을 본다. 나는 당신이 이 책을 읽고 긍정적인 행동을 취할 때도 희망을 본다. 대다수의 사람들은 우리가 사랑하는 사람들과 우리 자신을 위해 건강한 삶을 바란다. 대다수의 한 명으로서 우리는 누군가가 대의를 위해 싸워주기를 바라며 편하게 살 수는 없다. 건강한 삶은 의사의 진료실에서만 일어나지 않는다. 우리는 지금부터 건강한 삶을 위해 공동체에서 함께 노력해야 한다.

마틴 루서 킹은 "어둠으로는 어둠을 몰아낼 수 없다. 오직 빛으로만 할 수 있다. 증오로 증오를 몰아낼 수 없다. 오직 사랑만이 할 수 있다."라고 말했다. 우리는 함께 자신을 더 잘 보호하고 우리의 행복을 보살피기 위한 조치를 취할 수 있다. 두려움의 소용돌이를 몰아낼 수도 있다. 나는 당신이 공정함과 친절함, 인간의 존엄성을 키우는 글로벌 커뮤니티에 동참하고 소셜미디어에 당신의 파급 효과에 대한 이야기를 공유하기 바란다.

우리가 일상에서 내리는 결정은 우리의 삶에, 그리고 주변 사람들의 삶에 강력한 변화를 일으킨다. 진정으로 건강한 삶을 살기 위해 우리는 서로 연결되고, 인생에서 목적의식과 기쁨, 의미를 찾겠다는 선택을 해야 한다. 매일의 결정은

건강한 삶은 의사의 진료실에서만 일어나지 않는다. 우리는 지금부터 건강한 삶을 위해 공동체에서 함께 노력해야 한다.

인간의 가치와 연대감을 지키고 사랑으로 행동할 기회다. 세계적인 움직임은 건강의 숨은 요인과 인간애에 대한 중요한 대화를 나눔으로써 당신으로부터, 당신의 공동체로부터 시작될 수 있다. 우리는 모두를 위해 더 나은 세상을 만들 힘이 있다. 친절과 사랑은 아무리 써도 사라지지 않는 풍족한 자원이다. 나의 세 아이들이 살아가는 동안 세상의 많은 부분이 변할 것이다. 하지만 건강의 파급 효과에서 한 가지, 사랑의 중요성만은 영원히 변하지 않는다.

나가며

영원한 수수께끼

우주에 있는 마음의 총합은 하나다. 따라서 양자 물리학은 우주의 기본적인 단일성을 드러낸다.

— 에르빈 슈뢰딩거

의사로서 나는 신체의 마법 같은 계산법에 놀란다. 전체의 합은 항상 각 부분의 합보다 훨씬 많은 것을 의미한다. 제1차 세계대전 당시, 영화 필름이 화학 성분에 녹아내렸다. 본질적으로 필름은 은과 셀룰로이드의 조합일 뿐이지만 필름을 그렇게만 바라본다면 영화가 가진 마법을 놓치게 된다. 마찬가지로 한 사람의 생명도 신체에만 국한되지 않는다는 사실이 놀랍다. 의학은 제한된 신체 부위에만 집중하느라 더 큰 그림, 인간 삶의 경이로움을 보지 못한다.

나의 해부학 교수인 존 한슨John Hansen 박사는 의대에 입학한 첫 주에 학생들에게 하얀 인덱스 카드를 나누어줬다. 그는 긴 흰색 실험실 가운을 입고 강의실 앞에 서서 학생들을 한 명씩 호명했다. 그는 입학처장이기도 했으므로 모든 학생의 배경을 잘 알았다. 나는 대학에서 정치학을 전공하고 의학에 늦게 발을 들였는데, 그가 나에게 한 번의 기회를 준 것이라고 느꼈다. 짧은 흰 가운을 입은 학생들은 한 명씩 종종걸음으로 나갔다. "켈리 제인 하딩." 안경 너머의 진심 어린 눈빛으로 한슨 박사는 내가 오랫동안 기다린 새로운 세상으로 가는 초대장을 건네주었다. 나는 그 순간을 위해 열심히 노력했고 나 자신뿐만 아니라 나에게 기회를 준 한슨 박사도 실망시키고 싶지 않았다. 인덱스 카드에는 "9번 테이블: 폴, 공장 노동자, 사망 원인: 폐 암종."이라고 적혀 있었다. 나의 첫 환자였다.

그날 어색한 웃음과 함께 세 명의 실험 파트너인 오메쉬, 에드, 애비와 나는 급격히 가까워졌다. 매일 시체와 시간을 보내는 기회가 있는 건 아니니까 말이다. 에드와 오메쉬는 매력적이고 재미있으며 똑똑한 사람들이었다. 애비는 서부에서 교사 생활을 하다가 의대에 들어왔다. 그녀는 풍부한 세상 경험에서 얻은 지혜를 우리에게 나눠주었다. 두려움 때문인지 우리는 빨리 친해졌고 다행히 유머 코드도 비슷했다. 처음에는 서로의 이름도 잘 몰랐지만 몇 달 후 수업이 끝날 때쯤에 우리는 사람의 심장과 뇌를 잡아보는 이상하고도 친밀한 경험을 공유한 사이가 되었다.

의대에서의 해부학 수업은 신체의 각 부분을 암기하는 수업 그 이상이다. 해부학은 의학 세계로의 입문이다. 한번 보고 나면, 절대 해부학을 하기 전으로 돌아갈 수 없다. 당신이 꼭 끔찍한 사람처럼 보이기 때문에 경험이 없는 사람들에게는 말할 수 없는 것들을 보며 웃게 된다. 그래서 해부학 교수는 의학에서 학생들의 가치(팀워크, 책임감, 겸손, 존엄성)를 형성하는 데 아주 중요한 역할을 한다.[1] 한슨 박사는 확고한 전문성과 친절함이 완벽하게 어우러져 이 분야의 극치를 보여주었다. 해부학 실험과 미친 범죄 행위는 한 끗 차이이기 때문이다.

해부학 실험실 문에는 관계자 외 출입금지라고 적혀 있다. 첫날, 나는 문에 적힌 관계자가 나를 지칭하는 것임을 깨닫고 오싹함을 느꼈다. 해부학 실험실 문은 얄팍하지만 의사와 환자의 세계를 완벽히 나눈다. 실험실에 들어가자 직원은 우리에게 "문을 반드시 닫아야 한다."고 주의를 주었다. 복도 끝에는 지역사회 구성원들이 자신의 시신을 과학연구에 기증하는 장기기증 사무실이 있다. 아마 그것은 세상에서 가장 친절한 행동일 것이다. 나는 문 뒤에서 내가 체인톱으로 골반을 반으로 자르고 있는 것을 전혀 모르는 한 여성이 실험실 옆을 지나가는 모습을 상상했다. 문은 꼭 닫는 게 좋을 것 같았다.

쌀쌀한 실험실에는 허리 높이까지 오는 은색 실험실 테이블 스무 개가 일정한 간격으로 자리 잡고 있었다. 테이블 위에 흰색 시트를 덮은 기증자들이 누워 있었다. 나는 9번 테이블로 향했다. 포름알데히드의 냄새에 속이 메스꺼웠다. 모든 의대생들은 방부처리제 냄새가 이상하게도 배고픔을 유발한다는 것을 알게 된다. 이후 몇 달 동안 냄새에는 점점 둔감해지고 꼬르륵거리는 배에 더 신경이 쓰였다. 오랜 시간이 흐른 지금도 여전히 포름알데히드 냄새가 나는 새 비닐 소재의 샤워 커튼을 꺼낼 때마다 기증자였던 폴을 생각하면 갑자기 배가 고파진다.

첫날의 의식은 해부를 시작하기 전에 기증자를 만나는 것이다. 우리는 그의 얼굴을 덮고 있는 하얀 천을 내렸다. 해부를 진행하는 동안에는 얼굴을 천으로 덮어 놓는다. 하지만 지금은 그 사람의 자애로움을 기리는 순간이다. 이 시간은 우리가 앞으로 가장 귀중한 선물을 준 사람의 숭고한 의도에 맞게 행동해야 한다는 사실을 상기시켜준다. 그 후로 몇 달간 조직을 자르고 신경과 동맥, 정맥을 찾는 데 집중하느라 순간순간 폴이라는 이 사람을 잊어버렸다. 눈앞에 닥친 시험에 정신이 팔려 자애로움은 뒤로 밀려났다.

그날 아침, 우리 네 명은 미처 감사함을 전하지 못한 한 남성 옆에 조용히 서 있었다. 우리는 폴의 두꺼운 백발과 매부리코, 잘생긴 이목구비를 바라보았다. 그는 내가 생각했던 것보다 젊어 보였다. 나의 외할아버지였던 잭을 제외하면 폴은 내가 처음 보는 시체였다. 폴을 구성하고 있는 조직들은 그대로였지만, 폴이라는 사람은 더 이상 이곳에 존재하지 않았다. 몸은 해변에서 발견한 부드러운 조개껍질이 그렇듯 한때 그곳에 존재했던 삶에 대한 징표처럼 남아 있었다. 나는 생명의 부재에서 생명을 절실히 느꼈다. 인간의 본질, 존재, 불꽃은 사라지고 없었다. 불꽃은 어디로 간 것일까? 그것은 어디서 온 것일까? 나는 궁금해하지 않을 수 없었다. 우리는 다시 그의 얼굴을 작은 천으로 덮었다. 몇 달 후, 머리와 뇌를 해부하기 전까지는 이 상태로 둘 것이다. 그 무렵 의학의 가르침은 당연한 나의 모든 상식을 무너뜨렸다.

폴의 흐물흐물한 1.4킬로그램의 뇌를 구석구석 해부했지만 우리는 폴이라는 사람은 찾을 수 없었다. 남아 있는 주근깨 자국은 그가 야외활동을 즐겼다는 것을 보여주었다. 눈과 입 주변의 잔주름은 그의 유머 감각을 보여주었다. 하지만 우리가 알아낼 수 있는 건 그게 전부였다. 그의 미소에는 온화함이 담겨 있었을까? 그는 다정한 아빠였을까? 그를 아침에 일어나서 움직이게 하는 동력은 무엇이었을까? 그가 메츠 팬이었는지, 밥 딜런을 좋아했는지, 민트 칩 아이스크림을 좋아했는지, 아니면 농담을 잘하는 사람이었는지 알 수 없었다. 폴을 폴답게 만드는 것들은 이 해부 테이블 위에 없었다.

사람은 조직과 근육, 인대, 뼈의 집합체다. 하지만 이것은 사실이 아니다. 인간의 공식은 절대 논리적으로 합산되지 않는다. 숨 쉬고 있는 사람의 불꽃은 그가 가진 30조 개의 세포들보다 훨씬 더 크다. 세포들의 협력은 한 개인을 넘어서까지 확장된다. 30조 개의 세포들이 시스티나 성당에 그림을 그린 것이 아니다. 미켈란젤로가 한 것이다. 마야 안젤루의 시나 스티브 잡스의 아이폰이 그들의 천재적인 1.4킬로그램짜리 뇌에서 나왔다고 말할 수도 있겠지만, 그래도 그들은 어떻게 그들을 뛰어넘는 무언가를 창조해낼 수 있었을까? 미세 세포들과 신경조직들은 자각하는 의식을 넘어서 사람이 존재하는 매 순간 일어나는 무한한 활동의 위대한 업적 속에서 협력하고 있다.

과학 기자인 존 호간은 신경과학은 '원상회복이 불가능한' 문제점을 갖고 있다고 말했다. 해부학 수업이 끝나갈 쯤에 나의 실험실 파트너들과 폴의 뇌를 작은 조각으로 분해했는데, 세상의 어떤 생물학자와 어떤 신경과학자들도 860억 개의 신경세포를 다시 연결할 수는 없다. 우리가 해부한 신체를 다시 붙인다 해도 폴은 다시 돌아오지 않는다. 모든 사람은 자신의 경험에 따라 형성되는 독특한 패턴을 갖고 있다. 우리가 매일 세상과 어떤 교류를 하는지가 우리를 우리답게 만든다. 그리고 우리의 몸이 사라진 후에도 살아 있게 해주는 것은 사랑이다. 16년 후 직접 경험할 때까지 나는 이를 깨닫지 못했다.

눈보라가 한창 부는 1월의 어느 날, 나는 엄마를 화장하기 전 마지막으로 보기 위해 영안실로 향했다. 엄마는 불과 나흘 전에 세상을 떠났고, 엄마에게서 이상한 문자를 받은 날로부터 2주가 조금 지났을 때였다. 주말 당직으로 응급실에서 긴 하루를 보내고 집으로 돌아와 침대에 웅크리고 누워 영화를 보다가 엄마에게 문자를 받았다. "안녕 케이리 나는 지금 집 ㅇ ㄴ 내가 내일 갈 수 있ㅇ ㄹ지 모르ㄱ ㅁ 내일 몸 상태를 보ㄴ야 ㅏ ㅇ" 선생님이었던 엄마는 문자를 보낼 때조차 문법을 꼼꼼히 따지던 사람이었다. 그 짧은 순간 나는 엄마에게 뇌졸중이 왔다는 것을 깨달았다.

병원에 도착한 지 몇 시간 만에 엄마는 오른손을 쥐었다 펴는 것 외에는 움직일 수도, 볼 수도, 말할 수도 없게 되었다. 엄마는 우리가 하는 말을 듣고 이해하는 것 같았지만, 자신만의 세계에서 나오지 않았다. 어린 시절 엄마와 나는 손으로 '사랑해'라고 말하는 신호를 만들었다. "사(꼭 쥐기)랑(꼭 쥐기)해(꼭 쥐기)." 그날 우리는 수도 없이 서로의 손을 세 번씩 꽉 쥐어주었다. 엄마는

우리가 매일 세상과 어떤 교류를 하는지가 우리를 우리답게 만든다.

말을 할 수 없었고 우리 둘 다 전혀 괜찮지 않다는 걸 알면서도 내 손을 쥐어주는 엄마만의 리듬으로 엄마는 괜찮다는 신호를 보내고 있었다.

거의 2주 동안 엄마 곁을 떠나지 않았다. 내가 평소와 다른 반대편에서 의료서비스를 경험하는 동안 동료들이 나를 대신해서 환자들을 봐주었다. 엄마가 내 손을 다시 꽉 쥐어주지 않을 때 나는 엄마가 내 곁을 떠난 걸 알았다.

인생은, 우리 모두가 알고 있듯이, 한순간에 달라질 수 있다.

앞이 보이지 않던 시기에 나를 앞으로 나아가게 해준 것은 친구들과 가족, 이웃, 동료, 낯선 사람들의 사랑과 친절함이었다. 오랜 친구인 앤 헨리 맬로니는 엄마가 마지막 숨을 거두기 전 내 옆에 있어주기 위해 병원으로 왔다. 또 다른 친구인 캐리 맥켈로그는 책임이 무거운 정부의 일과 두 명의 어린아이들을 두고 워싱턴 D.C.에서부터 차를 몰고 와 장례식을 치르게 도와주었다. 슬픔 속에서 우리 가족은 사람들이 보내준 음식들로 살아남았다.

장례식장에서 엄마의 얼굴에 새하얗게 화장을 해놓았지만(아마 엄마가 봤다면 킬킬 웃었을 것이다) 엄마는 평화로워 보였다. 죽은 엄마 옆에 서서 나는 내가 지금까지 본 모든 시체에서 느낀 익숙한 기분을 느꼈다. 몸은 여기 있지만, 그 사람은 이제 여기 없다. 엄마의 활기찬 성격, 아름다운 목소리, 따뜻한 미소가 내 머릿속에 맴돌았다. 엄마의 에너지는 모두 어디로 가버린 걸까? 내가 알면 좋을 텐데.

그날 밤 이상한 일이 일어났다.

당시 엄마는 거의 두 살이 다 된 사랑스러운 아들 제이를 자주 돌봐주었다. 그들은 함께 책을 읽고, 게임을 하고, 세상을 탐험하며 시간을 보냈다. 제이는 말로 정확히 표현하지는 못했지만 할머니의 부재를 뼈저리게 느끼고 있는 것 같았다. 제이는 자주 할머니를 찾았다. 우리가 아들에게 할머니가 많이 아프다고 말할 때마다 "할머니는 내 마음 안에 있어."라고 말했다.

엄마를 화장하던 날 밤, 제이는 울기 시작했다. 어둠 속에서 남편은 제이를 나에게로 데려왔고 나는 조그만 이 아이를 내 품에 꼭 껴안았다. 아이의 온기와 기분 좋은 향에 나는 마음이 편안해졌다. 말을 갓 시작한 아들은 어눌한 말투로 "사랑해."라고 말했다. 누가 시키지도, 예상하지도 못한 말이었다. 나는 어둠 속에서 활짝 웃으며 아들을 더 꽉 껴안았다. 그러자 제이가 갑자기 내 손을 잡았다. 그리고 세 번을 꽉 쥐었다 폈다. 한 번, 두 번, 세 번. 아들이 처음 내 손을 꽉 쥘 때 나는 놀랐고 두 번째는 이상하다고 느꼈으며 세 번째 잡아줄 때 나는 울고 있었다. 제이는 내 품에서 곧장 잠이 들었다. 나는 갑자기 잠이 달아났다.

"사랑해."라고 말할 때 손을 세 번 꽉 쥐었다 펴는 것은 나와 엄마만 아는 비밀스러운 언어였다. 나는 아이들에게도, 남편에게도 말한 적 없었다. 제이는 정말 다정한 아이지만 부득이한 경우가 아니면 절대 손을 잡지 않았다. 증거 중심으로 일하는 의사로서의 나는 어떤 신호라도 찾고 싶어 하는 나의 슬픈 마음이 불러온 우연의 일치일 뿐이라고 생각했다. 하지만 고요한 밤 혼자 앉아 있는 한 인간으로서의 나는 꼭 엄마가 "애야, 엄마는 걱정하지 마. 엄마는 괜찮아. 나는 여전히 네 곁에 있어."라고 말하는 사랑의 메시지처럼 느껴졌다.

나는 사랑의 지속적이고 신비로운 유대감에 놀란다. 엄마와 나 사이의 유대관계는 엄마가 마지막 숨을 거둔 후에도 오랫동안 지속되고 있다. 이처럼 우리는 우리가 완전히 이해하지 못하는 방식으로 시간을 넘어 정서적으로 그리고 생물학적으로 연결되어 있다. 의대에 처음 들어올 때는 "저는 모릅니다."라고 말하고, 떠날 때는 "우리는 모릅니다."라고 말하라는 옛말이 있다. 나는 삶을 이해하기 위해 의사로서의 내 경력을 바쳤지만, 여전히 삶이 주는 수수께끼에 경외심을 갖는다.

주석

들어가며

1 Kyle J. Foreman et al., "Forecasting Life Expectancy, Years of Life Lost, and AllCause and Cause-Specific Mortality for 250 Causes of Death: Reference and Alternative Scenarios for 2016–40 for 195 Countries and Territories," The Lancet 392, no. 10159 (2018): 2052–90.

2 Anne Case and Angus Deaton, "Rising Morbidity and Mortality in Midlife Among White Non-Hispanic Americans in the 21st Century," Proceedings of the National Academy of Sciences 112, no. 49 (2015): 15078–83.

3 "Surviving the First Day: State of the World's Mothers," Save the Children Foundation, May 2013, https://www.savethechildren.org/content/dam/usa/reports/advocacy/sowm/sowm-2013.pdf; "The Issue," Every Mother Counts (accessed January 6, 2018), https://everymothercounts.org/our-story/the-issue/.

4 Nina Martin, Rene Montegue, "U.S. Has the Worst Rate of Maternal Deaths in the Developed World," NPR and ProPublica (May 12, 2017), https://www.npr.org/2017/05/12/528098789/u-s-has-the-worst-rate-of-maternal-deaths-in-the-developed-world; Nicholas J. Kassebaum et al., "Global, Regional, and National Levels of Maternal Mortality, 1990–2015: A Systematic Analysis for the Global Burden of Disease Study 2015," The Lancet 388, no. 10053 (2016): 1775–1812; "Maternal Health in the United States," Maternal Health Task Force at the Harvard Chan School Center of Excellence in Maternal and Child Health (accessed January 16, 2019), https://www.mhtf.org/topics/maternal-health-in-the-united-states/.

5 Selena Gonzales and Bradley Sawyer, "How Do Mortality Rates in the U.S. Compare to Other Countries?" Kaiser Family Foundation (May 22, 2017), https://www.healthsystemtracker.org/chart-collection/mortality-rates-u-s-compare-countries/?_sft_category=health-well-being#item-start; for ongoing updates, check "Health System Dashboard," Peterson-Kaiser Health System Tracker (accessed January 15, 2019), https://www.healthsystemtracker.org/dashboard/.

6 Joachim O. Hero, Alan M. Zaslavsky, and Robert J. Blendon, "The United States Leads Other Nations in Differences by Income in Perceptions of Health and Health Care," Health Affairs 36, no. 6 (2017): 1032–40.

7 Richard G. Wilkinson and Kate E. Pickett, "Income Inequality and Social Dysfunction," Annual Review of Sociology 35 (2009): 493–511; Richard E. Wilkinson and Kate E. Pickett, "Income Inequality and Health: A Causal Review," Agency for Healthcare Research and Quality, Rockville, MD (reviewed July 2015), http://www.ahrq.gov/professionals/education/curriculum-tools/population-health/pickett.html; Richard Wilkinson, "How Economic Inequality Harms Society," filmed July 2011 at TEDGlobal, video, 3:02, https://www.ted.com/talks/richard_wilkinson?language=en#t-1784858

8 Kate E. Pickett and Richard G. Wilkinson, "Child Well-being and Income Inequality in

Rich Societies: Ecological Cross Sectional Study," BMJ 335, no. 7629 (2007): 1080.

9 James Banks et al., "Disease and Disadvantage in the United States and in England," JAMA 295, no. 17 (2006): 2037–45.

10 OECD health data (2017), Health at a Glance. Paris: Organisation for Economic Co-operation and Development, http://www.oecd.org/health/health-systems/Health-Spending-Latest-Trends-Brief.pdf.

11 Liz Hamel et al., "The Burden of Medical Debt: Results from the Kaiser Family Foundation," New York Times medical bills survey (2016).

12 Darrell Kirch, president and CEO of the Association of American Medical Colleges, in discussion with the author (February 2018).

13 Centers for Medicare & Medicaid Services, Office of the Actuary, National Health Statistics Group, "The Nation's Health Dollar ($3.5 Trillion), Calendar Year 2017, Where It Went," https://www.cms.gov/Research-Statistics-Data-and-Systems/Statistics-Trends-and-Reports/NationalHealthExpendData/Downloads/PieChartSourcesExpenditures.pdf.

14 Zac Auter,"U.S. Uninsured Rate Steady at 12.2% in Fourth Quarter of 2017," Gallup (January 16, 2018), https://news.gallup.com/poll/225383/uninsured-rate-steady-fourth-quarter-2017.aspx.

15 "Health Spending and the Economy," Health System Dashboard, Peterson-Kaiser Health System Tracker (accessed December 6, 2018), https://www.healthsystemtracker.org/dashboard/.

16 J. Michael McGinnis et al., "The Case for More Active Policy Attention to Health Promotion," Health Affairs 21, no. 2 (2002): 78–93; Steven A. Schroeder, "We Can Do Better—Improving the Health of the American People," New England Journal of Medicine 357, no. 12 (2007): 1221–28.

17 John B. McKinlay and Sonja M. McKinlay, "The Questionable Contribution of Medical Measures to the Decline of Mortality in the United States in the Twentieth Century," The Milbank Quarterly 55, no. 3 (1977): 405–28.

18 Robert Nerem, professor emeritus and Parker H. Petit distinguished chair for engineering in medicine, Georgia Institute of Technology, in discussion with the author (February 2017), https://petitinstitute.gatech.edu/robert-nerem.

19 Robert M. Nerem, Murina J. Levesque, and J. Fredrick Cornhill, "Social Environment as a Factor in Diet-Induced Atherosclerosis," Science 208, no. 4451 (1980): 1475–76.

Chapter 1. 건강의 사회적 결정요인

1 George L. Engel, "The Need for a New Medical Model: A Challenge for Biomedicine,"

Science 196, no. 4286 (1977): 129–36.

2 J. Michael McGinnis, Pamela Williams-Russo, and James R. Knickman, "The Case for More Active Policy Attention to Health Promotion," Health Affairs 21, no. 2 (2002): 78–93.

3 Bruce G. Link and Jo Phelan, "Social Conditions as Fundamental Causes of Disease," Journal of Health and Social Behavior (1995): 80–94.

4 Mary Shaw, Richard Mitchell, and Danny Dorling, "Time for a Smoke? One Cigarette Reduces Your Life by 11 Minutes," BMJ 320, no. 7226 (2000): 53.

Chapter 2. 일대일 관계

1 Colin Freeman, "How a Farewell Cuddle Revived a Dying Baby," The Telegraph(March 13, 2015), https://www.telegraph.co.uk/news/worldnews/australiaandthepacific/australia/11471307/How-a-farewell-cuddle-revived-a-dying-baby.html.

2 Michael Inbar, "Mom's Hug Revives Baby That Was Pronounced Dead," Today(October 14, 2016), https://www.today.com/parents/moms-hug-revives-baby-was-pronounced-dead-2D80554298.

3 Brie Schwards, "Her Baby Was Pronounced Dead at Birth, But When This Mother Held Her Tiny Son, a Miracle Happened," Redbook (March 11, 2015).

4 Moshe Szyf, epigenetic researcher/pioneer, James McGill Professorship and GlaxoSmithKline-CIHR Chair in Pharmacology at McGill University, in discussion with the author (November 2017).

5 Ian C. G. Weaver, et al., "Epigenetic Programming by Maternal Behavior," Nature Neuroscience 7, no. 8 (2004): 847; Michael J. Meaney and Moshe Szyf, "Environmental Programming of Stress Responses Through DNA Methylation: Life at the Interface Between a Dynamic Environment and a Fixed Genome," Dialogues in Clinical Neuroscience 7, no. 2 (2005): 103.

6 L. H. Lumey et al., "Cohort Profile: The Dutch Hunger Winter Families Study," International Journal of Epidemiology 36, no. 6 (2007): 1196–1204.

7 Peter Ekamper et al., "Independent and Additive Association of Prenatal Famine Exposure and Intermediary Life Conditions With Adult Mortality Between Age 18–63 Years," Social Science & Medicine 119 (2014): 232–9.

8 Jessica L. Saben et al., "Maternal Metabolic Syndrome Programs Mitochondrial Dysfunction Via Germline Changes Across Three Generations," Cell Reports 16, no. 1 (2016): 1–8.

9 Daniel A. Notterman and Colter Mitchell, "Epigenetics and Understanding the Impact of

Social Determinants of Health," Pediatric Clinics 62, no. 5 (2015): 1227–40.

10 Haoyang Lu et al., "DNA Methylation: A Hand Behind Neurodegenerative Diseases," Frontiers in Aging Neuroscience 5 (2013): 85.

11 Marilla Steuter-Martin and Loreen Pindera, "Looking Back on the 1998 Ice Storm 20 Years Later," CBS News (January 4, 2018), https://www.cbc.ca/news/canada/montreal/ice-storm-1998-1.4469977.

12 Moshe Szyf, "How Early Life Experience Is Written into DNA," filmed July 2016 at TEDx Bratislava, Bratislava, Slovakia, video, 16:36, https://www.ted.com/talks/moshe_szyf_how_early_life_experience_is_written_into_dna.

13 David P. Laplante et al., "Project Ice Storm: Prenatal Maternal Stress Affects Cognitiveand Linguistic Functioning in 5½-Year-Old Children," Journal of the American Academy of Child & Adolescent Psychiatry 47, no. 9 (2008): 1063–72.

14 Lei Cao-Lei et al., "DNA Methylation Signatures Triggered by Prenatal Maternal Stress Exposure to a Natural Disaster: Project Ice Storm," PLOS ONE 9, no. 9 (2014): e107653.

15 _____. "DNA Methylation Mediates the Effect of Exposure to Prenatal Maternal Stress on Cytokine Production in Children at Age 13½ Years: Project Ice Storm," Clinical Epigenetics 8, no. 1 (2016): 54.

16 Mary S. Ainsworth and John Bowlby, "An Ethological Approach to Personality Development," American Psychologist 46, no. 4 (1991): 333; Inge Bretherton, "The Origins of Attachment Theory: John Bowlby and Mary Ainsworth," Developmental Psychology 28, no. 5 (1992): 759.

17 Marinus H. Van Ijzendoorn and Pieter M. Kroonenberg, "Cross-Cultural Patterns of Attachment: A Meta-Analysis of the Strange Situation," Child Development (1988): 147–56.

18 Markus Quirin et al., "Adult Attachment Insecurity and Hippocampal Cell Density," Social Cognitive and Affective Neuroscience 5, no. 1 (2009): 39-47; Pascal Vrticka and Patrik Vuilleumier, "Neuroscience of Human Social Interactions and Adult Attachment Style," Frontiers in Human Neuroscience 6 (2012): 212; Mario Mikulincer and Philip R. Shaver, "An Attachment Perspective on Psychopathology," World Psychiatry 11, no. 1 (2012): 11–5; Jennifer Puig et al., "Predicting Adult Physical Illness From Infant Attachment: A Prospective Longitudinal Study," Health Psychology 32, no. 4 (2013): 409.

19 Liz Mineo, "Good Genes Are Nice, But Joy Is Better," The Harvard Gazette (April 11, 2017), https://news.harvard.edu/gazette/story/2017/04/over-nearly-80-years-harvard-study-has-been-showing-how-to-live-a-healthy-and-happy-life/.

20 George Vaillant, "Yes I Stand by My Words, "Happiness Equals Love—Full Stop," Positive Psychology News (July 16, 2009), https://positivepsychologynews.com/news/george-

vaillant/200907163163; Joshua Wolf Shenk, "What Makes Us Happy?" The Atlantic (June 2009), https://www.theatlantic.com/magazine/archive/2009/06/what-makes-us-happy/307439/.

21 Nathalie Charpak, Juan G. Ruiz-Peláez, and Yves Charpak, "Rey-Martinez Kangaroo Mother Program: An Alternative Way of Caring for Low Birth Weight Infants? One Year Mortality in a Two Cohort Study," Pediatrics 94, no. 6 (1994): 804–10.

22 Lena Corner, "Saving Babies' Lives by Carrying Them Like Kangaroos," The Atlantic(February 7, 2017), https://www.theatlantic.com/health/archive/2017/02/kangaroo-care/515844/.

23 Ellen O. Boundy et al., "Kangaroo Mother Care and Neonatal Outcomes: A Meta-Analysis," Pediatrics 137, no. 1 (2016): e20152238.

24 Paul J. Zak, Angela A. Stanton, and Sheila Ahmadi, "Oxytocin Increases Generosity in Humans," PLOS ONE 2, no. 11 (2007): e1128.

25 Robin I. M. Dunbar, "The Social Role of Touch in Humans and Primates: Behavioural Function and Neurobiological Mechanisms," Neuroscience & Biobehavioral Reviews 34, no. 2 (2010): 260–8; Susan Paulson, "Beauty Is More than Skin Deep," An Ethnographic Study of Beauty Therapists and Older Women," Journal of Aging Studies 22, no. 3 (2008): 256–65; Daily Mail Reporter, "The Ladies Who Hang on to Hairdressers Longer than Husbands: Average Woman Keeps Same Stylist for More Than 12 Years, While Marriage Lasts 11," Daily Mail (November 11, 2013), https://www.dailymail.co.uk/femail/article-2502231/The-ladies-hang-hairdressers-longer-husbands.html.

26 Abraham Verghese and Ralph I. Horwitz, "In Praise of the Physical Examination," BMJ 339 (2009): b5448.

27 Karen M. Grewen et al., "Warm Partner Contact Is Related to Lower Cardiovascular Reactivity," Behavioral Medicine 29, no. 3 (2003): 123–30; Alberto Gallace and Charles Spence, "The Science of Interpersonal Touch: An Overview," Neuroscience & Biobehavioral Reviews 34, no. 2 (2010): 246–59.

28 Alexandra Zaslow, "Sonogram Shows Dying Twin Holding His Sister's Hand in the Womb," Today (February 18, 2016), https://www.today.com/parents/sonogram-shows-dying-twin-holding-his-sister-s-hand-womb-t74416.

29 James A. Coan, Hillary S. Schaefer, and Richard J. Davidson, "Lending a Hand: Social Regulation of the Neural Response to Threat," Psychological Science 17, no. 12 (2006): 1032–39.

30 Pavel Goldstein et al., "Brain-to-brain Coupling During Handholding Is Associated with Pain Reduction," Proceedings of the National Academy of Sciences 115, no. 11 (2018): e2528–e2537.

31 Frank E. Hanson et al., "Synchrony and Flash Entrainment in a New Guinea Firefly,"

Science 174, no. 4005 (1971): 161–4.

32 Alejandro Pérez, Manuel Carreiras, and Jon Andoni Duñabeitia, "Brain-to-brain Entrainment: EEG Interbrain Synchronization While Speaking and Listening," Scientific Reports 7, no. 1 (2017): 4190.

33 Tiffany Field, "Massage Therapy Research Review," Complementary Therapies in Clinical Practice 24 (2016): 19–31.

34 Tiffany Field. Touch (Massachusetts: MIT Press, 2014).

35 Sayuri M. Naruse, Piers L. Cornelissen, and Mark Moss, "To Give Is Better than to Receive? Couples Massage Significantly Benefits Both Partners' Well-being," Journal of Health Psychology (2018): 1359105318763502.

36 Sheldon Cohen et al., "Does Hugging Provide Stress-Buffering Social Support? A Study of Susceptibility to Upper Respiratory Infection and Illness," Psychological Science 26, no. 2 (2015): 135–47.

37 Karen M Grewen et al., "Warm Partner Contact Cs Related to Lower Cardiovascular Reactivity," Behavioral Medicine 29, no. 3 (2003): 123–30.

38 Eliska Prochazkova and Mariska E. Kret, "Connecting Minds and Sharing Emotions Through Mimicry: A Neurocognitive Model of Emotional Contagion," Neuroscience & Biobehavioral Reviews 80 (2017): 99–114.

39 George Szekeres, "Professor George Szekeres (1911-2005), mathematician," interview by Imogen Jubb (2004), https://www.science.org.au/learning/general-audience/history/interviews-australian-scientists/professor-george-szekeres-1911#4.

40 Lillian Saleh, "True Love's Lasting Testament," news.com.au (August 31, 2005); Jamie Morgan, "Together Forever: One Couple's 69-year Love Story," The Advertiser(August 31, 2005).

41 Jody Heymann, Amy Raub, and Alison Earle, "Creating and Using New Data Sources to Analyze the Relationship Between Social Policy and Global Health: The Case of Maternal Leave," Public Health Reports 126, suppl. 3 (2011): 127–34.

Chapter 3. 사회적 연결

1 Clarke Stout et al., "Unusually Low Incidence of Death From Myocardial Infarction: Study of an Italian American Community in Pennsylvania," JAMA 188, no. 10 (1964): 845–9; John Bruhn and Stewart Wolf. The Roseto Story: An Anatomy of Health (University of Oklahoma Press, 2013). Malcolm Gladwell, Outliers: The Story of Success (UK: Hachette, 2008).

2 Robert D. Putnam, Bowling Alone: The Collapse and Revival of American

Community(New York: Simon & Schuster, 2001).

3 Brenda Egolf et al., "The Roseto Effect: A 50-Year Comparison of Mortality Rates," American Journal of Public Health 82, no. 8 (1992): 1089–92.

4 Emiko Jozuka, "In the Land of the Immortals: Japan's Centenarian Pop Band," CNN (June 22, 2018), https://www.cnn.com/2018/06/08/health/japan-longevity-centenarians-aging-population/index.html.

5 G. Oscar Anderson, Colette Thayer, AARP Research, "Loneliness and Social Connections: A National Survey of Adults 45 and Older," AARP (September 2018), https://www.aarp.org/research/topics/life/info-2018/loneliness-social-connections.html?CMP=RDRCT-PRI-HOMFAM-073118; Knowledge Networks and Insight Policy Research, "Loneliness Among Older Adults: A National Survey of Adults 45 and Older," AARP (September 2010), https://assets.aarp.org/rgcenter/general/loneliness_2010.pdf; "Cigna 2018 U.S. loneness index" (accessed January 12, 2019), https://www.cigna.com/assets/docs/newsroom/loneliness-survey-2018-fact-sheet.pdf.

6 Susan Davidson and Phil Rossall, "Evidence Review: Loneliness in Later Life," ageUK(updated July 2015), https://www.ageuk.org.uk/globalassets/age-uk/documents/reports-and-publications/reports-and-briefings/health—wellbeing/rb_june15_lonelines_in_later_life_evidence_review.pdf.

7 G. Berguno et al., "Children's Experience of Loneliness at School and Its Relation to Bullying and the Quality of Teacher Interventions," The Qualitative Report 9, no. 3 (2004): 483–499. Retrieved from http://nsuworks.nova.edu/tqr/vol9/iss3/7.

8 Brett V. Brown, ed. Key Indicators of Child and Youth Well-Being: Completing the Picture. Psychology Press, 2008, https://books.google.com/books?id=vwp8dDedy-cC&pg=PT244&lpg=PT244&dq=#v=onepage&q&f=false.

9 Carla M. Perissinotto, Irena Stijacic Cenzer, and Kenneth E. Covinsky, "Loneliness in Older Persons: A Predictor of Functional Decline and Death," Archives of Internal Medicine 172, no. 14 (2012): 1078–84.

10 John Cacioppo, "Epidemic of Loneliness," Psychology Today (May 3, 2009), https://www.psychologytoday.com/us/blog/connections/200905/epidemic-loneliness).

11 Cameron Crowe, "So Lonely I Could Cry," The Guardian (January 10, 2002), "http://www.theguardian.com/film/2002/jan/11/artsfeatures2.

12 Julianne Holt-Lunstad, Wendy Birmingham, and Brandon Q. Jones, "Is There Something Unique About Marriage? The Relative Impact of Marital Status, Relationship Quality, and Network Social Support on Ambulatory Blood Pressure and Mental Health," Annals of Behavioral Medicine 35, no. 2 (2008): 239–44; Julianne HoltLunstad, Wendy C. Birmingham, and Kathleen C. Light, "Relationship Quality and Oxytocin: Influence of Stable and Modifiable Aspects of Relationships," Journal of Social and Personal Relationships 32, no. 4 (2015): 472–90.

13 Carla M. Perissinotto, Irena Stijacic Cenzer, and Kenneth E. Covinsky, "Loneliness in Older Persons: A Predictor of Functional Decline and Death," Archives of Internal Medicine 172, no. 14 (2012): 1078–84.

14 Julianne Holt-Lunstad, "So Lonely I Could Die," American Psychological Association, Session 3328 (August 5, 2017), https://www.apa.org/news/press/releases/2017/08/lonely-die.aspx; Partha Das, "Study Unveils Loneliness Increases the Risk of Early Death, More Deadlier Compared to Obesity," The Science Times (August 7, 2017), http://www.sciencetimes.com/articles/17720/20170807/study-unveils-loneliness-increases-risk-early-death-more-deadlier-obesity.htm.

15 Nicole K. Valtorta et al., "Loneliness and Social Isolation as Risk Factors for Coronary Heart Disease and Stroke: Systematic Review and Meta-Analysis of Longitudinal Observational Studies," Heart 102, no. 13 (2016): 1009–16.

16 Julianne Holt-Lunstad et al., "Loneliness and Social Isolation as Risk Factors for Mortality: A Meta-Analytic Review," Perspectives on Psychological Science 10, no. 2 (2015): 227–37.

17 Naomi I. Eisenberger, Matthew D. Lieberman, and Kipling D. Williams, "Does Rejection Hurt? An fMRI Study of Social Exclusion," Science 302, no. 5643 (2003): 290–92.

18 Ethan Kross et al., "Social Rejection Shares Somatosensory Representations with Physical Pain," Proceedings of the National Academy of Sciences 108, no. 15 (2011): 6270–75.

19 Teemu Ryymin, "Tuberculosis-Threatened Children: The Rise and Fall of a Medical Concept in Norway, c. 1900–1960," Medical History 52, no. 3 (2008): 347–64.

20 Sheldon Cohen et al., "Social Ties and Susceptibility to the Common Cold," JAMA 277, no. 24 (1997): 1940–44.

21 Rene A. Spitz, "Hospitalism: An Inquiry into the Genesis of Psychiatric Conditions in Early Childhood," The Psychoanalytic Study of the Child 1, no. 1 (1945): 53–74.

22 "The Devastating Effects of Isolation on Social Behaviour," The Brain, McGill University(accessed January 13, 2019), http://thebrain.mcgill.ca/flash/capsules/histoire_bleu06.html.

23 Rene A. Spitz and Katherine M. Wolf, "Anaclitic Depression: An Inquiry into the Genesis of Psychiatric Conditions in Early Childhood II, The Psychoanalytic Study of the Child 2, no. 1 (1946): 313–42; Rene A. Spitz, "The Role of Ecological Factors in Emotional Development in Infancy," Child Development (1949): 145–55.

24 Charles A. Nelson et al., "Cognitive Recovery in Socially Deprived Young Children: The Bucharest Early Intervention Project," Science 318, no. 5858 (2007): 1937–40.

25 Ibid.

26 Avshalom Caspi et al., "Socially Isolated Children 20 Years Later: Risk of Cardiovascular

Disease," Archives of Pediatrics & Adolescent Medicine 160, no. 8 (2006): 805–11.

27 Andrea Danese et al., "Adverse Childhood Experiences and Adult Risk Factors for Age-Related Disease: Depression, Inflammation, and Clustering of Metabolic Risk Markers," Archives of Pediatrics & Adolescent Medicine 163, no. 12 (2009): 1135–43.

28 Russell A. Hill and Robin I. M. Dunbar, "Social Network Size in Humans," Human Nature 14, no. 1 (2003): 53–72.

29 John T. Cacioppo et al., "Do Lonely Days Invade the Nights? Potential Social Modulation of Sleep Efficiency," Psychological Science 3, no. 4 (2002): 384–87.

30 Louise C. Hawkley et al., "Loneliness Is a Unique Predictor of Age-related Differences in Systolic Blood Pressure," Psychology and Aging 21, no. 1 (2006): 152; Steve W. Cole et al., "Social Regulation of Gene Expression in Human Leukocytes," Genome Biology 8, no. 9 (2007): R189.

31 Sally S. Dickerson and Margaret E. Kemeny, "Acute Stressors and Cortisol Responses: A Theoretical Integration and Synthesis of Laboratory Research," Psychological Bulletin 130, no. 3 (2004): 355.

32 James S. House, Karl R. Landis, and Debra Umberson, "Social Relationships and Health," Science 241, no. 4865 (1988): 540–45.

33 Julianne Holt-Lunstad, Timothy B. Smith, and J. Bradley Layton, "Social Relationships and Mortality Risk: A Meta-analytic Review," PLOS Medicine 7, no. 7 (2010): e1000316.

34 Sheldon Cohen et al., "Social Ties and Susceptibility to the Common Cold," JAMA 277, no. 24 (1997): 1940–44.

35 Debra Umberson and Jennifer Karas Montez, "Social Relationships and Health: A Flashpoint for Health Policy," Journal of Health and Social Behavior 51, no. 1, suppl. (2010): S54–S66.

36 Sarah D. Pressman et al., "Loneliness, Social Network Size, and Immune Response to Influenza Vaccination in College Freshmen," Health Psychology 24, no. 3 (2005): 297.

37 Caroline E. Jenkinson et al., "Is Volunteering a Public Health Intervention? A Systematic Review and Meta-Analysis of the Health and Survival of Volunteers," BMC Public Health 13, no. 1 (2013): 773.

38 Kay Cassill, "Stress Has Hit Roseto, Pa., Once the Town Heart Disease Passed By" (June 16, 1980), http://people.com/archive/stress-has-hit-roseto-pa-once-the-town-heart-disease-passed-by-vol-13-no-24/.

39 Nicholas A. Christakis and James H. Fowler, "The Spread of Obesity in a Large Social Network Over 32 Years," New England Journal of Medicine 357, no. 4 (2007): 370–79.

40 _____. “The Collective Dynamics of Smoking in a Large Social Network,” New England Journal of Medicine 358, no. 21 (2008): 2249–58.

41 _____. “Friendship and Natural Selection,” Proceedings of the National Academy of Sciences 111, suppl. 3 (2014): 10796–801.

42 Suma Jacob et al., “Paternally Inherited HLA Alleles Are Associated With Women's Choice of Male Odor,” Nature Genetics 30, no. 2 (2002): 175.

43 Crista N. Crittenden et al., “Social Integration and Pulmonary Function in the Elderly,” Health Psychology 33, no. 6 (2014): 535.

44 Bryan D. James et al., “Late-Life Social Activity and Cognitive Decline in Old Age,” Journal of the International Neuropsychological Society 17, no. 6 (2011): 998–1005.

45 Lauren Gallagher, “Garrett Sathre Brings Pop-Up Picnic to Life in San Francisco,” The Examiner (October 11, 2011), https://archives.sfexaminer.com/sanfrancisco/garrett-sathre-brings-pop-up-picnic-to-life-in-san-francisco/Content?oid=2183342.

46 Carla Marinucci, “Lili Smith, 15, Dies: Activist with Disability” (October 16, 2009), https://www.sfgate.com/bayarea/article/Lili-Smith-15-dies-activist-with-disability-3283889.php; “Our Inspiration: Lili Rachel Smith,” Beyond Differences, (accessed January 24, 2019).

47 “Beyond Differences,” (accessed January 24, 2019), https://www.beyonddifferences.org/.

48 “No One Eats Alone,” (accessed January 24, 2019), https://www.nooneeatsalone.org/.

49 Laura Talmus, cofounder and executive director of Beyond Differences in conversation with the author, January 24, 2019.

50 Karen Allen, Jim Blascovich, and Wendy B. Mendes, “Cardiovascular Reactivity and the Presence of Pets, Friends, and Spouses: The Truth About Cats and Dogs,” Psychosomatic Medicine 64, no. 5 (2002): 727–39.

51 Mwenya Mubanga et al., “Dog Ownership and the Risk of Cardiovascular Disease and Death–A Nationwide Cohort Study,” Scientific Reports 7, no. 1 (2017): 15821.

52 “New BarkBox Study Finds Dogs Make People Better, Happier and Healthier Humans,” Bark (accessed December 10, 2018), https://bark.co/barkgoodpartners/new-barkbox-study-finds-dogs-make-people-better-happier-and-healthier-humans/.

53 Emma Elsworthy, “Over a Third of People Prefer Their Pets to Their Partner, Study Finds,” The Independent (February 1, 2018), https://www.independent.co.uk/property/house-and-home/pets/pets-partners-preference-cats-dogs-kittens-puppies-survey-research-a8188866.html.

Chapter 4. 직장과 일

1 David Sturt and Todd Nordstrom, "10 Shocking Workplace Stats You Need to Know," Forbes (March 8, 2018), https://www.forbes.com/sites/davidsturt/2018/03/08/10-shocking-workplace-stats-you-need-to-know/#39a6f116f3af.

2 Steven Sauter et al., "Stress at Work," DHHS (NIOSH) Publication 99–101 (1999): 1–25.

3 "The General Social Survey," NORC at the University of Chicago (accessed January 13, 2019), http://gss.norc.org/; Emma Seppälä and Marissa King, "Burnout at Work Isn't Just About Exhaustion. It's Also About Loneliness, " Harvard Business Review(June 29, 2017), https://hbr.org/2017/06/burnout-at-work-isnt-just-about-exhaustion-its-also-about-loneliness.

4 Wilmar B. Schaufeli, Michael P. Leiter, and Christina Maslach, "Burnout: 35 Years of Research and Practice," Career Development International 14, no. 3 (2009): 204–20.

5 Siang Yong Tan and A. Yip, "Hans Selye (1907–1982): Founder of the Stress Theory," Singapore Medical Journal 59, no. 4 (2018): 170.

6 Frost, Robert. "A Servant to Servants," North of Boston. New York: Henry Holt and Co., 1915.

7 Hans Selye, "A Syndrome Produced by Diverse Nocuous Agents," Nature 138, no. 3479 (1936): 32.

8 Bruce S. McEwen, "Protective and Damaging Effects of Stress Mediators," New England Journal of Medicine 338, no. 3 (1998): 171–9; Richard Schulz and Scott R. Beach, "Caregiving as a Risk Factor for Mortality: The Caregiver Health Effects Study," JAMA 282, no. 23 (1999): 2215–19; Jos F. Brosschot, William Gerin, and Julian F. Thayer, "The Perseverative Cognition Hypothesis: A Review of Worry, Prolonged Stress-Related Physiological Activation, and Health," Journal of Psychosomatic Research 60, no. 2 (2006): 113–24.

9 Clare L. Stacey, "Finding Dignity in Dirty Work: The Constraints and Rewards of Low Wage Home Care Labour," Sociology of Health & Illness 27, no. 6 (2005): 831–54.

10 Michael Marmot, "Redefining Public Health: Epidemiology and Social Stratification," interview with Harry Kreisler, Institute of International Studies, UC Berkeley (March 18, 2002), http://globetrotter.berkeley.edu/people2/Marmot/marmot-con4.html.

11 Michael G. Marmot et al., "Employment Grade and Coronary Heart Disease in British Civil Servants," Journal of Epidemiology & Community Health 32, no. 4 (1978): 244–49.

12 _____. "Health Inequalities Among British Civil Servants: The Whitehall II Study," The Lancet 337, no. 8754 (1991): 1387–93.

13 _____. "Redefining Public Health: Epidemiology and Social Stratification," interview with Harry Kreisler, Institute of International Studies, UC Berkeley (March 18, 2002), http://

globetrotter.berkeley.edu/people2/Marmot/marmot-con3.html.

14 Stephen A. Stansfeld et al., "Work Characteristics Predict Psychiatric Disorder: Prospective Results from the Whitehall II Study," Occupational and Environmental Medicine 56, no. 5 (1999): 302–7.

15 Sunday Azagba and Mesbah F. Sharaf, "Psychosocial Working Conditions and the Utilization of Health-care Services," BMC Public Health 11, no. 1 (2011): 642.

16 Monique Valcour, "The Power of Dignity in the Workplace," Harvard Business Review(April 28, 2014), https://hbr.org/2014/04/the-power-of-dignity-in-the-workplace.

17 Christine Porath, "Half of Employees Don't Feel Respected by Their Bosses," Harvard Business Review (November 9, 2014), https://hbr.org/2014/11/half-of-employees-dont-feel-respected-by-their-bosses; Tony Schwartz and Christine Porath, "The Power of Meeting Your Employees' Needs," Harvard Business Review 26, no. 6 (2014): 442–57.

18 John F. Helliwell et al., Happiness at Different Ages: The Social Context Matters, no. w25121, National Bureau of Economic Research (2018), https://www.nber.org/papers/w25121.

19 Ed Diener and Micaela Y. Chan, "Happy People Live Longer: Subjective Well-being Contributes to Health and Longevity," Applied Psychology: Health and Well-Being 3, no. 1 (2011): 1–43.

20 Mihaly Csikszentmihalyi and Judith LeFevre, "Optimal Experience in Work and Leisure," Journal of Personality and Social Psychology 56, no. 5 (1989): 815.

21 Matthew A Killingsworth and Daniel T. Gilbert, "A Wandering Mind Is an Unhappy Mind," Science 330, no. 6006 (2010): 932.

22 Schwartz and Porath, "The Power of Meeting Your Employees' Needs."

23 Androniki Naska et al., "Siesta in Healthy Adults and Coronary Mortality in the General Population," Archives of Internal Medicine 167, no. 3 (2007): 296–301.

24 Kyle J. Foreman et al., "Forecasting Life Expectancy, Years of Life Lost, and AllCause and Cause-Specific Mortality for 250 Causes of Death: Reference and Alternative Scenarios for 2016–40 for 195 Countries and Territories," The Lancet 392, no. 10159 (2018): 2052–90.

25 Daniel R. Witte et al., "A Meta-analysis of Excess Cardiac Mortality on Monday," European Journal of Epidemiology 20, no. 5 (2005): 401–6.

26 "For information on starting your own workplace walking group, see the American Heart Association's Workplace Walking Program Kit, available at http://www.heart.org/HEARTORG/HealthyLiving/WorkplaceHealth/EmployerResources/The-American-Heart-Associations-Workplace-Walking-Program-Kit_UCM_460433_Article.jsp#.Wvz1qC_Mx-U.

27 William Burnett and David John Evans, Designing Your Life: How to Build a WellLived,

Joyful Life (New York: Knopf, 2016).

28 Amy Poehler, Yes Please (New York: HarperCollins, 2014).

29 James H. Fowler and Nicholas A. Christakis, “Dynamic Spread of Happiness in a Large Social Network: Longitudinal Analysis Over 20 Years in the Framingham Heart Study,” BMJ 337 (2008): a2338.

30 Steven H. Woolf, “How Are Income and Wealth Linked to Health and Longevity?” (2015), https://www.urban.org/sites/default/files/publication/49116/2000178-How-are-Income-and-Wealth-Linked-to-Health-and-Longevity.pdf.

31 Joachim O. Hero, Alan M. Zaslavsky, and Robert J. Blendon, “The United States Leads Other Nations in Differences by Income in Perceptions of Health and Health Care,” Health Affairs 36, no. 6 (2017): 1032–40.

32 Andrew T. Jebb et al., “Happiness, Income Satiation and Turning Points Around the World,” Nature Human Behaviour 2, no. 1 (2018): 33.

33 Daniel Kahneman and Angus Deaton, “High Income Improves Evaluation of Life But Not Emotional Well-Being,” Proceedings of the National Academy of Sciences 107, no. 38 (2010): 16489–93.

34 Joachim O. Hero, Alan M. Zaslavsky, and Robert J. Blendon, “The United States Leads Other Nations in Differences by Income in Perceptions of Health and Health Care,” Health Affairs 36, no. 6 (2017): 1032–40.

35 Oxfam, “Reward Work, Not Wealth,” Oxfam Briefing Paper (2018).

36 “Mo Gawdat’s Moonshot for Humanity,” Mo Gawdat, #Onebillionhappy (accessed December 10, 2018), https://www.onebillionhappy.org/happiness-library/mo-gawdats-moonshot-for-humanity-interview-part-i/.

37 Shawn Achor, “Positive Intelligence,” Harvard Business Review 90, no. 1 (2012): 100–102; Sonja Lyubomirsky, Laura King, and Ed Diener, “The Benefits of Frequent Positive Affect: Does Happiness Lead to Success?,” Psychological Bulletin 131, no. 6 (2005): 803.

38 Carol D. Ryff and Corey Lee M. Keyes, “The Structure of Psychological Well-Being Revisited,” Journal of Personality and Social Psychology 69, no. 4 (1995): 719; Mitchell H. Gail, Jay H. Lubin, and Lawrence V. Rubinstein, “Likelihood Calculations for Matched Case-Control Studies and Survival Studies with Tied Death Times,” Biometrika 68, no. 3 (1981): 703–7.

39 “The Science of Happiness at Work,” Greater Good Science Center (accessed December 10, 2018), https://ggsc.berkeley.edu/what_we_do/online_courses_tools/the_science_of_happiness_at_work.

Chapter 5. 교육

1 Virginia A. Zakian, "Telomeres: The Beginnings and Ends of Eukaryotic Chromosomes," Experimental Cell Research 318, no. 12 (2012): 1456–60.

2 Elizabeth H. Blackburn and Joseph G. Gall, "A Tandemly Repeated Sequence at the Termini of the Extrachromosomal Ribosomal RNA Genes in Tetrahymena," Journal of Molecular Biology 120, no. 1 (1978): 33–53.

3 Ronald S. Petralia, Mark P. Mattson, and Pamela J. Yao, "Aging and Longevity in the Simplest Animals and the Quest for Immortality," Ageing Research Reviews 16 (2014): 66–82.

4 Richard M. Cawthon et al., "Association Between Telomere Length in Blood and Mortality in People Aged 60 Years or Older," The Lancet 361, no. 9355 (2003): 393–5.

5 Stephanie L. Bakaysa et al., "Telomere Length Predicts Survival Independent of Genetic Influences," Aging Cell 6, no. 6 (2007): 769–74.

6 Mario F. Fraga et al., "Epigenetic Differences Arise During the Lifetime of Monozygotic Twins," Proceedings of the National Academy of Sciences 102, no. 30 (2005): 10604–9.

7 Karl Lenhard Rudolph et al., "Longevity, Stress Response, and Cancer in Aging Telomerase-Deficient Mice," Cell 96, no. 5 (1999): 701–12; Erin M. Buckingham and Aloysius J. Klingelhutz, "The Role of Telomeres in the Ageing of Human Skin," Experimental Dermatology 20, no. 4 (2011): 297–302.

8 Dean Ornish et al., "Effect of Comprehensive Lifestyle Changes on Telomerase Activity and Telomere Length in Men With Biopsy-Proven Low-Risk Prostate Cancer: 5-Year Follow-Up of a Descriptive Pilot Study," The Lancet Oncology 14, no. 11 (2013): 1112–20; Dean Ornish et al., "Increased Telomerase Activity and Comprehensive Lifestyle Changes: A Pilot Study," The Lancet Oncology 9, no. 11 (2008): 1048–57.

9 Ed Diener and Micaela Y. Chan, "Happy People Live Longer: Subjective Well-Being Contributes to Health and Longevity," Applied Psychology: Health and Well-Being 3, no. 1 (2011): 1–43; Heather N. Rasmussen, Michael F. Scheier, and Joel B. Greenhouse, "Optimism and Physical Health: A Meta-Analytic Review," Annals of Behavioral Medicine 37, no. 3 (2009): 239–56.

10 Becca R. Levy et al., "Longevity Increased by Positive Self-Perceptions of Aging," Journal of Personality and Social Psychology 83, no. 2 (2002): 261.

11 Richard M. Ryan and Edward L. Deci, "On Happiness and Human Potentials: A Review of Research on Hedonic and Eudaimonic Well-Being," Annual Review of Psychology 52, no. 1 (2001): 141–66; Carol D. Ryff, Burton H. Singer, and Gayle Dienberg Love, "Positive Health: Connecting Well-Being with Biology," Philosophical Transactions of the Royal Society B: Biological Sciences 359, no. 1449 (2004): 1383.

12 Randy Cohen, Chirag Bavishi, and Alan Rozanski, "Purpose in Life and Its Relationship to All-Cause Mortality and Cardiovascular Events: A Meta-Analysis," Psychosomatic Medicine 78, no. 2 (2016): 122–33.

13 Megumi Koizumi et al., "Effect of Having a Sense of Purpose in Life on the Risk of Death from Cardiovascular Diseases," Journal of Epidemiology 18, no. 5 (2008): 191–96; Adam Kaplin and Laura Anzaldi, "New Movement in Neuroscience: A Purpose-Driven Life," Cerebrum 2015, no. 7 (May–June 2015).

14 Patricia A. Boyle et al., "Effect of a Purpose in Life on Risk of Incident Alzheimer Disease and Mild Cognitive Impairment in Community-Dwelling Older Persons," Archives of General Psychiatry 67, no. 3 (2010): 304–10.

15 Patricia A. Boyle et al., "Effect of Purpose in Life on the Relation Between Alzheimer Disease Pathologic Changes on Cognitive Function in Advanced Age," Archives of General Psychiatry 69, no. 5 (2012): 499–504.

16 "Paul Erdős: Hungarian Mathematician," Encyclopedia Britannica (accessed December 10, 2018), https://www.britannica.com/biography/Paul-Erdos.

17 "Obituary: Paul Erdős, The London Times (September 25,1996), https://web.cs.elte.hu/erdos/London-Times.html.

18 Catherine E. Ross and Chia-ling Wu, "The Links Between Education and Health," American Sociological Review (1995): 719–45.

19 Jeannine S. Schiller, Jacqueline W. Lucas, and Jennifer A. Peregoy, "Summary Health Statistics for US Adults: National Health Interview Survey, 2011," Vital Health Statistics 10, no. 256 (2012): 1–218.

20 Marion Devaux et al., "Exploring the Relationship Between Education and Obesity," OECD Journal: Economic Studies 2011, no. 1 (2011): 1–40.

21 Alan R. Dyer et al., "The Relationship of Education to Blood Pressure: Findings on 40,000 Employed Chicagoans," Circulation 54, no. 6 (1976): 987–92.

22 Nancy Adler et al., "Educational Attainment and Late Life Telomere Length in the Health, Aging and Body Composition Study," Brain, Behavior, and Immunity 27 (2013): 15–21.

23 Patrick M. Krueger et al., "Mortality Attributable to Low Levels of Education in the United States," PLOS ONE 10, no. 7 (2015): e0131809.

24 Esther M. Friedman and Robert D. Mare, "The Schooling of Offspring and the Survival of Parents," Demography 51, no. 4 (2014): 1271–93.

25 S. Jay Olshansky et al., "Differences in Life Expectancy Due to Race and Educational Differences Are Widening, and Many May Not Catch Up," Health Affairs 31, no. 8 (2012): 1803–13; "Education: It Matters More to Health than Ever Before," Center on

Society and Health, Virginia Commonwealth University (accessed Dec 11, 2018), https://societyhealth.vcu.edu/work/the-projects/education-it-matters-more-to-health-than-ever-before.html.

26 National Center for Health Statistics US, "Health, United States, 2011: With Special Feature on Socioeconomic Status and Health" (2012).

27 Emily B. Zimmerman et al., "The Case for Considering Education and Health," Urban Education 53, no. 6 (2018): 744–73.

28 Steven H. Woolf et al., "Giving Everyone the Health of the Educated: An Examination of Whether Social Change Would Save More Lives Than Medical Advances," American Journal of Public Health 97, no. 4 (2007): 679–83.

29 Angeline S. Lillard et al., "Montessori Preschool Elevates and Equalizes Child Outcomes: A Longitudinal Study," Frontiers in Psychology 8 (2017): 1783.

30 Leslie Morrison Gutman and John Vorhaus, "The Impact of Pupil Behaviour and Well-Being on Educational Outcomes," Lifelong Learning Platform (LLLPlatform) Position Paper (March 2012).

31 "Project ENGAGES (Engaging New Generations at Georgia Tech through Engineering & Science)," Parker H. Petit Institute for Bioengineering and Bioscience, Georgia Tech (accessed December 11, 2018), www.projectengages.gatech.edu.

32 Amanda Green, "The Incredible Story Behind the Senior Freshman Meme," Refinery29 (updated December 1, 2016), https://www.refinery29.com/2016/09/123998/senior-freshman-meme-nola-ochs.

33 Eric Klinenberg, Palaces for the People: How Social Infrastructure Can Help Fight Inequality, Polarization, and the Decline of Civic Life (New York: Crown Publishing Group, 2018).

34 "Explore Experiences," Airbnb (accessed December 11, 2018), https://www.airbnb.com/s/experiences?refinement_paths%5B%5D=%2Fexperiences.

Chapter 6. 동네와 이웃

1 "Oldest Goldfish Has His Chips," BBC News (August 7, 1999), http://news.bbc.co.uk/2/hi/uk/414114.stm.

2 Andrew Rundle et al., "The Urban Built Environment and Obesity in New York City: A Multilevel Analysis," American Journal of Health Promotion 21, no. 4, suppl. (2007): 326–34.

3 Sandro Galea, "Health in New York and Chicago by Subway and L-Stops: A Pictorial Essay," BU School of Public Health (May 17, 2015), https://www.bu.edu/sph/2015/05/17/

health-in-new-york-and-chicago-by-subway-and-l-stops-a-pictorial-essay/; Nicolas M. Oreskovic et al., "Obesity and the Built Environment Among Massachusetts Children," Clinical Pediatrics 48, no. 9 (2009): 904–12.

4 Andrew Rundle et al., "Neighborhood Food Environment and Walkability Predict Obesity in New York City," Environmental Health Perspectives 117, no. 3 (2008): 442–47.

5 Alisha Coleman-Jensen et al., "Statistical Supplement to Household Food Security in the United States in 2017," US Department of Agriculture Economic Research Service(2018).

6 Sam Dolnick, "The Obesity-Hunger Paradox," New York Times (March 12, 2010), https://www.nytimes.com/2010/03/14/nyregion/14hunger.html.

7 Alan Shenkin, "The Key Role of Micronutrients," Clinical Nutrition 25, no. 1 (2006): 1–13.

8 Luke K. Ursell et al., "Defining the Human Microbiome," Nutrition Reviews 70, suppl. 1 (2012): S38–S44; Francesca de Filippis et al., "High-Level Adherence to a Mediterranean Diet Beneficially Impacts the Gut Microbiota and Associated Metabolome," Gut 65, no. 11 (2016): 1812–21.

9 Vanessa K. Ridaura et al., "Gut Microbiota from Twins Discordant for Obesity Modulate Metabolism in Mice," Science 341, no. 6150 (2013): 1241214.

10 James Collins et al., "Dietary Trehalose Enhances Virulence of Epidemic Clostridium Difficile," Nature 553, no. 7688 (2018): 291.

11 Daniel McDonald et al., "American Gut: An Open Platform for Citizen Science Microbiome Research," mSystems 3, no. 3 (2018): e00031–18.

12 Michael Lipsky, "How to Bring Farmers Markets to the Urban Poor," The Washington Post (September 20, 2013), https://www.washingtonpost.com/opinions/how-to-bring-farmers-markets-to-the-urban-poor/2013/09/20/23cbe10c-14ac-11e3-880b-7503237cc69d_story.html?utm_term=.52bc624b3007.

13 Jim Latham and Tina Moffat, "Determinants of Variation in Food Cost and Availability in Two Socioeconomically Contrasting Neighbourhoods of Hamilton, Ontario, Canada," Health & Place 13, no. 1 (2007): 273–87; Kristian Larsen and Jason Gilliland, "A Farmers' Market in a Food Desert: Evaluating Impacts on the Price and Availability of Healthy Food," Health & Place 15, no. 4 (2009): 1158–62.

14 Haoluan Wang, Feng Qiu, and Brent Swallow, "Can Community Gardens and Farmers' Markets Relieve Food Desert Problems? A Study of Edmonton, Canada," Applied Geography 55 (2014): 127–37.

15 Gail A. Langellotto and Abha Gupta, "Gardening Increases Vegetable Consumption in School-Aged Children: A Meta-Analytical Synthesis," HortTechnology 22, no. 4 (2012): 430–45.

16 "Healthy Seedlings," Healthy Bodies, Healthy Gardens Curriculum, DUG (accessed December 12, 2018), https://dug.org/healthy-seedlings/.

17 Paige Pfleger, "Healthy Eaters, Strong Minds: What School Gardens Teach Kids," NPR (August 10, 2015), https://www.npr.org/sections/thesalt/2015/08/10/426741473/healthy-eaters-strong-minds-what-school-gardens-teach-kids.

18 Eugenia C. Garvin, Carolyn C. Cannuscio, and Charles C. Branas, "Greening Vacant Lots to Reduce Violent Crime: A Randomised Controlled Trial," Injury Prevention

19 no. 3 (2013): 198–203; Charles C. Branas et al., "Citywide Cluster Randomized Trial to Restore Blighted Vacant Land and Its Effects on Violence, Crime, and Fear," Proceedings of the National Academy of Sciences 15, no. 12 (2018): 2946–51. 19, "Detroit Grocery Incubator Project," Fair Food Network (accessed December 12, 2018), https://fairfoodnetwork.org/projects/detroit-grocery-incubator-project/.

20 Roland Sturm and Deborah A. Cohen, "Suburban Sprawl and Physical and Mental Health," Public Health 118, no. 7 (2004): 488–96.

21 James F. Sallis et al., "Physical Activity in Relation to Urban Environments in 14 Cities Worldwide: A Cross-Sectional Study," The Lancet 387, no. 10034 (2016): 2207–17.

22 Michelle L. Bell, Devra L. Davis, and Tony Fletcher, "A Retrospective Assessment of Mortality from the London Smog Episode of 1952: The Role of Influenza and Pollution," Environmental Health Perspectives 112, no. 1 (2004): 6.

23 Francine Laden et al., "Reduction in Fine Particulate Air Pollution and Mortality: Extended Follow-up of the Harvard Six Cities Study," American Journal of Respiratory and Critical Care Medicine 173, no. 6 (2006): 667–72.

24 Joshua S. Apte et al., "Ambient PM2.5 Reduces Global and Regional Life Expectancy," Environmental Science & Technology Letters 5, no. 9 (2018): 546–51; Kelly C. Bishop et al., Hazed and Confused: The Effect of Air Pollution on Dementia, no. w24970. National Bureau of Economic Research (2018).

25 Qian Di et al., "Association of Short-Term Exposure to Air Pollution With Mortality in Older Adults," JAMA 318, no. 24 (2017): 2446–56.

26 Jaime E. Hart et al., "Roadway Proximity and Risk of Sudden Cardiac Death in Women," Circulation (2014), https://www.ahajournals.org/doi/full/10.1161/CIRCULATIONAHA.114.011489].

27 Monica S. Hammer, Tracy K. Swinburn, and Richard L. Neitzel, "Environmental Noise Pollution in the United States: Developing an Effective Public Health Response,"Environmental Health Perspectives 122, no. 2 (2013): 115–19.

28 Mathew P. White et al., "Would You Be Happier Living in a Greener Urban Area? A Fixed-Effects Analysis of Panel Data," Psychological Science 24, no. 6 (2013): 920–28.

29 Ralf Hansmann, Stella-Maria Hug, and Klaus Seeland, "Restoration and Stress Relief Through Physical Activities in Forests and Parks," Urban Forestry & Urban Greening 6, no. 4 (2007): 213–25.

30 Roland Sturm and Deborah Cohen, "Proximity to Urban Parks and Mental Health," The Journal of Mental Health Policy and Economics 17, no. 1 (2014): 19; Marc G. Berman et al., "Interacting with Nature Improves Cognition and Affect for Individuals With Depression," Journal of Affective Disorders 140, no. 3 (2012): 300–5.

31 Mark S. Taylor et al., "Research Note: Urban Street Tree Density and Antidepressant Prescription Rates—A Cross-Sectional Study in London, UK," Landscape and Urban Planning 136 (2015): 174–79.

32 Mathew P. White et al., "Would You Be Happier Living in a Greener Urban Area?"

33 Qing Li et al., "A Forest Bathing Trip Increases Human Natural Killer Activity and Expression of Anti-Cancer Proteins in Female Subjects," Journal of Biological Regulators Homeostatic Agents 22, no. 1 (2008): 45–55.

34 Qing Li, "Effect of Forest Bathing Trips on Human Immune Function," Environmental Health and Preventive Medicine 15, no. 1 (2010): 9.

35 Roger S. Ulrich, "View Through a Window May Influence Recovery From Surgery," Science 224, no. 4647 (1984): 420–21.

36 Nancy M. Wells and Gary W. Evans," Nearby Nature: A Buffer of Life Stress Among Rural Children," Environment and Behavior 35, no. 3 (2003): 311–30; K. Dijkstra, Marcel E. Pieterse, and A. Pruyn, "Stress-Reducing Effects of Indoor Plants in the Built Healthcare Environment: The Mediating Role of Perceived Attractiveness," Preventive Medicine 47, no. 3 (2008): 279–83.

37 "Brownsville," Crime and Safety Report, DNAinfo (accessed December 13, 2018), https://www.dnainfo.com/crime-safety-report/brooklyn/brownsville/.

38 "Home Owners' Loan Corporation," Dictionary of American History, Encyclopedia.com (January 12, 2019), https://www.encyclopedia.com/history/dictionaries-thesauruses-pictures-and-press-releases/home-owners-loan-corporation.

39 Robert K. Nelson et al., "Mapping Inequality," American Panorama, ed. Robert K. Nelson and Edward L. Ayers (accessed December 13, 2018), https://dsl.richmond.edu/panorama/redlining/#loc=4/36.71/-96.93&opacity=0.8.

40 "Brownsville, Brooklyn, NY," Redlining Virginia (accessed December 10, 2018), http://www.redliningvirginia.org/exhibits/show/the-national-story/item/1.

41 "Country Comparison: Infant Mortality Rate," The World Factbook, Central Intelligence Agency, https://www.cia.gov/library/publications/the-world-factbook/rankorder/2091rank.html.

42 Wilhelmine Miller, Patti Simon, and Saqi Maleque, "Beyond Health Care: New Directions to a Healthier America," Robert Wood Johnson Foundation Commission to Build a Healthier America (April 2009).

43 J. L. Christopher et al., "Eight Americas: Investigating Mortality Disparities Across Races, Counties, and Race-Counties in the United States," PLOS Medicine 3, no. 9 (2006): e260.

44 "Mapping Life Expectancy: Washington, D.C." Center on Society and Health, Virginia Commonwealth University in partnership with RWJF Commission to Build a Healthier America (accessed December 11, 2018), https://societyhealth.vcu.edu/work/the-projects/mapswashingtondc.html.

45 Michael Marmot, "The Status Syndrome: How Social Standing Affects Our Health and Longevity" (London: Bloomsbury, 2004).

46 Katherine P. Theall et al., "Neighborhood Disorder and Telomeres: Connecting Children's Exposure to Community Level Stress and Cellular Response," Social Science & Medicine 85 (2013): 50–58.

47 Latetia V. Moore and Ana V. Diez Roux, "Associations of Neighborhood Characteristics with the Location and Type of Food Stores," American Journal of Public Health 96, no. 2 (2006): 325–31.

48 Michael Marmot, "The Status Syndrome" (2004).

49 Mindy Thompson Fullilove and Rodrick Wallace, "Serial Forced Displacement in American Cities, 1916–2010," Journal of Urban Health 88, no. 3 (2011): 381–89.

50 Greenleaf Housing Community Co-developer RFQ, District of Columbia Housing Authority (issued December 18, 2018), http://www.dchousing.org/docs/2017121810073284810.pdf.

51 Mindy Fullilove (public psychiatrist, author, and professor of Urban Policy and Health at The New School), in discussion with the author (May 2016).

52 Patrick Sharkey, Gerard Torrats-Espinosa, and Delaram Takyar, "Community and the Crime Decline: The Causal Effect of Local Nonprofits on Violent Crime," American Sociological Review 82, no. 6 (2017): 1214–40.

53 Charles C. Branas et al., "Urban Blight Remediation as a Cost-Beneficial Solution to Firearm Violence," American Journal of Public Health 106, no. 12 (2016): 2158–64.

54 "Evidence of Success," Pennsylvania Horticultural Society (accessed December 13, 2018), https://phsonline.org/programs/landcare-program/evidence-of-success/.

55 Yasmeen Khan, "Brownsville: No Label Necessary," WNYC (January 29, 2018), https://www.wnyc.org/story/brownsville-no-label-necessary/.

56 Anand Giridharadas, "Exploring New York, Unplugged and on Foot," New York Times

(January 24, 2013), https://www.nytimes.com/2013/01/25/nyregion/exploring-red-hook-brooklyn-unplugged-and-with-friends.html.

57 Sandro Galea et al., "Estimated Deaths Attributable to Social Factors in the United States," American Journal of Public Health 101, no. 8 (2011): 1456–65.

Chapter 7. 공정성

1 Helen Shen, "Mind the Gender Gap," Nature 495, no. 7439 (2013): 22.

2 Corinne A. Moss-Racusin et al., "Science Faculty's Subtle Gender Biases Favor Male Students," Proceedings of the National Academy of Sciences 109, no. 41 (2012): 16474–79.

3 Scott Decker et al., "Criminal Stigma, Race, Gender, and Employment: An Expanded Assessment of the Consequences of Imprisonment for Employment," Department of Justice (2014), https://www.ncjrs.gov/pdffiles1/nij/grants/244756.pdf.

4 Marianne Bertrand and Sendhil Mullainathan, "Are Emily and Greg More Employable Than Lakisha and Jamal? A Field Experiment on Labor Market Discrimination," American Economic Review 94, no. 4 (2004): 991–1013.

5 Daniel Widner and Stephen Chicoine, "It's All in the Name: Employment Discrimination Against Arab Americans 1," In Sociological Forum, vol. 26, no. 4 (2011): 806–23 (Oxford, UK: Blackwell Publishing Ltd., 2011).

6 Marianne Bertrand and Sendhil Mullainathan, "Are Emily and Greg More Employable Than Lakisha and Jamal? A Field Experiment on Labor Market Discrimination," American Economic Review 94, no. 4 (2004): 991–1013.

7 "Income and Poverty in the United States: 2016," Report Number P60-259, U.S. Census Bureau (updated September 12, 2017), https://www.census.gov/library/publications/2017/demo/p60-259.html.

8 Kim Parker and Cary Funk, "Gender Discrimination Comes in Many Forms for Today's Working Women," Pew Research Center (December 14, 2017), http://www.pewresearch.org/fact-tank/2017/12/14/gender-discrimination-comes-in-many-forms-for-todays-working-women/.

9 "Fact Sheet: Black Women and the Wage Gap," National Partnership for Women & Families (April 2018), http://www.nationalpartnership.org/our-work/resources/workplace/fair-pay/african-american-women-wage-gap.pdf.

10 "The Gender Wage Gap in NYC," New York City Comptroller (updated August 3, 2018), https://comptroller.nyc.gov/reports/gender-wage-gap/inside-the-gender-wage-gap/inside-the-gender-wage-gap-part-i-earnings-of-black-women-in-new-york-city/.

11 Andrea Mandell, "Exclusive: Wahlberg got $1.5M for 'All the Money' Reshoot, Williams Paid Less than $1,000," USA Today (January 9, 2018), https://www.usatoday.com/story/life/people/2018/01/09/exclusive-wahlberg-paid-1-5-m-all-money-reshoot-williams-got-less-than-1-000/1018351001/.

12 Julie Anderson, Jessica Milli, and Melanie Kruvelis, "Projected Year the Wage Gap Will Close by State," Institute for Women's Policy Research (March 22, 2017), https://iwpr.org/publications/projected-year-wage-gap-will-close-state/.

13 "Wyoming Facts and Symbols," State of Wyoming (accessed January 20, 2019), http://www.wyo.gov/about-wyoming/wyoming-facts-and-symbols; "The Global Gender Gap Report 2018," World Economic Forum (accessed January 20, 2019), http://reports.weforum.org/global-gender-gap-report-2018/.

14 Ronald C. Kessler et al., "Prevalence, Severity, and Comorbidity of 12-Month DSM-IV Disorders in the National Comorbidity Survey Replication," Archives of General Psychiatry 62, no. 6 (2005): 617–27; Oriana Vesga-López et al., "Gender Differences in Generalized Anxiety Disorder: Results from the National Epidemiologic Survey on Alcohol and Related Conditions (NESARC)," Journal of Clinical Psychiatry 69, no. 10 (2008): 1606.

15 Jonathan Platt et al., "Unequal Depression for Equal Work? How the Wage Gap Explains Gendered Disparities in Mood Disorders," Social Science & Medicine 149 (2016): 1–8.

16 Richard G. Wilkinson and Kate E. Pickett, "Income Inequality and Population Health: A Review and Explanation of the Evidence," Social Science & Medicine 62, no. 7 (2006): 1768–84.

17 Haidong Wang et al., "Age-Specific and Sex-Specific Mortality in 187 Countries, 1970–2010: A Systematic Analysis for the Global Burden of Disease Study 2010," The Lancet 380, no. 9859 (2012): 2071–94.

18 Shane A. Kavanagh, Julia M. Shelley, and Christopher Stevenson, "Does Gender Inequity Increase Men's Mortality Risk in the United States? A Multilevel Analysis of Data from the National Longitudinal Mortality Study," SSM-Population Health 3 (2017): 358–65.

19 Uri Leviatan and Jiska Cohen, "Gender Differences in Life Expectancy Among Kibbutz Members," Social Science & Medicine 21, no. 5 (1985): 545–51.

20 Arline T. Geronimus, "The Weathering Hypothesis and the Health of AfricanAmerican Women and Infants: Evidence and Speculations," Ethnicity & Disease 2, no. 3 (1992): 207–21.

21 Ichiro Kawachi et al., "Women's Status and the Health of Women and Men: A View from the States," Social Science & Medicine 48, no. 1 (1999): 21–32; Øystein Gullvåg Holter, "What's in It for Men? Old Question, New Data," Men and Masculinities 17, no. 5 (2014): 515–48.

22 Zinzi D. Bailey et al., "Structural Racism and Health Inequities in the USA: Evidence and Interventions," The Lancet 389, no. 10077 (2017): 1453–63.

23 Anthony G. Greenwald and Linda Hamilton Krieger, "Implicit Bias: Scientific Foundations," California Law Review 94, no. 4 (2006): 945–67.

24 Ronald M. Epstein and Edward M. Hundert, "Defining and Assessing Professional Competence," JAMA 287, no. 2 (2002): 226–35.

25 Edward M. Hundert, Darleen Douglas-Steele, and Janet Bickel, "Context in Medical Education: The Informal Ethics Curriculum," Medical Education 30, no. 5 (1996): 353–64.

26 Rachel L. Johnson et al., "Patient Race/Ethnicity and Quality of Patient–Physician Communication During Medical Visits," American Journal of Public Health 94, no. 12 (2004): 2084–90.

27 Kevin A. Schulman et al., "The Effect of Race and Sex on Physicians' Recommendations for Cardiac Catheterization," New England Journal of Medicine 340, no. 8 (1999): 618–26.

28 Janice A. Sabin, Rachel G. Riskind, and Brian A. Nosek, "Health-Care Providers' Implicit and Explicit Attitudes Toward Lesbian Women and Gay Men," American Journal of Public Health 105, no. 9 (2015): 1831–41.

29 Christopher T. Richards, LaVera M. Crawley, and David Magnus, "Use of Neurodevelopmental Delay in Pediatric Solid Organ Transplant Listing Decisions: Inconsistencies in Standards Across Major Pediatric Transplant Centers," Pediatric Transplantation 13, no. 7 (2009): 843–50; Jackie Fortier, "People With Developmental Disabilities May Face Organ Transplant Bias," State Impact Oklahoma Report, NPR (March 15, 2018), https://stateimpact.npr.org/oklahoma/2018/03/15/people-with-developmental-disabilities-may-face-organ-transplant-bias/.

30 Sean M. Phelan et al., "Impact of Weight Bias and Stigma on Quality of Care and Outcomes for Patients with Obesity," Obesity Reviews 16, no. 4 (2015): 319–26.

31 Stephanie Knaak, Ed Mantler, and Andrew Szeto, "Mental Illness–Related Stigma in Healthcare: Barriers to Access and Care and Evidence-Based Solutions," Healthcare Management Forum 30, no. 2 (2017): 111–16.

32 Ribhi Hazin, "The Protest Psychosis: How Schizophrenia Became a Black Disease," Journal of the National Medical Association 103, no. 4 (2011): 375; Robert C. Schwartz and David M. Blankenship, "Racial Disparities in Psychotic Disorder Diagnosis: A Review of Empirical Literature," World Journal of Psychiatry 4, no. 4 (2014): 133.

33 Adil H. Haider et al., "Race and Insurance Status as Risk Factors for Trauma Mortality," Archives of Surgery 143, no. 10 (2008): 945–49.

34 Elissa Ely, "Dr. Understood Racism on Multiple Fronts," The Remembrance Project, WBUR (accessed December 13, 2018), http://www.wbur.org/remembrance-project/2017/02/08/dr-chester-pierce.

35 "Dr. Derald Wing Sue," American Psychological Association (accessed December 13, 2018), http://www.apa.org/pi/oema/resources/ethnicity-health/psychologists/derald-wing-sue.aspx.

36 Derald Wing Sue et al., "Racial Microaggressions in Everyday Life: Implications for Clinical Practice," American Psychologist 62, no. 4 (2007): 271.

37 "Microaggressions: Power, Privilege, and Everyday Life." The Microaggressions Project (accessed December 13, 2018), http://www.microaggressions.com/.

38 Christina B. Chin et al., "Tokens on the Small Screen: Asian Americans and Pacific Islanders in Prime Time and Streaming Television" (accessed December 13, 2018), http://www.aapisontv.com/uploads/3/8/1/3/38136681/aapisontv.2017.pdf.

39 "Low Birthweight," March of Dimes (accessed December 13, 2018), https://www.marchofdimes.org/baby/low-birthweight.aspx.

40 Diane S. Lauderdale, "Birth Outcomes for Arabic-Named Women in California Before and After September 11," Demography 43, no. 1 (2006): 185–201.

41 "Brown at 60," NAACP, Legal Defense and Education Fund (accessed August 15, 2017), http://www.naacpldf.org/brown-at-60-the-doll-test.

42 Kenneth B. Clark and Mamie Phipps Clark, "C250 Celebrates Columbians Ahead of Their Time," Columbia University (accessed January 11, 2019), http://c250.columbia.edu/c250_celebrates/remarkable_columbians/kenneth_mamie_clark.html.

43 Abraham L. Davis, The United States Supreme Court and the Uses of Social Science Data (New York: Ardent Media, 1973), 53.

44 Stephen J. Dubner, "Why Does a Caucasian Dollhouse Cost Nearly 70% More Than an African-American Dollhouse?" (December 2, 2011), http://freakonomics.com/2011/12/02/why-does-a-caucasian-dollhouse-cost-nearly-70-more-than-an-african-american-dollhouse/.

45 Margaret Beale Spencer, "Study: White and Black Children Biased Toward Lighter Skin," CNN, AC306 (May 14, 2010), http://www.cnn.com/2010/US/05/13/doll.study/index.html.

46 Anthony G. Greenwald et al., "Understanding and Using the Implicit Association Test: III. Meta-Analysis of Predictive Validity." Journal of Personality and Social Psychology 97, no. 1 (2009): 17.

47 Earle C. Chambers et al., "The Relationship of Internalized Racism to Body Fat

Distribution and Insulin Resistance Among African Adolescent Youth," Journal of the National Medical Association 96, no. 12 (2004): 1594.

48 Jerome Taylor and Beryl Jackson, "Factors Affecting Alcohol Consumption in Black Women Part II," International Journal of the Addictions 25, no. 12 (1990): 1415–27.

49 David H. Chae et al., "Discrimination, Racial Bias, and Telomere Length in AfricanAmerican Men," American Journal of Preventive Medicine 46, no. 2 (2014): 103–11.

50 Alexander R. Green et al., "Implicit Bias Among Physicians and Its Prediction of Thrombolysis Decisions for Black and White Patients," Journal of General Internal Medicine 22, no. 9 (2007): 1231–38.

51 Claude M. Steele, "Thin Ice: Stereotype Threat and Black College Students," The Atlantic (August 1999), https://www.theatlantic.com/magazine/archive/1999/08/thin-ice-stereotype-threat-and-black-college-students/304663/.

52 Claude M. Steele and Joshua Aronson, "Stereotype Threat and the Intellectual Test Performance of African Americans," Journal of Personality and Social Psychology 69, no. 5 (1995): 797.

53 Joshua Aronson et al., "Unhealthy Interactions: The Role of Stereotype Threat in Health Disparities," American Journal of Public Health 103, no. 1 (2013): 50–56.

54 Steven Spencer, Claude M. Steele, and Diane M. Quinn, "Stereotype Threat and Women's Math Performance," Journal of Experimental Social Psychology 35, no. 1 (1999): 4–28; Toni Schmader and Michael Johns, "Converging Evidence that Stereotype Threat Reduces Working Memory Capacity," Journal of Personality and Social Psychology 85, no. 3 (2003): 440; Brian Armenta, "Stereotype Boost and Stereotype Threat Effects: The Moderating Role of Ethnic Identification," Cultural Diversity and Ethnic Minority Psychology 16, no. 1 (2010): 94.

55 Jean-Claude Croizet et al., "Stereotype Threat Undermines Intellectual Performance by Triggering a Disruptive Mental Load," Personality and Social Psychology Bulletin 30, no. 6 (2004): 721–31.

56 Jim Blascovich et al., "African Americans and High Blood Pressure: The Role of Stereotype Threat," Psychological Science 12, no. 3 (2001): 225–9.

57 Tené T. Lewis et al., "Self-Reported Experiences of Everyday Discrimination Are Associated With Elevated C-Reactive Protein Levels in Older African-American Adults," Brain, Behavior, and Immunity 24, no. 3 (2010): 438–43.

58 Kenneth C. Schoendorf et al., "Mortality Among Infants of Black as Compared With White College-Educated Parents," New England Journal of Medicine 326, no. 23 (1992): 1522–26.; Corinne A. Riddell, Sam Harper, and Jay S. Kaufman, "Trends in Differences in US Mortality Rates Between Black and White Infants," JAMA Pediatrics 171, no. 9 (2017):

911–13.

59 Richard V. Reeves and Davna Bowen Matthew, "Social Mobility Memos: 6 Charts Showing Race Gaps Within the American Middle Class," Brookings Institution (October 21, 2016), https://www.brookings.edu/blog/social-mobility-memos/2016/10/21/6-charts-showing-race-gaps-within-the-american-middle-class/.

60 Larry Adelman, "Race: The Power of an Illusion," California Newsreel: USA (2003), http://www.pbs.org/race/000_General/000_00-Home.htm.

61 Francis S. Collins and Monique K. Mansoura, "The Human Genome Project: Revealing the Shared Inheritance of All Humankind," Cancer: Interdisciplinary International Journal of the American Cancer Society 91, no. S1 (2001): 221–5.

62 "DNA Discussion Project," West Chester University (accessed December 15, 2018), https://www.wcupa.edu/dnaDiscussion/about.aspx.

63 "Division of Tribal Government Services," U.S. Department of the Interior, Indian Affairs (accessed January 20, 2019), https://www.bia.gov/bia/ois/tgs/genealogy.

64 Dorothy Roberts, "The Problem With Race-Based Medicine," filmed November 2015 at TEDMed.https://www.ted.com/talks/dorothy_roberts_the_problem_with_race_based_medicine.

65 Cynthia García Coll and Amy Kerivan Marks, eds., The Immigrant Paradox in Children and Adolescents: Is Becoming American a Developmental Risk? (Washington, DC: American Psychological Association, 2012); Leslie O. Schulz, et al., "Effects of Traditional and Western Environments on Prevalence of Type 2 Diabetes in Pima Indians in Mexico and the US," Diabetes Care 29, no. 8 (2006): 1866–71.

66 Edna A. Viruell-Fuentes, Patricia Y. Miranda, and Sawsan Abdulrahim, "More Than Culture: Structural Racism, Intersectionality Theory, and Immigrant Health," Social Science & Medicine 75, no. 12 (2012): 2099–106.

67 Squires, David, and Chloe Anderson, "US Health Care from a Global Perspective: Spending, Use of Services, Prices, and Health in 13 Countries," The Commonwealth Fund 15, no. 3 (2015): 1–16; Mauricio Avendano and Ichiro Kawachi, "Why Do Americans Have Shorter Life Expectancy and Worse Health Than Do People in Other High-Income Countries?" Annual Review of Public Health 35 (2014): 307–25.

68 Renato D. Alarcón et al., "Hispanic Immigrants in the USA: Social and Mental Health Perspectives," The Lancet Psychiatry 3, no. 9 (2016): 860–70.

69 Giorgia Silani et al., "Right Supramarginal Gyrus Is Crucial to Overcome Emotional Egocentricity Bias in Social Judgments," Journal of Neuroscience 33, no. 39 (2013): 15466–76.

70 James F. Cavanagh et al., "Frontal Theta Overrides Pavlovian Learning Biases," Journal of

Neuroscience 33, no. 19 (2013): 8541–48.

71 "Meditation on Loving Kindness," Jack Kornfield (accessed January 23, 2019), https://jackkornfield.com/meditation-on-lovingkindness/.

72 Rupert Brown and Miles Hewstone, "An Integrative Theory of Intergroup Contact," Advances in Experimental Social Psychology 37, no. 37 (2005): 255–343; Thomas F. Pettigrew and Linda R. Tropp, "A Meta-Analytic Test of Intergroup Contact Theory," Journal of Personality and Social Psychology 90, no. 5 (2006): 751.

73 Patricia G. Devine et al., "Long-Term Reduction in Implicit Race Bias: A Prejudice Habit-Breaking Intervention," Journal of Experimental Social Psychology 48, no. 6 (2012): 1267–78.

74 Molly Carnes et al., "Effect of an Intervention to Break the Gender Bias Habit for Faculty at One Institution: A Cluster Randomized, Controlled Trial," Academic Medicine: Journal of the Association of American Medical Colleges 90, no. 2 (2015): 221; Patricia G. Devine et al., "A Gender Bias Habit-Breaking Intervention Led to Increased Hiring of Female Faculty in STEMM Departments," Journal of Experimental Social Psychology 73 (2017): 211–15.

75 Patricia G. Devine et al., "Long-Term Reduction in Implicit Race Bias."

76 Tim Halloran, "How Johnson & Johnson Is Adding 90,000 More Women to Their Hiring Pipeline" (accessed December 18, 2018), https://textio.ai/johnson-and-johnson-textio-video-d95c1480c601.

77 Patricia G. Devine, "Empowering People to Break the Prejudice Habit" (May 6, 2018), https://madison.com/wsj/discovery/empowering-people-to-break-the-prejudice-habit/article_7afd069e-97a7-5011-844e-56f3fc25c3d0.html; Jessica Nordell, "Is This How Discrimination Ends?" The Atlantic (May 7, 2017), https://www.theatlantic.com/science/archive/2017/05/unconscious-bias-training/525405/.

Chapter 8. 환경의 영향

1 Cezara Anton, "How Did the Second World War Affect the British Society," Historia (accessed December 18, 2018), https://www.historia.ro/sectiune/general/articol/how-did-the-second-world-war-affect-the-british-society.

2 Richard Doll and A. Bradford Hill, "Smoking and Carcinoma of the Lung," BMJ 2, no. 4682 (1950): 739.

3 Michael J. Thun, "When Truth is Unwelcome: The First Reports on Smoking and Lung Cancer," Bulletin of the World Health Organization 83 (2005): 144–45.

4 Ernst L. Wynder, MD, "Morbidity and Mortality Weekly Report, Centers for Disease Control (November 5, 1999), https://www.cdc.gov/mmwr/preview/mmwrhtml/

mm4843bx.htm.

5 Caroline Richmond, "Sir Richard Doll," The BMJ (accessed December 18, 2018), https://www.bmj.com/content/suppl/2005/07/28/331.7511.295.DC1.

6 Ernest L. Wynder and Evarts A. Graham, "Tobacco Smoking as a Possible Etiologic Factor in Bronchogenic Carcinoma," JAMA 143 (1950): 329–36.

7 Doll and Hill, "Smoking and Carcinoma of the Lung."

8 CDC, "Ernst L. Wynder, MD."

9 Richmond, "Sir Richard Doll."

10 CDC, "Ernst L. Wynder, MD."

11 Jane Ellen Stevens, "The Adverse Childhood Experiences Study—The Largest, Most Important Public Health Study You Never Heard Of—Began in an Obesity Clinic," ACES Too High News 3 (2012).

12 Vincent Felitti, interview in "Resilience: The Biology of Stress and the Science of Hope," directed by James Redford, KPJR Films (2016), https://kpjrfilms.co/resilience/.

13 Bessel A. Van der Kolk, "The Body Keeps the Score: Memory and the Evolving Psychobiology of Posttraumatic Stress," Harvard Review of Psychiatry 1, no. 5 (1994): 253–65.

14 Vincent J. Felitti et al., "Relationship of Childhood Abuse and Household Dysfunction to Many of the Leading Causes of Death in Adults: The Adverse Childhood Experiences(ACE) Study," American Journal of Preventive Medicine 14, no. 4 (1998): 245–58.

15 Robert F. Anda et al., "Adverse Childhood Experiences and Chronic Obstructive Pulmonary Disease in Adults," American Journal of Preventive Medicine 34, no. 5 (2008): 396–403; Maxia Dong et al., "Insights into Causal Pathways for Ischemic Heart Disease: Adverse Childhood Experiences Study," Circulation 110, no. 13 (2004): 1761–66.

16 Vincent Felitti et al., "Relationship of Childhood Abuse and Household Dysfunction to Many of the Leading Causes of Death in Adults."

17 David W. Brown et al., "Adverse Childhood Experiences Are Associated With the Risk of Lung Cancer: A Prospective Cohort Study," BMC Public Health 10, no. 1 (2010): 20.

18 "Toxic Stress," Center on the Developing Child, Harvard University (accessed December 18, 2018), https://developingchild.harvard.edu/science/key-concepts/toxic-stress/.

19 Shanta R. Dube et al., "Childhood Abuse, Household Dysfunction, and the Risk of Attempted Suicide Throughout the Life Span: Findings From the Adverse Childhood

Experiences Study," JAMA 286, no. 24 (2001): 3089–96.

20 Sally A. Moore, Lori A. Zoellner, and Niklas Mollenholt, "Are Expressive Suppression and Cognitive Reappraisal Associated With Stress-Related Symptoms?," Behaviour Research and Therapy 46, no. 9 (2008): 993–1000.

21 Allison S. Troy et al., "Seeing the Silver Lining: Cognitive Reappraisal Ability Moderates the Relationship Between Stress and Depressive Symptoms," Emotion 10, no. 6 (2010): 783.

22 "DBT: An Evidence-Based Treatment," Behavioral Tech: A Linehan Institute Training Company (accessed December 26, 2018), https://behavioraltech.org/research/; Benedict Carey, "Expert on Mental Illness Reveals Her Own Fight," New York Times(June 23, 2011).

23 "The Wound Is the Place the Light Enters" (accessed December 26, 2018), https://mettahu.wordpress.com/2014/02/13/the-wound-is-the-place-where-the-light-enters/.

24 "What Is PTG?" Posttraumatic Growth Research Group, UNC Charlotte (accessed December 18, 2018), https://ptgi.uncc.edu/what-is-ptg/.

25 Shirley A. Murphy, L. Clark Johnson, and Janet Lohan, "Finding Meaning in a Child's Violent Death: A Five-Year Prospective Analysis of Parents' Personal Narratives and Empirical Data," Death Studies 27, no. 5 (2003): 381–404.

26 James W. Pennebaker, Janice K. Kiecolt-Glaser, and Ronald Glaser, "Disclosure of Traumas and Immune Function: Health Implications for Psychotherapy," Journal of Consulting and Clinical Psychology 56, no. 2 (1988): 239.

27 James W. Pennebaker and Janel D. Seagal, "Forming a Story: The Health Benefits of Narrative," Journal of Clinical Psychology 55, no. 10 (1999): 1243–54.

28 Meredith Edgar-Bailey and Victoria E. Kress, "Resolving Child and Adolescent Traumatic Grief: Creative Techniques and Interventions," Journal of Creativity in Mental Health 5, no. 2 (2010): 158–76; Heather L. Stuckey and Jeremy Nobel, "The Connection Between Art, Healing, and Public Health: A Review of Current Literature," American Journal of Public Health 100, no. 2 (2010): 254–63.

29 Beulah Amsterdam, "Mirror Self-Image Reactions Before Age Two," Developmental Psychobiology 5, no. 4 (1972): 297–305.

30 Lamei Wang, Liqi Zhu, and Zhenlin Wang, "The Role of Theory of Mind and Inhibitory Control in Children's Social Functioning: Practical Joke and Keeping a Secret," Conference Paper (2014), https://www.researchgate.net/publication/276028012_The_role_of_theory_of_mind_and_inhibitory_control_in_children's_social_functioning_Practical_joke_and_keeping_a_secret.

31 Paul Bloom, "The Moral Life of Babies," New York Times Magazine 3 (2010).

32 Olga M. Klimecki et al., "Differential Pattern of Functional Brain Plasticity After Compassion and Empathy Training," Social Cognitive and Affective Neuroscience 9, no. 6 (2013): 873–79.

33 James M. Kilner and Roger N. Lemon, "What We Know Currently About Mirror Neurons," Current Biology 23, no. 23 (2013): r1057–r1062.

34 Bahar Tunçgenç and Emma Cohen, "Interpersonal Movement Synchrony Facilitates Pro-Social Behavior in Children's Peer-Play," Developmental Science 21, no. 1 (2018): e12505.

35 Sourya Acharya and Samarth Shukla, "Mirror Neurons: Enigma of the Metaphysical Modular Brain," Journal of Natural Science, Biology, and Medicine 3, no. 2 (2012): 118.

36 Helen Wilkinson et al., "Examining the Relationship Between Burnout and Empathy in Healthcare Professionals: A Systematic Review," Burnout Research 6 (2017): 18–29.

37 Jeffrey M. Lohr at al., "The Psychology of Anger Venting and Empirically Supported Alternatives That Do No Harm," Scientific Review of Mental Health Practice 5, no. 1 (2007).

38 Ryan W. Carpenter and Timothy J. Trull, "Components of Emotion Dysregulation in Borderline Personality Disorder: A Review," Current Psychiatry Reports 15, no. 1 (2013): 335.

39 Benedetta Vai et al., "Corticolimbic Connectivity Mediates the Relationship Between Adverse Childhood Experiences and Symptom Severity in Borderline Personality Disorder," Neuropsychobiology 76, no. 2 (2017): 105–15.

40 Mary C. Zanarini et al., "Prediction of the 10-Year Course of Borderline Personality Disorder," American Journal of Psychiatry 163, no. 5 (2006): 827–32.

41 Lucas Fortaleza de Aquino Ferreira et al., "Borderline Personality Disorder and Sexual Abuse: A Systematic Review," Psychiatry Research 262 (2018): 70–77.

42 Cameron Hancock, "The Stigma Associated With Borderline Personality Disorder," NAMI (June 28, 2017), https://www.nami.org/Blogs/NAMI-Blog/June-2017/The-Stigma-Associated-with-Borderline-Personality.

43 Center for Substance Abuse Treatment, "Trauma-informed Care in Behavioral Health Services" (2014), [Appendix C], https://www.ncbi.nlm.nih.gov/pubmed/24901203.

44 "Trauma Training for Criminal Justice Professionals," SAMHSA (updated August 19, 2015), https://www.samhsa.gov/gains-center/trauma-training-criminal-justice-professionals.

45 V. J. Felitti et al., "The Adverse Childhood Experiences (ACE) Study."

46 "Adverse Childhood Experience (ACE) Questionnaire: Finding Your ACE Score" (accessed December 30, 2018), https://www.ncjfcj.org/sites/default/files/Finding%20Your%20

ACE%20Score.pdf.

Chapter 9. 개인의 건강

1 Mark L. Graber, Robert M. Wachter, and Christine K. Cassel, "Bringing Diagnosis Into the Quality and Safety Equations," JAMA 308, no. 12 (2012): 1211–12; Bradford Autopsy Studies," BMJ Quality & Safety 21, no. 11 (2012): 894–902; Mark L. Graber, "The Incidence of Diagnostic Error in Medicine," BMJ Quality & Safety 22 (2013): ii21–ii27; Monica Van Such et al., "Extent of Diagnostic Agreement Among Medical Referrals," Journal of Evaluation in Clinical Practice 23, no. 4 (2017): 870–4.

2 https://www.improvediagnosis.org/factors-in-diagnostic-error/.

3 National Academies of Sciences, Engineering, and Medicine, Improving Diagnosis in Health Care, National Academies Press, 2016.

4 Mark Olfson et al., "Premature Mortality Among Adults With Schizophrenia in the United States," JAMA Psychiatry 72, no. 12 (2015): 1172–81; Shuichi Suetani, Harvey A. Whiteford, and John J. McGrath, "An Urgent Call to Address the Deadly Consequences of Serious Mental Disorders," JAMA Psychiatry 72, no. 12 (2015): 1166–7.

5 "Premature Death Among People With Severe Mental Disorders," WHO (accessed December 30, 2018), http://www.who.int/mental_health/management/info_sheet.pdf; Allen Frances, "Having a Severe Mental Illness Means Dying Young," Huffington Post (updated February 28, 2015), https://www.huffingtonpost.com/allen-frances/having-a-severe-mental-illness-means-dying-young_b_6369630.html.

6 Joe Burns, "Can Separate Be Equal? Ending the Segregation of Mental Health," Managed Care (May 10, 2015), https://www.managedcaremag.com/archives/2015/5/can-separate-be-equal-ending-segregation-mental-health.

7 Editorial, "Neuroimmune Communication," Nature Neuroscience no. 20 (January 2017): 127, https://www.nature.com/articles/nn.4496.

8 Carl Nathan and Aihao Ding, "Nonresolving Inflammation," Cell 140, no. 6 (2010): 871–82.

9 Michael L. M. Murphy et al., "Offspring of Parents Who Were Separated and Not Speaking to One Another Have Reduced Resistance to the Common Cold as Adults," PNAS 114, no. 25 (2017): 6515–20.

10 Bruce S. McEwen, "Protective and Damaging Effects of Stress Mediators," New England Journal of Medicine 38, no. 3 (1998): 171–9; Richard Schulz and Scott R. Beach, "Caregiving as a Risk Factor for Mortality: The Caregiver Health Effects Study," JAMA 282, no. 23 (1999): 2215–19; Jos F. Brosschot, William Gerin, and Julian F. Thayer, "The Perseverative Cognition Hypothesis: A Review of Worry, Prolonged Stress-Related Physiological Activation, and Health," Journal of Psychosomatic Research 60, no. 2 (2006):

113–24.

11 Phillip T. Marucha, Janice K. Kiecolt-Glaser, and Mehrdad Favagehi, "Mucosal Wound Healing Is Impaired by Examination Stress," Psychosomatic Medicine 60, no. 3 (1998): 362–65.

12 Janice K. Kiecolt-Glaser et al., "Hostile Marital Interactions, Proinflammatory Cytokine Production, and Wound Healing," Archives of General Psychiatry 62, no. 12 (2005): 1377–84.

13 "Early Experiences Can Alter Gene Expression and Affect Long-Term Development: Working Paper #10." National Scientific Council on the Developing Child, Center on the Developing Child at Harvard University (May 2010), http://developingchild.harvard.edu/wp-content/uploads/2010/05/Early-Experiences-Can-Alter-Gene-Expression-and-Affect-Long-Term-Development.pdf.

14 Jack P. Shonkoff et al., Committee on Psychosocial Aspects of Child and Family Health, and Committee on Early Childhood, Adoption, and Dependent Care, "The Lifelong Effects of Early Childhood Adversity and Toxic Stress," Pediatrics 129, no. 1 (2012): e232–e246.

15 Katherine P. Theall et al., "Neighborhood Disorder and Telomeres."

16 Ming-Te Wang and Sarah Kenny, "Longitudinal Links Between Fathers' and Mothers' Harsh Verbal Discipline and Adolescents' Conduct Problems and Depressive Symptoms," Child Development 85, no. 3 (2014): 908–23.

17 Rebecca E. Lacey, Meena Kumari, and Anne McMunn, "Parental Separation in Childhood and Adult Inflammation: The Importance of Material and Psychosocial Pathways," Psychoneuroendocrinology 38, no. 11 (2013): 2476–84.

18 Lin Yuan et al., "Oxytocin Inhibits Lipopolysaccharide-Induced Inflammation in Microglial Cells and Attenuates Microglial Activation in LipopolysaccharideTreated Mice," Journal of Neuroinflammation 13, no. 1 (2016): 77.

19 Omar M. E. Abdel-Salam, Ayman R. Baiuomy, and Mahmoud S. Arbid, "Studies on the Anti-Inflammatory Effect of Fluoxetine in the Rat," Pharmacological Research 49, no. 2 (2004): 119–31; Joshua Rosenblat and Roger McIntyre, "Bipolar Disorder and Immune Dysfunction: Epidemiological Findings, Proposed Pathophysiology and Clinical Implications," Brain Sciences 7, no. 11 (2017): 144; Shunsuke Yamamoto et al., "Haloperidol Suppresses NF-kappaB to Inhibit Lipopolysaccharide-Induced Pro-Inflammatory Response in RAW 264 Cells," Medical Science Monitor: International Medical Journal of Experimental and Clinical Research 22 (2016): 367.

20 Fiammetta Cosci, Giovanni A. Fava, and Nicoletta Sonino, "Mood and Anxiety Disorders as Early Manifestations of Medical Illness: A Systematic Review," Psychotherapy and Psychosomatics 84, no. 1 (2015): 22–9.

21 National Scientific Council, "Excessive Stress Disrupts the Development of Brain Architecture," Journal of Children's Services 9, no. 2 (2014): 143–53; Hillary A. Franke, "Toxic Stress: Effects, Prevention and Treatment," Children 1, no. 3 (2014): 390–402.

22 Mazen Sabah, James Mulcahy, and Adam Zeman, "Herpes Simplex Encephalitis," BMJ 344 (2012): e3166.

23 Cristano Diez-Quevedo et al., "Validation and Utility of the Patient Health Questionnaire in Diagnosing Mental Disorders in 1003 General Hospital Spanish Inpatients," Psychosomatic Medicine 63, no. 4 (2001): 679–86.

24 Perla Kaliman et al., "Rapid Changes in Histone Deacetylases and Inflammatory Gene Expression in Expert Meditators," Psychoneuroendocrinology 40 (2014): 96–107.

25 Marie Kim Wium-Andersen and Sune Fallgaard Nielsen, "Elevated C-Reactive Protein Levels, Psychological Distress, and Depression in 73131 Individuals," JAMA Psychiatry 70, no. 2 (2013): 176–84.

26 Robert H. Schneider et al., "Stress Reduction in the Secondary Prevention of Cardiovascular Disease: Randomized, Controlled Trial of Transcendental Meditation and Health Education in Blacks," Circulation: Cardiovascular Quality and Outcomes 5, no. 6 (2012): 750–58.

27 Antoine Lutz et al., " Long-Term Meditators Self-Induce High-Amplitude Gamma Synchrony During Mental Practice," Proceedings of the National Academy of Sciences 101, no. 46 (2004): 16369–73.

28 Helen Y. Weng et al., "Compassion Training Alters Altruism and Neural Responses to Suffering," Psychological Science 24, no. 7 (2013): 1171–80.

29 Robert A. Emmons and Michael E. McCullough, "Counting Blessings Versus Burdens: An Experimental Investigation of Gratitude and Subjective Well-Being in Daily Life," Journal of Personality and Social Psychology 84, no. 2 (2003): 377.

30 Elsie Hui, Bo Tsan-keung Chui, and Jean Woo, "Effects of Dance on Physical and Psychological Well-Being in Older Persons," Archives of Gerontology and Geriatrics 49, no. 1 (2009): e45–e50; Agnieszka Z. Burzynska et al., "White Matter Integrity Declined Over 6-Months, but Dance Intervention Improved Integrity of the Fornix of Older Adults," Frontiers in Aging Neuroscience 9 (2017): 59.

31 Elissa S. Epel et al., "Accelerated Telomere Shortening in Response to Life Stress," Proceedings of the National Academy of Sciences 101, no. 49 (2004): 17312–15.

32 Kelly McGonigal, The Upside of Stress: Why Stress Is Good for You, and How to Get Good at It (New York: Penguin, 2016).

33 Hermann Nabi et al., "Increased Risk of Coronary Heart Disease Among Individuals Reporting Adverse Impact of Stress on Their Health: The Whitehall II Prospective Cohort

Study," European Heart Journal 34, no. 34 (2013): 2697–705.

34 World Health Organization, "Constitution of the World Health Organization, as Adopted by the International Health Conference, New York, 19–22 June 1946; signed on 22 July 1946 by the Representatives of 61 States (Official Records of the World Health Organization, no. 2, p. 100) and Entered into Force on 7 April 1948," WHO, Geneva, Switzerland (1948).

35 Martin Prince et al., "No Health Without Mental Health," The Lancet 370, no. 9590 (2007): 859–77.

36 Kavitha Kolappa, David C. Henderson, and Sandeep P. Kishore, "No Physical Health Without Mental Health: Lessons Unlearned?," (2013): 3–3a

Chapter 10. 집단의 건강

1 "Health for All," National Library of Medicine (last accessed January 6, 2019), https://www.nlm.nih.gov/exhibition/againsttheodds/exhibit/health_for_all.html.

2 "Consensus During the Cold War: Back to Alma-Ata," WHO (last accessed January 6, 2019), https://www.who.int/bulletin/volumes/86/10/08-031008.pdf; Marcos Cueto, "The Origins of Primary Health Care and Selective Primary Health Care," American Journal of Public Health 94, no. 11 (2004): 1864–74; Anne-Emanuelle Birn, "Back to Alma-Ata, From 1978 to 2018 and Beyond" (2018): 1153–55.

3 Colby Itkowitz, "The Health 202: Patrick Kennedy Shepherded a Major MentalHealth Bill into Law. Ten Years Later, Big Barriers Remain," The Washington Post (October 4, 2018), https://www.washingtonpost.com/news/powerpost/paloma/the-health-202/2018/10/04/the-health-202-patrick-kennedy-shepherded-a-major-mental-hill-bill-into-law-ten-years-later-big-barriers-remain/5bb510121b326b7c8a8d17f5/.

4 "The King Philosophy," The King Center (accessed January 6, 2019), http://www.thekingcenter.org/king-philosophy.

5 World Health Organization, "The Declaration of Alma-Ata. Presented at." In International Conference on Primary Health Care. Alma-Ata. (1978).

6 Daqing Zhang and Paul U. Unschuld, "China's Barefoot Doctor: Past, Present, and Future," The Lancet 372, no. 9653 (2008): 1865–67.

7 Vikki Valentine, "Health for the Masses: China's "Barefoot Doctors," NPR (November 4, 2005), https://www.npr.org/templates/story/story.php?storyId=4990242; Chunjuan Nancy Wei, "Barefoot Doctors: The Legacy of Chairman Mao's Healthcare," Wei and Brock 280 (2013).

8 "The largest U.S. Cities," US Census Bureau, City Mayors Statistics (accessed January 6, 2019), http://www.citymayors.com/gratis/uscities_100.html.

9 "China's Village Doctors Take Great Strides," Bulletin of the World Health Organization,WHO (accessed January 6, 2019), https://www.who.int/bulletin/volumes/86/12/08-021208/en/.

10 To see a documentary about this subject, watch "No Woman No Cry," directed by Christy Turlington Burns (2011).

11 Maternal Health: Advancing the Health of Mothers in the 21st Century, Centers for Disease Control and Prevention (2017), https://www.cdc.gov/chronicdisease/resources/publications/aag/pdf/2016/aag-maternal-health.pdf.

12 Leontine Alkema et al., "Global, Regional, and National Levels and Trends in Maternal Mortality Between 1990 and 2015, With Scenario-Based Projections to 2030: A Systematic Analysis by the UN Maternal Mortality Estimation InterAgency Group," The Lancet 387, no. 10017 (2016): 462-474; "Maternal Mortality," World Health Organization (February 16, 2018), https://www.who.int/news-room/fact-sheets/detail/maternal-mortality; "The Issue," Every Mother Counts (accessed January 6, 2018), https://everymothercounts.org/our-story/the-issue/"The Issue," Every Mother Counts (accessed January 6, 2018), https://everymothercounts.org/our-story/the-issue/ Building U.S. Capacity to Review and Prevent Maternal Deaths (2018). Report from nine maternal mortality review committees. Retrieved from http://reviewtoaction.org/Report_from_Nine_MMRCs.

13 M. A. Bohren et al., "Continuous Support for Women During Childbirth," Cochrane Database of Systematic Reviews (2017), issue 7, Art. No.: CD003766. DOI: 10.1002/14651858.CD003766.pub6, https://www.cochrane.org/CD003766/PREG_continuous-support-women-during-childbirth.

14 Lauren C. Howe and Kari Leibowitz, "Can a Nice Doctor Make Treatments More Effective?," New York Times (January 22, 2019), https://www.nytimes.com/2019/01/22/well/live/can-a-nice-doctor-make-treatments-more-effective.html; Kari A. Leibowitz et al., "Physician Assurance Reduces Patient Symptoms in US Adults: An Experimental Study," Journal of General Internal Medicine 33, no. 12 (2018): 2051–52.

15 David L. Olds et al., "Long-Term Effects of Home Visitation on Maternal Life Course and Child Abuse and Neglect: Fifteen-Year Follow-Up of a Randomized Trial," JAMA 278, no. 8 (1997): 637–43.

16 Ibid., JAMA 280, no. 14 (1998): 1238–44.

17 "Mental Illness," Statistics, Mental Health Information, National Institutes of Mental Health (last updated November 2017), https://www.nimh.nih.gov/health/statistics/mental-illness.shtml.

18 Melissa C. Mercado et al., "Trends in Emergency Department Visits for Nonfatal Self-Inflicted Injuries Among Youth Aged 10 to 24 Years in the United States, 2001–2015," JAMA 318, no. 19 (2017): 1931–33; Sally C. Curtin, Margaret Warner, and Holly Hedegaard, "Increase in Suicide in the United States, 1999–2014" (2016).

19 "800,000 People Kill Themselves Every Year. What Can We Do?" World Health Organization (October 10, 2018), http://www.who.int/news-room/commentaries/detail/800-000-people-kill-themselves-every-year.-what-can-we-do.

20 Ibid.

21 "Depression," Fact Sheet, World Health Organization (last updated March 22, 2018), http://www.who.int/news-room/fact-sheets/detail/depression.

22 Ibid.

23 Debbie F. Plotnick, "Affording Mental Health Care" (2016): 1144–44.

24 Itkowitz, "The Health 202: Patrick Kennedy"

25 Gary Belkin, executive deputy commissioner at the New York City Department of Health and Mental Hygiene, in discussion with the author (November 2017).

26 "Find a Mental Health First AID course," Mental Health First AID (accessed March 11, 2019), https://www.mentalhealthfirstaid.org/take-a-course/find-a-course/; Born This Way Foundation (accessed March 11, 2019), https://bornthisway.foundation/.

27 Richard Layard, "Look Beyond Number One," The Guardian (February 2, 2009), https://www.theguardian.com/commentisfree/2009/feb/03/schools-young-good-childhoods.

28 "2018 Edelman Trust Barometer," Edelman Annual Global Study (January 21, 2018), https://www.edelman.com/trust-barometer/.

29 Wendy Suzuki, "Fear Shrinks Your Brain and Makes You Less Creative," interview by Carolyn Centeno Milton, Forbes (April 18, 2018), https://www.forbes.com/sites/carolyncenteno/2018/04/18/fear-shrinks-your-brain-and-makes-you-less-creative/#4b1ab1ef1c6d.

30 Sarah F. Brosnan and Frans B.M. De Waal, "Monkeys Reject Unequal Pay," Nature 425, no. 6955 (2003): 297.

31 Lord Richard Layard, London School of Economics professor emeritus, in discussion with the author (October 2018).

32 _____. "Happiness and Public Policy: A Challenge to the Profession," The Economic Journal 116, no. 510 (2006): C24–C33.

33 Myrna M. Weissman et al., "The Changing Rate of Major Depression: CrossNational Comparisons," JAMA 268, no. 21 (1992): 3098–105.

34 John Helliwell, Richard Layard, and Jeffrey Sachs, "World Happiness Report" (2012); Richard Layard, "Our Basic Purpose" (filmed September 23, 2014), TEDxOxford, Oxford, England, video, https://www.youtube.com/watch?v=iAZwvTV3CyQ.

35 Richard Layard, Happiness: Lessons from a New Science (UK: Penguin, 2011).

36 Richard J. Davidson, "What Does the Prefrontal Cortex 'Do' in Affect: Perspectives on Frontal EEG Asymmetry Research," Biological Psychology 67, no. 1–2 (2004): 219–34; Richard J. Davidson et al., "Alterations in Brain and Immune Function Produced by Mindfulness Meditation," Psychosomatic Medicine 65, no. 4 (2003): 564–70.

37 "Take the Action for Happiness Pledge," Action for Happiness (accessed January 7, 2019), http://www.actionforhappiness.org/take-action/take-the-action-for-happiness-pledge.

38 Daniel Goleman, "What Really Matters for a Happy and Meaningful Life?" Action for Happiness (July 8, 2015), http://www.actionforhappiness.org/news/what-really-matters-for-a-happy-and-meaningful-life.

39 "Happy Café Network," Action for Happiness (accessed January 22, 2019), http://www.actionforhappiness.org/happy-cafe.

40 Michelle Dean, "Raise My Consciousness: An Appreciation for the Groovy AllWomen Rap Sessions of Yore," Slate (March 6, 2013), http://www.slate.com/articles/double_x/doublex/2013/03/sheryl_sandberg_s_idea_of_consciousness_raising_a_lost_art_form.html.

41 Gemma Francis, "Parents Will Have 2,184 Arguments With Their Children Every Year" (July 26, 2018), https://www.swnsdigital.com/2018/07/parents-will-have-2184-arguments-with-their-children-every-year/.

42 Colman McCarthy, journalist and founder of the Center for Teaching Peace, in discussion with the author (November 2018).

43 The King Center, "Philosophy."

44 Borislava Manojlovic, "John Lewis?" Love & Forgiveness in Governance, Seton Hall University School of Diplomacy and International Relations (accessed January 7, 2019), http://blogs.shu.edu/diplomacyresearch/2014/01/20/john-lewis/.

45 Coleman McCarthy, "Peaceful Conflict Resolution Teachable," The Baltimore Sun (March 15, 1998).

46 Nadia Murad, "Outraged by the Attacks on Yazidis? It Is Time to Help," New York Times (February 10, 2018), https://www.nytimes.com/2018/02/10/opinion/sunday/yazidis-islamic-state-rape-genocide.html.

47 Ibid.

48 Nadia Murad and Jenna Krajeski, The Last Girl: My Story of Captivity, and My Fight Against the Islamic State (New York: Tim Duggan Books, 2018).

49 "Security Council Requests Creation of Independent Team?" United Nations (September

21, 2017), https://www.un.org/press/en/2017/sc12998.doc.htm.

50 "Nadia Murad: 2018 Nobel Peace Prize Laureate," Nadia's Initiative (accessed January 7, 2019), https://nadiasinitiative.org/nadiamurad/.

51 "Who Is Dr. Denis Mukwege?" Dr. Denis Mukwege Foundation (accessed January 7, 2019), https://www.mukwegefoundation.org/about-us/about-dr-denis-mukwege/.

52 Nadia Murad, "I Was an Isis Sex Slave. I Tell My Story Because It Is the Best Weapon I Have," The Guardian (October 6, 2018), https://www.theguardian.com/commentisfree/2018/oct/06/nadia-murad-isis-sex-slave-nobel-peace-prize.

53 Colman McCarthy, ed., Solutions to Violence (Washington, DC: Center for Teaching Peace, 2001).

결론

1 P. K. Hallinan, Heartprints (Nashville, TN: Ideals Children's Books, 2015).

2 Kevin Kelly, "Lessons Learned Traveling the World," interview by Tim Ferriss. Tim Ferriss Show, June 26, 2018, transcript at https://tim.blog/tag/kevin-kelly/

나가며

1 Susan E. Weeks, Eugene E. Harris, and Warren G. Kinzey, "Human Gross Anatomy: A Crucial Time to Encourage Respect and Compassion in Students," Clinical Anatomy, no. 1 (1995): 69–79; Herbert M. Swick, "Medical Professionalism and the Clinical Anatomist," Clinical Anatomy 19, no. 5 (2006): 393–402.